Multimodal Management of Upper and Lower Extremity Lymphedema

肢体淋巴水肿诊治与综合管理

原著　[美] Mark V. Schaverien　　[美] Joseph H. Dayan

主译　张福先　黄建华　李毅清

中国科学技术出版社

·北京·

图书在版编目（CIP）数据

肢体淋巴水肿诊治与综合管理 /（美）马克·V. 沙韦林 (Mark V. Schaverien)，（美）约瑟夫·H. 达扬 (Joseph H. Dayan) 原著；张福先，黄建华，李毅清主译 . — 北京：中国科学技术出版社，2024.3
书名原文：Multimodal Management of Upper and Lower Extremity Lymphedema
ISBN 978-7-5236-0467-0

Ⅰ.①肢… Ⅱ.①马…②约…③张…④黄…⑤李… Ⅲ.①淋巴水肿—诊疗 Ⅳ.①R551.2

中国国家版本馆 CIP 数据核字 (2024) 第 039817 号

著作权合同登记号：01-2023-5188

策划编辑	刘　阳　孙　超
责任编辑	刘　阳
装帧设计	佳木水轩
责任印制	李晓霖

出　　版	中国科学技术出版社
发　　行	中国科学技术出版社有限公司发行部
地　　址	北京市海淀区中关村南大街 16 号
邮　　编	100081
发行电话	010-62173865
传　　真	010-62179148
网　　址	http://www.cspbooks.com.cn

开　　本	889mm×1194mm　1/16
字　　数	345 千字
印　　张	14
版　　次	2024 年 3 月第 1 版
印　　次	2024 年 3 月第 1 次印刷
印　　刷	北京盛通印刷股份有限公司
书　　号	ISBN 978-7-5236-0467-0/R·3160
定　　价	168.00 元

（凡购买本社图书，如有缺页、倒页、脱页者，本社发行部负责调换）

译校者名单

主　译　张福先　首都医科大学附属北京世纪坛医院
　　　　黄建华　中南大学湘雅医院
　　　　李毅清　华中科技大学同济医学院附属协和医院
译校者　（以姓氏笔画为序）
　　　　王　伟　中南大学湘雅医院
　　　　王宪伟　中南大学湘雅医院
　　　　王璐璐　华中科技大学同济医学院附属协和医院
　　　　乐天鸣　中南大学湘雅医院
　　　　刘　睿　湖南省人民医院
　　　　刘军乐　新疆克拉玛依市中心医院
　　　　孙金剑　中南大学湘雅医院
　　　　李海磊　香港大学深圳医院
　　　　杨　璞　中南大学湘雅医院
　　　　吴勇金　海南医学院附属三亚中心医院（海南省第三人民医院）
　　　　吴科敏　中南大学湘雅医院
　　　　张　珊　华中科技大学同济医学院附属协和医院
　　　　张明逸　重庆医科大学附属第二医院
　　　　张香三　海南医学院附属三亚中心医院（海南省第三人民医院）
　　　　陈典熹　华中科技大学同济医学院附属协和医院
　　　　陈阁政　华中科技大学同济医学院附属协和医院
　　　　欧阳洋　中南大学湘雅医院
　　　　赵　辉　首都医科大学附属北京潞河医院
　　　　赵嘉妮　中南大学湘雅医院
　　　　侯本新　海南医学院附属三亚中心医院（海南省第三人民医院）
　　　　秦培亮　华中科技大学同济医学院附属协和医院
　　　　倪若飘　华中科技大学同济医学院附属协和医院
　　　　高淑婷　华中科技大学同济医学院附属协和医院
　　　　高瑞康　华中科技大学同济医学院附属协和医院
　　　　郭　艺　华中科技大学同济医学院附属协和医院
　　　　郭　超　华中科技大学同济医学院附属协和医院
　　　　黄雅婷　华中科技大学同济医学院附属协和医院
　　　　梁刚柱　澳门仁伯爵综合医院
　　　　禄韶英　西安交通大学第一附属医院
　　　　蔡　舟　中南大学湘雅医院
　　　　熊亚成　中南大学湘雅医院
　　　　潘柏宏　中南大学湘雅医院

内容提要

本书引进自 Springer 出版社，由当前国际淋巴水肿疾病诊治领域的知名专家共同撰写。全书共 28 章，详细介绍了淋巴管系统解剖生理学，淋巴水肿的病理生理学、分类、发病情况与治疗，包括保守治疗、外科治疗、综合治疗与淋巴水肿的综合管理，以及淋巴水肿诊治的新进展与展望。书中还就外科领域容易造成淋巴水肿的手术（如乳腺肿瘤和盆腔肿瘤患者的淋巴结廓清术等），其术中和术后如何预防淋巴水肿发生进行了细致阐述。全书图文并茂、内容详尽、注重实用，对外科、肿瘤外科、血管外科、淋巴外科、妇产科医生等开展临床工作有较好的指导和参考作用，是从事外科各个专业，特别是从事肢体淋巴水肿诊治工作医务人员的案头必备书。

补充说明

本书配有视频，读者可通过扫码关注出版社"焦点医学"官方微信，后台回复"9787523604670"，即可获得视频链接，在线观看。

主译简介

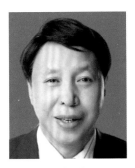

张福先

医学博士，主任医师（二级），北京大学医学部教授、首都医科大学医学部教授，北京世纪坛医院原血管淋巴外科中心主任、外科主任，北京大学医学部博士研究生导师，首都医科大学医学部博士研究生导师。中华医学会外科学分会血管外科学组委员，中国医师协会血管外科专业委员会原副会长，中国医师协会血管学外科专业委员会并发症学组组长，北京医学会理事，北京医学会血管外科专业委员会副主任委员，北京医师学会血管外科委员会原副主任委员，海峡两岸医学交流学会血管外科学分会副主任委员，中国医疗保健国际交流促进学会血管外科专业委员会副主任委员，北京中西医结合周围血管外科学会原副主任委员，首都医科大学血管外科学系原副主任。（北京）无党派人士高级知识分子联谊会理事，中华医学会全国医疗技术事故鉴定专家，北京市医疗高级职称晋升评审专家，北京市医疗技术事故鉴定专家，《中国实用血管外科杂志》副主编，《中华普通外科杂志》通讯编委，《中华生物工程杂志》编委。擅长大血管疾病及周围血管疾病的诊断与治疗，在国内本专业具有较高的学术地位和知名度。在首都医科大学附属北京世纪坛医院创建血管外科专业学科，随后又创建血管淋巴外科中心，该中心现已成为国内著名学科。已培养硕士研究生 30 人，博士研究生 25 人。获中华医学会科技进步奖 2 项，华夏科技进步奖 1 项，铁道部科技进步奖 2 项，北京医学会科技进步奖 1 项。2004 年获北京市总工会授予的"技术创新标兵"称号，2008 年获北京市卫生界"十百千"评选中的十层次人才。2010 年被评为北京世纪坛医院领军人才，2017 年获中国医师协会白求恩式好医生提名奖，2021 年获第五届由国内主流健康媒体评选的：人民名医卓越建树奖。主持国家自然基金课题 2 项、省部级课题 5 项，获国家专利 6 项。主编专著 3 部，主译专著 5 部，参编专著和研究生教材 10 部，发表学术论文 100 余篇、SCI 收录论文 30 余篇。

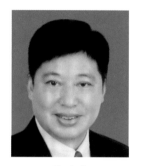

黄建华

医学博士，教授，中南大学湘雅医院血管外科主任医师。湖南省医学会血管外科专业委员会主任委员，中华医学会外科学分会血管外科学组委员，中国医师协会血管外科医师分会常务委员，中国医师协会血管外科医师分会血管并发症学组副组长，中国老年医学会周围血管疾病管理分会副会长，国际血管联盟中国分部血管外科专家委员会常委，国际血管联盟中国分部血管病围术期管理委员会副主任委员，中国医师协会腔内血管外科专业委员会肿瘤血管学专业委员会副主任委员，中国医师协会腔内血管外科专业委员会常务委员，中国研究型医院学会血管医学委员会常务委员，国家心血管病专家委员会血管外科专业委员会委员，《中国血管外科杂志（电子版）》常务编委，《中华血管外科杂志》《中国普通外科杂志》《腹部外科杂志》《血管与腔内血管外科杂志》及 *Vascular Surgery Time*、*Translational Surgery* 等期刊编委。

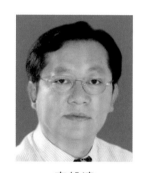

李毅清

医学博士，主任医师，华中科技大学同济医学院附属协和医院血管外科主任，华中科技大学同济医学院附属协和医院外科学系教学主任，博士研究生导师。湖北省医学会血管外科分会主任委员，湖北省卫健委血管外科质量控制中心主任，湖北省脑卒中学会副理事长，中国医师协会血管外科医师分会常务委员，中国医师协会血管外科医师分会并发症学组副组长，中国医师协会腔内血管学专业委员会静脉血栓分会副主任委员，中国医师协会腔内血管学专业委员会常务委员，国家心血管病专家委员会血管外科专业委员会常务委员，国家心血管病专家委员会血管外科质量控制中心委员，中国研究型医院学会血管医学专业委员会常务委员，中国医疗保健国际交流促进会血管外科分会常务委员，《中华血管外科杂志》《血管与腔内血管外科杂志》《中国血管外科杂志（电子版）》《手术》《临床外科》《腹部外科》《华中科技大学学报（医学英德文版）》等期刊编委。

中文版序

　　慢性肢体淋巴水肿有先天性与后天获得性两种类型。在当今女性孕产期筛查与保健广泛发展与进步的前提下，先天性肢体淋巴水肿已经非常少见。现在临床上发现的慢性肢体淋巴水肿主要为后天获得性，且有逐步增加趋势。发病原因主要是与外伤、外科手术的发展与范围的扩大有关，特别是在接受肿瘤根治性手术与淋巴结廓清手术后的患者中有较高发病率。

　　慢性肢体淋巴水肿对患者的危害很大，在科技进步与肿瘤综合治疗水平高度发展的今天，肿瘤患者的治愈率与生存率不断提高，患者对生存质量的要求也不断提高。然而，慢性肢体淋巴水肿对患者的生存质量有着很大的影响。遗憾的是，目前我国从事这类疾病诊治的医护人员不多、诊治方法也不多、疗效有限。主要原因是业内对该类疾病重视不够、研究不够、投入不够、兴趣不够，同时相关的教科书与参考书籍匮乏。

　　张福先教授是我国优秀的血管外科专家，勤于耕耘，硕果累累，特别是在静脉疾病的诊治方面有较高的造诣。他主持并联合中南大学湘雅医院血管外科黄健华教授团队与华中科技大学同济医学院附属协和医院血管外科李毅清教授团队共同翻译了美国休斯敦得克萨斯大学 MD 安德森癌症中心整形外科 Mark V. Schaverien 教授和纽约纪念斯隆·凯特琳癌症中心整形与重建外科的 Joseph H. Dayan 教授主编的 *Multimodal Management of Upper and Lower Extremity Lymphedema*。该书由多位在肢体淋巴水肿诊治领域具有丰富经验的国际权威专家共同完成，反映了当今国际上对该病诊治的最高水平。

　　博取众家之长，丰富和提高疾病的诊治水平一直是我们遵循和倡导的策略。"等闲识得东风面，万紫千红总是春。"我相信此书的出版将有助于我国慢性肢体淋巴水肿疾病诊治水平的发展与提高，进而令更多患者从中获益。为此，我向大家推荐，本书可作为临床工作中重要的学习参考资料。

中华医学会外科学分会血管外科学组名誉组长

中山大学附属第一医院原院长　　王深明

译者前言

20 世纪 80 年代初，当我刚刚步入外科医生的工作岗位时，在临床工作中并没看到很多的淋巴水肿患者，即使偶尔遇见几例也多数为先天性血管淋巴畸形。随着外科生涯的不断深入和久远，近年来所见后天获得性肢体淋巴水肿的患者在逐渐增多。特别是一些乳腺肿瘤患者和盆腔肿瘤患者在行肿瘤根治性切除手术的同时进行局部淋巴结廓清术，这种方法极大提高了肿瘤患者的根治率和生存率，是件好事，但同时也增加了肢体淋巴水肿的发生率。从另一个角度说；患者肢体淋巴水肿发病率的增高是肿瘤疾病治疗的广泛开展与进步、患者生存期延长的缩影。然而能够长期生存患者的最大心愿是拥有较高的生存质量，这就要求我们必须充分面对、积极探索和研究解决相关问题，其中肢体淋巴水肿的预防、治疗与综合管理是一个重点话题。

肢体淋巴水肿往往不会在肿瘤根治性手术后即刻发生，而是在术后几个月，甚至几年后才发生。因此有时会造成患者的焦虑，怀疑肿瘤复发、怀疑原来的手术没有做好，怀疑是否存在医疗事故等。通常情况下，患者在肢体淋巴水肿发生后会进行性加重，在医院的非专业学科就诊后难于恢复，而真正有肢体淋巴水肿诊治能力的专科在国内甚少。2007 年，在我的积极努力和推荐下，首都医科大学附属北京世纪坛医院引进了原北京公安医院淋巴外科小组全部人员，并在医院成立了北京市乃至全国的第一家血管淋巴外科中心。中心成立后，来自全国各地的患者纷至沓来，人满为患，迫使学科不断扩大床位。为什么会出现这种情况呢？原因可能为我国人均寿命在延长、一些肿瘤疾病的发病率增多肿瘤疾病的诊治水平，患者生存率提高。但在重视肿瘤的综合治疗与管理的同时，有时却忽视相应并发症管理及患者生存质量的改善与提高，诊治肢体淋巴水肿的专业医护人员在国内寥寥无几，能够借以参考和学习的书籍与资料匮乏。

肢体淋巴水肿疾病不同于其他常见的外科疾病，在其临床解剖学、生理学、病理生理学方面有其鲜明的特征与特性，迫切需要从事相关外科领域工作的医护人员进步学习和增补有关肢体淋巴水肿的预防和综合治疗知识。所以当中国科学技术出版社的编辑在拿到美国休斯敦得克萨斯大学 MD 安德森癌症中心整形外科 Mark V. Schaverien 教授和纽约纪念斯隆·凯特琳癌症中心整形与重建外科的 Joseph H. Dayan 教授主编的 "*Multimodal Management of Upper and Lower Extremity Lymphedema*" 专著版权后与我联系翻译之事，我未作犹豫，立即同意。该书是由当前国际淋巴水肿疾病诊治领域的知名专家联袂编写，详细介绍了淋巴管系统解剖生理学、淋巴水肿的病理生理学、淋巴水肿的分类、淋巴水肿的发病情况，以及淋巴水肿的治疗，其中包括保守治疗、外科治疗、综合治疗与淋巴水肿的综合管理、淋巴水肿诊治的最新进展与展望等。难能可贵的是，书中还就外科领域容易造成淋巴水肿发生的手术（如乳腺肿瘤和盆腔肿瘤患者的淋巴结廓清术等），其术中和术后如何预防肢体淋巴水肿发生进行了较为详细且系统阐述，这无疑对外科医生、肿瘤外科医生、血管淋巴外科医生、妇产科医生等开展临床工作有较好的指导和借鉴作用，也是从事外科系各个专业，特别是从事肢体淋巴水肿诊治工作医务人员的案头必备书。

本书翻译工作由首都医科大学附属世纪坛医院张福先教授团队、中南大学湘雅医院黄建华教授团队、华中科技大学同济医学院附属协和医院李毅清教授团队携来自全国相关医院的血管外科专业医生共同完成。非常感谢各位积极热情的参与和卓有成效的工作。在科学领域中存在着很多未知，许多事情都充满变数，普遍性孕育着特殊性，特殊性衍生于普遍性。虽然我们怀着良好的愿望将本书奉献给广大读者，但唯恐书中遗有疏漏和不足之处，诚请大家赐教批评。

首都医科大学附属北京世纪坛医院

原书前言

虽然我们对肢体淋巴水肿这一相对少见疾病的发病机制和治疗方法已经有了一定的认识并形成了一些系统的理念,但是目前伴随着人们对该类疾病兴趣的迅速增长和研究肢体淋巴水肿的专业人员的不断增加,让这个过去曾经被相对忽视的疾病的诊治水平在当今取得了巨大发展和进步。肢体淋巴水肿的管理与外科干预的进步,不但很好地解决了疾病本身问题,同时还帮助修复了棘手的相关社会问题与患者的心理残疾。过去临床上治疗肢体淋巴水肿的方法是单一的、贫乏的。然而,在过去的5~10年里,在该病的诊治上,无论是在影像学、手术器械和手术技术方面都得到了很大的发展,通过优化的保守治疗协同良好的超显微外科手术,极大地提高了肢体淋巴水肿的诊治水平与疗效。

近年来,由于肢体淋巴水肿患者数量的增加,关注淋巴水肿的专业团队做了大量研究工作,正是因为这种积极努力,临床上获得了如何有效干预该类疾病的一些宝贵证据。尽管如此,我们仍然需要高水平的对照研究和证据来进一步指导临床工作。遗憾的是在现实的临床工作中,有1/4肢体淋巴水肿的患者被误诊误治。因此,迫切需要专业的医疗保健中心更为广泛的、更为便利的向肢体淋巴水肿患者提供合理、有效的治疗方案。现已有充分的证据支持外科干预肢体淋巴水肿的有效性,通过合理的手术可以减轻患者症状,减少肢体体积过剩,抑制细胞外肿胀和疏松结缔组织炎发作,从而改善肢体功能和患者的生活质量。事实上,没有任何一种单一方法适应于所有肢体淋巴水肿患者的有效治疗,为了获得最好的疗效,需要专业团队要对每个患者进行精准评定,周密思考,最终制订出科学有效的综合治疗方案,包括淋巴静脉转流(LVB)、血管化淋巴结移植(VLNT)、外科减容术、持续加压疗法(CCT)和抽吸辅助脂切除术(SAL)等,吲哚菁绿(ICG)淋巴造影已成为协助决策手术方式选择的重要实用工具。许多与乳腺癌相关上肢淋巴水肿(BCRL)患者伴有腋挛缩,上肢活动受限。腋窝瘢痕粘连松解及原位近端腋窝的血管化淋巴结移植是治疗上肢淋巴水肿的重要组成部分。对于局限于上臂的早期梗阻性淋巴水肿患者,腋窝粘连松解和腹股沟淋巴结原位移植及配合腹壁下动脉穿支皮瓣(deep inferior epigastric artery perforator flap,DIEP)进行乳房切除术后乳房再造术,或者显微外科带网膜淋巴皮瓣转移可提供显著的益处。对于肢体脂肪软组织过剩而影响功能的患者,尽管已经应用了压力疗法但仍然存在凹陷性水肿,应用抽吸辅助脂切除术可以明显改善患者的肢体功能和生活质量,同时降低并发症出现。

在一些发达国家,肢体淋巴水肿主要发生于乳腺癌,妇科或泌尿系统癌症的幸存者,并可能成为这类患者最大的生存负担。管理肢体淋巴水肿疾病给患者和护理人员造成巨大的时间负担,另外辅助耗材的应用及向相应感染的治疗等,可以累积造成高成本输出和经济消耗,同时也导致了社会工作生产力的损失。现代肢体淋巴水肿的管理以其多效能、多学科的团队模式,以及患者获得生活质量明显改善的结果被业内肯定与称赞。具有丰富临床经验的多学科团队组成的高水平肢体淋巴水肿管理中心能给患者提供更好的服务,具体包括建立规避风险策略和预防性手术（立即重建淋巴）来减少发生淋巴水肿的发生，对于已经发生肢体淋巴水肿患者，通过优化保守治疗减少淋巴水肿的进展，同时结合外科干预，包括生理学的改善和减容治疗，从而最大限度地提高治疗结果。

本书由该领域内的知名专家共同撰写，详细介绍了肢体淋巴水肿的综合治疗。在书中，专家们以独特的视角和丰富的临床经验，遵循渐进，由浅入深，科学合理地论述了如何应用多学科专业团队模式更好的诊治和管理肢体淋巴水肿患者。同时该书还论述了如何规范地管理患者，科学完整收集和记录患者资料和相关临床数据，从而便于国际上各个专业团队和医疗中心进行参考和借鉴，最终设计和制订出最好的治疗计划与方案。

肢体淋巴水肿目前还是一种难于治愈的疾病，通过积极治疗炎症和纤维化来预防和治疗肢体淋巴水肿的新疗法在本书中被回顾和总结，同时热切期待这些临床成果能够早日被转化，广泛应用，使肢体淋巴水肿患者能够真正受益。

Mark V. Schaverien
Houston, TX, USA

Joseph H. Dayan
New York, NY, USA

（张福先 译　禄韶英 校）

致　谢

对于参与编写本书各章的作者的杰出贡献，我们深表感谢。这是一部里程碑式的好书，该书基于最新的科研成果，以最高的视角与最先进的理念，详细论述了如何进行上下肢淋巴水肿患者的评估、治疗和综合管理。同时我们还要特别感谢那些从事淋巴水肿研究、治疗和管理的各类专家、护士、医务工作者及外科医生，正是他们孜孜不倦的努力研究和忘我的工作，使不幸罹患淋巴水肿的患者能够得到及时诊治，生活质量得以提高。

我们要感谢出版项目协调员，Nishanthini Vetrivel 和 Sasirekka Nijanthan，以及我们的项目经理 ArulRonika Pathinathan、出版编辑 Asja Rehse，感谢他们为本书从构思到完成出版提供了宝贵的支持，如果没有他们，本书就不可能如此顺利出版。我们还要感谢 Springer 出版团队，正是他们为各章内容提供了精美的插图设计，将一些关键解剖概念以通俗易懂的形式展现给读者。

Mark V. Schaverien
Houston, TX, USA

Joseph H. Dayan
New York, NY, US

（张福先　译　　禄韶英　校）

目　录

第1章　淋巴水肿相关基础知识 ·· 001

一、淋巴管系统解剖生理学 ·· 001

二、淋巴水肿的病理生理学 ·· 002

三、淋巴水肿的分类 ·· 002

四、淋巴水肿的发病率 ·· 003

五、淋巴水肿的治疗 ·· 003

六、淋巴水肿治疗的最新进展 ·· 004

七、未来展望 ·· 005

第2章　肢体淋巴系统解剖与淋巴水肿的结构变化 ························ 007

一、淋巴解剖的现代观 ·· 007

二、淋巴水肿诊断的影像学选择 ······································ 007

三、肢体正常淋巴通路解剖 ·· 009

四、下肢淋巴水肿的解剖学变化 ······································ 009

五、上肢正常淋巴解剖 ·· 010

六、上肢淋巴水肿的解剖学变化 ······································ 011

第3章　淋巴水肿的病理生理学与分子研究 ······························ 014

一、淋巴水肿的病因与分期 ·· 014

二、淋巴水肿的病理生理学 ·· 015

三、慢性炎症与纤维化 ·· 016

四、慢性炎症抑制功能性淋巴管再生 ·································· 017

五、淋巴水肿中的脂肪沉积 ·· 017

第4章　淋巴水肿前瞻性预测与降低风险策略 ···························· 022

一、淋巴水肿相关危险因素 ·· 022

二、降低危险因素 ·· 022

三、淋巴水肿的前瞻性监测 ·· 023

四、实施到实践 ·· 024

第5章　关键话题：多模式评价淋巴水肿患者 ···························· 027

一、临床病史 ·· 027

二、肢体淋巴水肿的症状 ……………………………………………………………… 029

三、体检 …………………………………………………………………………………… 029

四、淋巴水肿临床分期量表 ………………………………………………………………… 030

五、肢体体积测量 ………………………………………………………………………… 030

六、生物阻抗谱 …………………………………………………………………………… 031

七、磁共振成像 / 血管造影 ………………………………………………………………… 032

八、计算机断层摄影 / 静脉造影术 ………………………………………………………… 032

九、淋巴造影 ……………………………………………………………………………… 032

十、吲哚菁绿荧光淋巴造影 ………………………………………………………………… 033

十一、磁共振淋巴造影 …………………………………………………………………… 034

十二、患者报告结果测量和肢体功能评估工具 ………………………………………… 034

十三、淋巴水肿的物理治疗 ……………………………………………………………… 035

十四、淋巴水肿多学科诊治团队的建立 ………………………………………………… 035

第 6 章　淋巴水肿的保守治疗 …………………………………………………………… 037

一、综合消肿治疗 ………………………………………………………………………… 037

二、其他疗法 ……………………………………………………………………………… 042

三、淋巴水肿手术的预康复 ……………………………………………………………… 042

第 7 章　关键话题：淋巴水肿手术治疗的患者选择与循证医学治疗流程 ………… 044

一、诊断与分期 …………………………………………………………………………… 044

二、手术患者的选择 ……………………………………………………………………… 046

三、亚临床淋巴水肿 ……………………………………………………………………… 046

四、预康复治疗 …………………………………………………………………………… 046

五、早期淋巴水肿 ………………………………………………………………………… 047

六、进展期淋巴水肿 ……………………………………………………………………… 047

七、进展期淋巴水肿合并纤维脂肪组织增生 …………………………………………… 048

第 8 章　步骤精析：淋巴管静脉吻合术的术前评估与手术计划的制订 …………… 051

一、评估在哪些部位进行淋巴管静脉吻合术 …………………………………………… 051

二、淋巴管静脉吻合术切口位置的规划 ………………………………………………… 052

第 9 章　步骤精析：淋巴管静脉吻合术 ………………………………………………… 056

一、患者选择与术前评估 ………………………………………………………………… 056

二、切口位置设计 ………………………………………………………………………… 057

三、吻合构型的考虑 ……………………………………………………………………… 060

四、淋巴管静脉吻合术的分步技术（见本章视频） …………………………………… 060

五、术后管理与随访 ⋯⋯⋯⋯⋯⋯⋯⋯⋯⋯⋯⋯⋯⋯⋯⋯⋯⋯⋯⋯⋯⋯⋯⋯⋯⋯⋯⋯⋯⋯⋯⋯ 063

六、并发症 ⋯⋯⋯⋯⋯⋯⋯⋯⋯⋯⋯⋯⋯⋯⋯⋯⋯⋯⋯⋯⋯⋯⋯⋯⋯⋯⋯⋯⋯⋯⋯⋯⋯⋯⋯⋯⋯ 063

七、经验与教训 ⋯⋯⋯⋯⋯⋯⋯⋯⋯⋯⋯⋯⋯⋯⋯⋯⋯⋯⋯⋯⋯⋯⋯⋯⋯⋯⋯⋯⋯⋯⋯⋯⋯⋯ 063

第 10 章　步骤精析：单部位多个淋巴管静脉吻合术 ⋯⋯⋯⋯⋯⋯⋯⋯⋯⋯⋯⋯⋯⋯⋯ 066

一、典型适应证 ⋯⋯⋯⋯⋯⋯⋯⋯⋯⋯⋯⋯⋯⋯⋯⋯⋯⋯⋯⋯⋯⋯⋯⋯⋯⋯⋯⋯⋯⋯⋯⋯⋯⋯ 066

二、解剖 ⋯⋯⋯⋯⋯⋯⋯⋯⋯⋯⋯⋯⋯⋯⋯⋯⋯⋯⋯⋯⋯⋯⋯⋯⋯⋯⋯⋯⋯⋯⋯⋯⋯⋯⋯⋯⋯⋯ 067

三、患者选择与术前评估 ⋯⋯⋯⋯⋯⋯⋯⋯⋯⋯⋯⋯⋯⋯⋯⋯⋯⋯⋯⋯⋯⋯⋯⋯⋯⋯⋯⋯⋯ 067

四、手术技术 ⋯⋯⋯⋯⋯⋯⋯⋯⋯⋯⋯⋯⋯⋯⋯⋯⋯⋯⋯⋯⋯⋯⋯⋯⋯⋯⋯⋯⋯⋯⋯⋯⋯⋯⋯ 070

五、麻醉 ⋯⋯⋯⋯⋯⋯⋯⋯⋯⋯⋯⋯⋯⋯⋯⋯⋯⋯⋯⋯⋯⋯⋯⋯⋯⋯⋯⋯⋯⋯⋯⋯⋯⋯⋯⋯⋯⋯ 070

六、患者体位 ⋯⋯⋯⋯⋯⋯⋯⋯⋯⋯⋯⋯⋯⋯⋯⋯⋯⋯⋯⋯⋯⋯⋯⋯⋯⋯⋯⋯⋯⋯⋯⋯⋯⋯⋯ 070

七、受区准备 ⋯⋯⋯⋯⋯⋯⋯⋯⋯⋯⋯⋯⋯⋯⋯⋯⋯⋯⋯⋯⋯⋯⋯⋯⋯⋯⋯⋯⋯⋯⋯⋯⋯⋯⋯ 071

八、放大镜和手术显微镜手术步骤（见本章视频） ⋯⋯⋯⋯⋯⋯⋯⋯⋯⋯⋯⋯⋯⋯⋯⋯ 071

九、术后护理 ⋯⋯⋯⋯⋯⋯⋯⋯⋯⋯⋯⋯⋯⋯⋯⋯⋯⋯⋯⋯⋯⋯⋯⋯⋯⋯⋯⋯⋯⋯⋯⋯⋯⋯⋯ 071

十、术前和术后保守治疗 ⋯⋯⋯⋯⋯⋯⋯⋯⋯⋯⋯⋯⋯⋯⋯⋯⋯⋯⋯⋯⋯⋯⋯⋯⋯⋯⋯⋯⋯ 071

十一、附加辅助微创手术 ⋯⋯⋯⋯⋯⋯⋯⋯⋯⋯⋯⋯⋯⋯⋯⋯⋯⋯⋯⋯⋯⋯⋯⋯⋯⋯⋯⋯⋯ 072

十二、并发症 ⋯⋯⋯⋯⋯⋯⋯⋯⋯⋯⋯⋯⋯⋯⋯⋯⋯⋯⋯⋯⋯⋯⋯⋯⋯⋯⋯⋯⋯⋯⋯⋯⋯⋯⋯ 073

十三、结果 ⋯⋯⋯⋯⋯⋯⋯⋯⋯⋯⋯⋯⋯⋯⋯⋯⋯⋯⋯⋯⋯⋯⋯⋯⋯⋯⋯⋯⋯⋯⋯⋯⋯⋯⋯⋯ 073

十四、经验与教训 ⋯⋯⋯⋯⋯⋯⋯⋯⋯⋯⋯⋯⋯⋯⋯⋯⋯⋯⋯⋯⋯⋯⋯⋯⋯⋯⋯⋯⋯⋯⋯⋯ 074

第 11 章　反向淋巴示踪在血管化淋巴结皮瓣移植中的应用 ⋯⋯⋯⋯⋯⋯⋯⋯⋯⋯ 078

一、适应证 ⋯⋯⋯⋯⋯⋯⋯⋯⋯⋯⋯⋯⋯⋯⋯⋯⋯⋯⋯⋯⋯⋯⋯⋯⋯⋯⋯⋯⋯⋯⋯⋯⋯⋯⋯⋯ 079

二、手术技术 ⋯⋯⋯⋯⋯⋯⋯⋯⋯⋯⋯⋯⋯⋯⋯⋯⋯⋯⋯⋯⋯⋯⋯⋯⋯⋯⋯⋯⋯⋯⋯⋯⋯⋯⋯ 079

三、术后护理 ⋯⋯⋯⋯⋯⋯⋯⋯⋯⋯⋯⋯⋯⋯⋯⋯⋯⋯⋯⋯⋯⋯⋯⋯⋯⋯⋯⋯⋯⋯⋯⋯⋯⋯⋯ 080

四、并发症 ⋯⋯⋯⋯⋯⋯⋯⋯⋯⋯⋯⋯⋯⋯⋯⋯⋯⋯⋯⋯⋯⋯⋯⋯⋯⋯⋯⋯⋯⋯⋯⋯⋯⋯⋯⋯⋯ 081

五、经验与教训 ⋯⋯⋯⋯⋯⋯⋯⋯⋯⋯⋯⋯⋯⋯⋯⋯⋯⋯⋯⋯⋯⋯⋯⋯⋯⋯⋯⋯⋯⋯⋯⋯⋯⋯ 081

第 12 章　关键话题：血管化淋巴结移植与受体部位选择 ⋯⋯⋯⋯⋯⋯⋯⋯⋯⋯⋯ 082

一、手术适应证 ⋯⋯⋯⋯⋯⋯⋯⋯⋯⋯⋯⋯⋯⋯⋯⋯⋯⋯⋯⋯⋯⋯⋯⋯⋯⋯⋯⋯⋯⋯⋯⋯⋯⋯ 082

二、近端解剖（原位）与远端非解剖（异位）血管化淋巴结移植（VLNT）的决策 ⋯⋯⋯ 084

三、解剖（原位）转移的血管化淋巴结移植（VLNT）与受体位置的选择 ⋯⋯⋯⋯⋯⋯ 084

四、非解剖（异位）淋巴结转移的受体位置选择与血管化淋巴结移植 ⋯⋯⋯⋯⋯⋯⋯ 085

五、双水平淋巴结转移受体的选择与血管化淋巴结移植 ⋯⋯⋯⋯⋯⋯⋯⋯⋯⋯⋯⋯⋯⋯ 086

六、血管化淋巴结移植的术后处理 ⋯⋯⋯⋯⋯⋯⋯⋯⋯⋯⋯⋯⋯⋯⋯⋯⋯⋯⋯⋯⋯⋯⋯⋯ 087

第 13 章　步骤精析：腹股沟浅表血管化淋巴结移植术 ⋯⋯⋯⋯⋯⋯⋯⋯⋯⋯⋯⋯⋯ 089

一、典型适应证 ⋯⋯⋯⋯⋯⋯⋯⋯⋯⋯⋯⋯⋯⋯⋯⋯⋯⋯⋯⋯⋯⋯⋯⋯⋯⋯⋯⋯⋯⋯⋯⋯⋯⋯ 090

二、解剖学 ⋯⋯⋯⋯⋯⋯⋯⋯⋯⋯⋯⋯⋯⋯⋯⋯⋯⋯⋯⋯⋯⋯⋯⋯⋯⋯⋯⋯⋯⋯⋯⋯⋯ 090

三、患者选择 ⋯⋯⋯⋯⋯⋯⋯⋯⋯⋯⋯⋯⋯⋯⋯⋯⋯⋯⋯⋯⋯⋯⋯⋯⋯⋯⋯⋯⋯⋯⋯⋯ 091

四、手术技术 ⋯⋯⋯⋯⋯⋯⋯⋯⋯⋯⋯⋯⋯⋯⋯⋯⋯⋯⋯⋯⋯⋯⋯⋯⋯⋯⋯⋯⋯⋯⋯⋯ 091

五、术后护理 ⋯⋯⋯⋯⋯⋯⋯⋯⋯⋯⋯⋯⋯⋯⋯⋯⋯⋯⋯⋯⋯⋯⋯⋯⋯⋯⋯⋯⋯⋯⋯⋯ 094

六、并发症 ⋯⋯⋯⋯⋯⋯⋯⋯⋯⋯⋯⋯⋯⋯⋯⋯⋯⋯⋯⋯⋯⋯⋯⋯⋯⋯⋯⋯⋯⋯⋯⋯⋯ 094

第 14 章　步骤精析：微血管化乳腺重建与腹股沟淋巴结血管化联合移植术 ⋯⋯⋯ 096

一、适应证 ⋯⋯⋯⋯⋯⋯⋯⋯⋯⋯⋯⋯⋯⋯⋯⋯⋯⋯⋯⋯⋯⋯⋯⋯⋯⋯⋯⋯⋯⋯⋯⋯⋯ 096

二、解剖 ⋯⋯⋯⋯⋯⋯⋯⋯⋯⋯⋯⋯⋯⋯⋯⋯⋯⋯⋯⋯⋯⋯⋯⋯⋯⋯⋯⋯⋯⋯⋯⋯⋯⋯ 096

三、患者选择与术前评估 ⋯⋯⋯⋯⋯⋯⋯⋯⋯⋯⋯⋯⋯⋯⋯⋯⋯⋯⋯⋯⋯⋯⋯⋯⋯⋯ 098

四、术前标记 ⋯⋯⋯⋯⋯⋯⋯⋯⋯⋯⋯⋯⋯⋯⋯⋯⋯⋯⋯⋯⋯⋯⋯⋯⋯⋯⋯⋯⋯⋯⋯⋯ 098

五、手术技术 ⋯⋯⋯⋯⋯⋯⋯⋯⋯⋯⋯⋯⋯⋯⋯⋯⋯⋯⋯⋯⋯⋯⋯⋯⋯⋯⋯⋯⋯⋯⋯⋯ 099

六、受体部位准备 ⋯⋯⋯⋯⋯⋯⋯⋯⋯⋯⋯⋯⋯⋯⋯⋯⋯⋯⋯⋯⋯⋯⋯⋯⋯⋯⋯⋯⋯ 100

七、血供重建与皮瓣插入 ⋯⋯⋯⋯⋯⋯⋯⋯⋯⋯⋯⋯⋯⋯⋯⋯⋯⋯⋯⋯⋯⋯⋯⋯⋯ 101

八、术后护理 ⋯⋯⋯⋯⋯⋯⋯⋯⋯⋯⋯⋯⋯⋯⋯⋯⋯⋯⋯⋯⋯⋯⋯⋯⋯⋯⋯⋯⋯⋯⋯⋯ 101

九、并发症 ⋯⋯⋯⋯⋯⋯⋯⋯⋯⋯⋯⋯⋯⋯⋯⋯⋯⋯⋯⋯⋯⋯⋯⋯⋯⋯⋯⋯⋯⋯⋯⋯⋯ 101

十、经验与教训 ⋯⋯⋯⋯⋯⋯⋯⋯⋯⋯⋯⋯⋯⋯⋯⋯⋯⋯⋯⋯⋯⋯⋯⋯⋯⋯⋯⋯⋯⋯ 101

第 15 章　步骤精析：血管化颏下淋巴结皮瓣移植术 ⋯⋯⋯⋯⋯⋯⋯⋯⋯⋯⋯⋯⋯⋯ 103

一、背景 ⋯⋯⋯⋯⋯⋯⋯⋯⋯⋯⋯⋯⋯⋯⋯⋯⋯⋯⋯⋯⋯⋯⋯⋯⋯⋯⋯⋯⋯⋯⋯⋯⋯⋯ 103

二、患者选择 ⋯⋯⋯⋯⋯⋯⋯⋯⋯⋯⋯⋯⋯⋯⋯⋯⋯⋯⋯⋯⋯⋯⋯⋯⋯⋯⋯⋯⋯⋯⋯⋯ 103

三、皮瓣标记 ⋯⋯⋯⋯⋯⋯⋯⋯⋯⋯⋯⋯⋯⋯⋯⋯⋯⋯⋯⋯⋯⋯⋯⋯⋯⋯⋯⋯⋯⋯⋯⋯ 103

四、皮瓣游离 ⋯⋯⋯⋯⋯⋯⋯⋯⋯⋯⋯⋯⋯⋯⋯⋯⋯⋯⋯⋯⋯⋯⋯⋯⋯⋯⋯⋯⋯⋯⋯⋯ 103

五、供区缝合 ⋯⋯⋯⋯⋯⋯⋯⋯⋯⋯⋯⋯⋯⋯⋯⋯⋯⋯⋯⋯⋯⋯⋯⋯⋯⋯⋯⋯⋯⋯⋯⋯ 105

六、受区皮瓣缝合 ⋯⋯⋯⋯⋯⋯⋯⋯⋯⋯⋯⋯⋯⋯⋯⋯⋯⋯⋯⋯⋯⋯⋯⋯⋯⋯⋯⋯⋯ 106

七、术后护理 ⋯⋯⋯⋯⋯⋯⋯⋯⋯⋯⋯⋯⋯⋯⋯⋯⋯⋯⋯⋯⋯⋯⋯⋯⋯⋯⋯⋯⋯⋯⋯⋯ 106

八、经验与教训 ⋯⋯⋯⋯⋯⋯⋯⋯⋯⋯⋯⋯⋯⋯⋯⋯⋯⋯⋯⋯⋯⋯⋯⋯⋯⋯⋯⋯⋯⋯ 106

第 16 章　步骤精析：锁骨上血管化淋巴结移植术 ⋯⋯⋯⋯⋯⋯⋯⋯⋯⋯⋯⋯⋯⋯⋯ 108

一、典型适应证 ⋯⋯⋯⋯⋯⋯⋯⋯⋯⋯⋯⋯⋯⋯⋯⋯⋯⋯⋯⋯⋯⋯⋯⋯⋯⋯⋯⋯⋯⋯ 108

二、解剖 ⋯⋯⋯⋯⋯⋯⋯⋯⋯⋯⋯⋯⋯⋯⋯⋯⋯⋯⋯⋯⋯⋯⋯⋯⋯⋯⋯⋯⋯⋯⋯⋯⋯⋯ 108

三、术前准备 ⋯⋯⋯⋯⋯⋯⋯⋯⋯⋯⋯⋯⋯⋯⋯⋯⋯⋯⋯⋯⋯⋯⋯⋯⋯⋯⋯⋯⋯⋯⋯⋯ 108

四、手术部位标记 ⋯⋯⋯⋯⋯⋯⋯⋯⋯⋯⋯⋯⋯⋯⋯⋯⋯⋯⋯⋯⋯⋯⋯⋯⋯⋯⋯⋯⋯ 109

五、手术技术（见本章视频） ⋯⋯⋯⋯⋯⋯⋯⋯⋯⋯⋯⋯⋯⋯⋯⋯⋯⋯⋯⋯⋯⋯⋯ 109

六、术后护理 ⋯⋯⋯⋯⋯⋯⋯⋯⋯⋯⋯⋯⋯⋯⋯⋯⋯⋯⋯⋯⋯⋯⋯⋯⋯⋯⋯⋯⋯⋯⋯⋯ 111

七、并发症 ⋯⋯⋯⋯⋯⋯⋯⋯⋯⋯⋯⋯⋯⋯⋯⋯⋯⋯⋯⋯⋯⋯⋯⋯⋯⋯⋯⋯⋯⋯⋯⋯⋯ 111

八、经验与教训 ⋯⋯⋯⋯⋯⋯⋯⋯⋯⋯⋯⋯⋯⋯⋯⋯⋯⋯⋯⋯⋯⋯⋯⋯⋯⋯⋯⋯⋯⋯ 112

第 17 章　步骤精析：胸外侧区血管化淋巴结移植术 ································· 113

   一、典型适应证 ·· 113

   二、解剖 ··· 113

   三、患者选择 ··· 114

   四、手术技术 ··· 114

   五、术后护理 ··· 116

   六、并发症 ··· 117

   七、经验与教训 ·· 117

第 18 章　步骤精析：血管化网膜淋巴结移植术：腹腔镜与开腹获取术 ·········· 118

   一、典型适应证 ·· 118

   二、解剖 ··· 118

   三、患者选择 ··· 119

   四、手术技术 ··· 119

   五、术后护理 ··· 121

   六、并发症 ··· 121

   七、未来的方向 ·· 121

   八、经验与教训 ·· 122

第 19 章　步骤精析：详解空肠肠系膜血管化淋巴结移植术 ························· 124

   一、典型适应证 ·· 124

   二、解剖 ··· 124

   三、患者选择 ··· 125

   四、手术技术 ··· 125

   五、移植部位准备，瓣血供重建与移植 ··· 127

   六、术后护理 ··· 129

   七、并发症 ··· 129

   八、经验与教训 ·· 129

第 20 章　步骤精析：抽吸辅助脂切除术联合持续加压疗法 ························· 130

   一、典型适应证 ·· 130

   二、皮下脂肪过多与慢性淋巴水肿 ··· 130

   三、如何评估吸脂术的疗效 ·· 131

   四、手臂吸脂术的术前计划 ·· 131

   五、手术技术（见视频） ·· 132

   六、术后护理 ··· 134

七、并发症 ……………………………………………………………………………… 135

八、持续加压疗法 ………………………………………………………………………… 135

九、经验与教训 …………………………………………………………………………… 137

第 21 章　步骤精析：抽吸辅助脂切除术结合血管化淋巴结移植和（或）

淋巴管静脉吻合术是淋巴水肿综合治疗体系的一部分 ………………… 140

一、两阶段疗法的要点 …………………………………………………………………… 141

二、两阶段疗法的适应证与患者筛选 …………………………………………………… 141

三、第一阶段：抽吸辅助脂切除手术 …………………………………………………… 142

四、第二阶段：血管化淋巴结移植和（或）淋巴管静脉吻合术手术 ………………… 143

五、术后护理 ……………………………………………………………………………… 144

六、并发症 ………………………………………………………………………………… 144

七、经验与教训 …………………………………………………………………………… 144

第 22 章　步骤精析：结合淋巴显微外科技术直接切除病灶 ………………………… 145

一、典型适应证 …………………………………………………………………………… 145

二、手术技术 ……………………………………………………………………………… 146

三、供体部位的选择 ……………………………………………………………………… 146

四、手术切除及其与淋巴显微外科的结合 ……………………………………………… 148

五、抽脂术治疗 …………………………………………………………………………… 152

六、联合治疗方案 ………………………………………………………………………… 152

七、并发症 ………………………………………………………………………………… 153

八、特殊适应证 …………………………………………………………………………… 154

九、经验与教训 …………………………………………………………………………… 154

第 23 章　步骤精析：在乳腺癌管理中即时淋巴重建以降低淋巴水肿的风险 ……… 156

一、典型适应证 …………………………………………………………………………… 156

二、解剖学 ………………………………………………………………………………… 156

三、患者选择 ……………………………………………………………………………… 156

四、手术技术（见视频）………………………………………………………………… 158

五、术后护理 ……………………………………………………………………………… 159

六、并发症 ………………………………………………………………………………… 159

七、结果 …………………………………………………………………………………… 159

八、经验与教训 …………………………………………………………………………… 159

第 24 章　关键话题：显微手术治疗淋巴水肿的循证结果 …………………………… 161

一、背景 …………………………………………………………………………………… 161

二、淋巴静脉转流术 ··· 162

三、血管化淋巴结移植 ··· 164

四、抽吸辅助脂切除减容术 ·· 171

五、联合手术 ··· 173

六、切除手术 ··· 173

七、即刻淋巴重建术 ··· 173

第 25 章　关键话题：外科干预淋巴水肿的疗效评价 ············· 181

一、淋巴水肿的特殊症状 ·· 181

二、淋巴水肿相关疏松结缔组织炎发作 ·························· 182

三、详细治疗史 ·· 182

四、点状水肿的程度 ··· 182

五、肢体容积的测量 ··· 183

六、生物阻抗谱 ·· 183

七、患者报告结果（PRO）测量 ·································· 183

八、生理再分期成像 ··· 184

九、肢体功能评估工具 ··· 184

第 26 章　淋巴水肿治疗的现代策略之一 ························· 186

一、淋巴管生成治疗方法 ·· 186

二、抗炎和抗纤维化治疗方法 ····································· 192

三、讨论 ··· 194

第 27 章　淋巴水肿治疗的现代策略之二 ························· 197

一、淋巴水肿炎性和纤维化的关键靶点 ·························· 197

二、关键靶点位总结 ··· 199

三、抗炎和抗纤维化治疗 ·· 199

四、关于非药物治疗的几点思考 ·································· 200

第 28 章　淋巴疾病培训教育与研究网络的卓越中心：多学科联合的参与和管理模式 ······· 202

第 1 章　淋巴水肿相关基础知识
Introduction

Mark V. Schaverien　Joseph H. Dayan　著

张福先　吴勇金　译　　侯本新　校

淋巴水肿是一种常见、慢性的疾病，病因包括遗传、基因突变、外科损伤等，导致淋巴系统破坏使患者发生衰弱。这种疾病为医疗保健带来很大的负担，因为它顽固而难于治愈。它是一种典型的渐进性疾病，其并发症可以危及生命。治疗与护理淋巴水肿患者需要耗费巨大的时间成本和经济成本。对于住院患者，还有压力辅助和服装、充气压力装置，以及疏松结缔组织炎治疗成本等。患者在失去相应的工作时间、家务能力和休闲时间，同时还存在巨大成本管理的烦恼与疼痛。这些成本消耗影响患者的储蓄，可能导致延迟退休，减少必要的雇佣，并降低了淋巴水肿应该获需的护理标准[1, 2]。淋巴水肿对患者的一生都会存在负面影响，甚至一些癌症幸存者认为淋巴水肿所带来的生活负担与痛苦要高于癌症本身[3]。

淋巴水肿在世界范围内影响着 2.5 亿人，占 1/30 [4-6]。一个主要原因是继发于寄生虫感染后的淋巴管阻塞，导致淋巴水肿。在西方国家，99% 的淋巴水肿患者都继发于相应疾病治疗后，最常见的是恶性肿瘤手术中的淋巴廓清术、放射治疗乳腺、妇科或泌尿系统癌瘤[7]。原发性淋巴水肿是少见的，主要由淋巴系统的遗传疾病或发育异常造成。在某些情况下是遗传血管内皮生长因子C（vascular endothelial growth factor-C，VEGF-C）突变所致。现代肿瘤根治性手术切除的原则包括淋巴结的廓清，原因来源于肿瘤细胞可能出现局部淋巴结的累积和转移。淋巴结廓清术通常出现在淋巴回流的重要部位，如腋窝、腹股沟和盆腔等，而正是这种治疗原则和理念有时会导致淋巴回流中断和功能紊乱。在美国，有多达 1000 万人受到淋巴水肿困扰，每年有 20 万新确诊患者。

近年来伴随着我们对淋巴系统生理解剖的深入了解和对淋巴水肿发生的潜在机制的研究，肿瘤根治性手术的技术得到不断提高，同时淋巴水肿与蜂窝织炎的发生率明显降低，其中最常见的辅助措施是淋巴静脉转流（lympho venous bypass，LVB）或血管化淋巴结移植（vascularized lymph node transplantation，VLNT），特别是在淋巴结廓清术后立即行淋巴管重建（immediate lymphatic reconstruction，ILR）可以有效避免淋巴水肿发生。而慢性淋巴水肿的特点是脂肪性软组织的过度膨胀，治疗这类疾病可以通过抽吸辅助脂切除术（suction-assisted lipectomy，SAL）或手术切除来恢复肢体功能和改善外观。

一、淋巴管系统解剖生理学

淋巴系统是循环系统的一个组成部分（见第 2 章），其功能是维持体液平衡和运输含有丰富蛋白质的间质，激活免疫细胞的迁移和转运，调节炎症反应，协助膳食中的脂肪吸收。淋巴管网络以淋巴毛细血管开始，通过带瓣膜的蠕动系统单向运输间质体液，最终回到静脉循环。静脉系统负责吸收细胞代谢产物和毛细血管灌注产生的 90% 以上的细胞外液，其余 10% 由淋巴系统运输。淋巴系统有大量的液体运输储备，轻微的功能紊乱通常不会导致液体积聚。然而，当系统受损或超负荷时，就会发生间质水肿，表现为凹陷性水肿。这些有害物质的堆积可对局部细胞行为产生重大不利影响，导致局部和全身炎症连锁反应和激活，以及局部脂肪细胞分化（见第 3 章）。

二、淋巴水肿的病理生理学

淋巴水肿是由淋巴系统功能障碍引起的，其特征是淋巴管扩张导致瓣膜功能障碍，淋巴液反流，进入间质空间。淋巴积液的淤积导致组织局部慢性炎症，细胞外基质重塑和纤维化，脂肪组织分化和肥大，以及淋巴管周围平滑肌细胞的渐进性增殖，胶原沉积和硬化，最终导致淋巴管腔闭塞[8, 9]。

炎性细胞聚集在淋巴管周围，导致诱生型一氧化氮合酶（inducible nitric oxide synthase，iNOS）介导调节淋巴管收缩性功能下降和淋巴液运输减弱。细胞因子表达通过辅助性 T 细胞 2 偏倚反应阻碍淋巴内皮细胞增殖而损害淋巴管侧支的形成，同时也影响新的淋巴管形成和迁移功能。慢性炎症和组织纤维化影响了皮肤和皮下软组织，包括肌筋膜，从而构成了淋巴水肿的组织学特征。由此引发反复疏松结缔组织炎，通常会通过组织炎症、纤维化、闭塞淋巴管，导致功能性淋巴通道进行性损伤和破坏。

三、淋巴水肿的分类

淋巴水肿分为原发性和继发性。原发性淋巴水肿是由淋巴系统的异常发育或固有的病理变化引起的系统性疾病，患病率为 1/10 万[10]。淋巴形态特征为发育不良 / 再生（90%）或不良增生（10%）[11]。这些发育异常与基因调节有关，它直接或间接的调节淋巴系统的突变，VEGF-C 和血管内皮细胞生长因子受体 3（vascular endothelial growth factor receptor-3，VEGFR-3）的分化和功能配体 – 受体信号复合体及其下游信号通路[12-14]。15% 的原发性淋巴水肿患者有遗传性和（或）综合征淋巴水肿，如 Milroy 病、Noonan 综合征、Turner 综合征等，通过临床表现可能会判断最有可能的致病基因。原发性淋巴水肿可以按发病年龄分为先天性淋巴水肿、早发性淋巴水肿、迟发性淋巴水肿（出现在 35 岁以后），这个分类与已确定的基因突变无关[15, 16]。就每个个体而言，肿胀通常出现在婴儿期后，而只有 20% 发展为成年期淋巴水肿患者。女性发病率是男性的 2 倍，90% 以上的患者下肢受累，其中双侧下肢受累为 50%[17]。60% 的患者可以病情进展，且单侧肢体淋巴水肿患者有 25% 的风险累及对侧肢体[11]。在儿童淋巴水肿患者群中，70% 会被误认为其他类型的淋巴疾病、血管畸形或其他所致的肢体肿胀[18, 19]。原发性淋巴水肿患者的诊治和管理应该由多学科团队承担。

继发性淋巴水肿是最常见的淋巴水肿疾病，病因来源于直接或间接的淋巴系统损伤所致，多见为手术、放射治疗、外伤或感染。世界范围内继发性淋巴水肿最常见的原因来源于血吸虫病，一种寄生虫感染［斑氏吴策线虫（Wuchereria bancrofti）］，它占据淋巴血管，阻碍淋巴液的流动。在西方国家，继发性淋巴水肿多数来源于癌症手术中的淋巴结廓清术，特别是乳腺癌的治疗。放射治疗常被用作淋巴结切除术的辅助手段，在治疗各种癌症时，放射治疗在作为辅助疗法的同时可以诱导小血管、淋巴管纤维化和密度下降，与非放射疗法相比，增加 10 倍淋巴水肿发生的危险[20, 21]。在接受腋窝淋巴结切除术和放射治疗的女性患者中，30% 的人会出现乳腺癌相关上肢淋巴水肿（breast cancer-related lymphedema，BCRL），与仅对乳房和锁骨上淋巴结进行放射治疗相比，如将腋窝纳入放射治疗后，淋巴水肿发生的风险增加 2 倍[22, 23]。BCRL 的其他危险因素包括乳腺切除术和紫杉醇化学药物治疗，其中肥胖是最显著的可变危险因素[24, 25]。与身体质量指数（body mass index，BMI）<25kg/m² 的患者相比，肥胖患者发生淋巴水肿的风险有 3 倍之高[26]。

一项随机对照试验发现，与对照组相比，体重减轻可以显著减少手臂体积和上臂淋巴水肿。病态肥胖患者（BMI＞59kg/m²）[27] 可发生自发性下肢淋巴水肿，肥胖等级较高的患者（BMI＞65kg/m²）有发生自发性上肢淋巴水肿的风险。肥胖很少能导致大面积局限性淋巴水肿[28]。3/4 的 BCRL 患者在 3 年内发病[29-31]。迟发性继发性淋巴水肿是罕见的，通常发生在重大继发性损伤后，如感染或创伤。在接受其他实体肿瘤治疗的患者中，如黑色素瘤、肉瘤和妇科恶性肿瘤患者中，15% 会出现淋巴水肿[32]。单独前哨淋巴结活检（sentinel lymph node biopsy，SLNB）可导致淋巴水肿的情况很少，而损伤淋巴系统的廓清术，特别是与放射治疗或创伤相结合时，可导致远端发生淋巴水肿。感染通常先于淋巴水肿，并可能导致淋巴系统的进行性损伤，反复疏松结缔组织炎病史是肢体体积增加的重要因素[33]。一旦出现淋巴水肿，病理改变发生的速度就会发生变化；一般来讲，淋巴水肿的进展是缓慢的，肢体体积逐渐增加，而在其他情况下，伴随相应疾病的迅速进展，可以导致肢体明显肿胀。

值得注意的是，1/4 表现为四肢肿胀患者通常被误诊为淋巴水肿，最常见的混淆为脂肪水肿、肥胖、静脉疾病或血管异常[34]（见第 5 章）。生理淋巴成像方式［如吲哚菁绿（indocyanine green，ICG）淋巴造影、磁共振淋巴造影、放射性淋巴系闪烁造影］对于淋巴水肿的诊断和排除肢体肿胀的其他原因是敏感和有特异性的。全身性疾病（如心脏、肾脏、肝脏、风湿病）通常会引起双侧下肢水肿。脂肪水肿是双侧的，只发生在女性，最常影响下肢，在没有进行淋巴手术的情况下发生，当涉及下肢时，足背常能豁免[34]。

大多数关于淋巴水肿发生的遗传危险因素的研究都是在原发性淋巴水肿患者中进行的，现已表明有至少 20 多个基因突变与淋巴水肿的发生有关。最近的研究表明，继发性淋巴水肿可能也受遗传易感性的影响，因为观察到一些 BCRL 患者表现出异常的淋巴液运输，甚至发生在其未受影响的肢体[35, 36]。

四、淋巴水肿的发病率

淋巴水肿的特征是持续的症状，包括肿胀、沉重、不适和感觉异常，这些症状可能会因某些活动而加剧，肿瘤患者的幸存者为高发。肢体的肿胀导致外观问题和功能损害，对患者的社会心理健康、身体形象和性行为产生了负面影响，并因患肢功能丧失而严重干扰他们的日常生活，疾病越严重，负面影响越大，特别是当主要功能肢体受到影响时。下肢淋巴水肿的存在可以使患者因由于对肢体的依赖和对步态和步行的影响而造成严重的衰弱。肢体淋巴水肿会影响患者的着装和穿鞋问题，并导致肌肉骨骼系统的继发性影响，因为降低了肢体的日常活动能力和增加关节的压力，特别是由于额外的肌肉和骨骼肥厚的额外重量增加，以及继发于额外的皮下组织和皮肤堆积对患者无论是精神上还是生理上都造成了极大的影响。

由于免疫监测受损和有利于细菌生长的蛋白质环境存在，继发性淋巴水肿患者患肢感染的风险是正常肢体的 70 倍。浅表疏松结缔组织炎可以迅速发展为全身感染和败血症。一项研究报道，1/3 的患者在过去的 12 个月内发生过疏松结缔组织炎，其中 1/4 的患者需要住院静脉注射抗生素[6]。慢性淋巴水肿可使受累肢体发生淋巴恶性血管内皮瘤，虽然风险很低，但由于可以发生肺转移和局部复发，所以预后较差[37]。在最严重的情况下，可能由于血液分流大量下肢淋巴水肿而导致高输出量充血性心力衰竭。

五、淋巴水肿的治疗

（一）保守疗法

淋巴水肿的进展和致残取决于患者对其保守治疗的依从性和持续性，现有的综合消肿治疗（complete decongestive therapy，CDT）结合日常压力服装使用已被证明有效时（见第 6 章），患者应该保持正常的体重，积极的生活方式，在使用压力服和气动压缩装置期间应该保护肢体免受创伤 / 感染，肢体运动可在对抗压迫服装的阻力同时，肌肉收缩促进淋巴液向近端流动。与正常体重的人相比，肥胖人对淋巴功能不良影响反应大，会有更多的淋巴水肿并发症发生，因此，对于这类患者可能需要膳食 / 营养的调整与支持来达到和维持体重正常。

（二）淋巴水肿的外科治疗

显微外科和超显微外科的进步，手术器械和技术的发展促进了淋巴静脉转流（LVB）手术在临床上广泛被应用，特别是超显微外科手术可以将远端淋巴管和小静脉吻合，完成转流，从而改变了过去由于大静脉固有的高静脉压力梯度而导致淋巴静脉转流手术的高失败率（见第 8 章和第 9 章）。目前对于血管化淋巴结移植（VLNT）有很多的选择，这是一个重大的进步，可以通过移植不引起供区淋巴水肿的淋巴结来增强受影响肢体受损的淋巴功能，并通过显微外科手术重建其固有的血液（见第 13 章至第 17 章）；这些包括从腹膜腔内进行的移植，避免了供体肢体淋巴水肿的风险，手术方法可采用微创技术，包括腹腔镜或机器人技术（见第 18 章和第 19 章）。从前哨淋巴结活检（SLNB）技术发展而来的逆向淋巴定位技术，可以降低医源性供体肢体淋巴水肿的风险，彻底改变了区域淋巴的 VLNT[38]（见第 11 章）。

堆积在淋巴水肿肢体的皮下肥厚的脂肪软组织能通过抽吸辅助脂切除术（SAL）或传统手术直接切除。由于只有通过减轻受损淋巴系统的负担才能最低限度地改善潜在的生理异常，因此通常接受治疗患者需要终生压力治疗以防止淋巴液淤积和疾病复发。上述综合治疗方法是有效的，它几乎可以在术后 1 年完全减少上肢的肢体体积过剩，并长期保持无复发；虽然下肢肢体体积略有缩小，但随访表明无复发（见第 20 章）。关于联合治疗

方法，在改善生理手术［LVB 和（或）VLNT］之后或准备期间进行 SAL，可以将治疗适应证扩展到有明显软组织过剩堆积患者并已经被证明行之有效（见第 21 章）。

分期直接切除手术用于以严重软组织纤维化为特征的严重晚期淋巴水肿（见第 22 章）。通过穿孔器和淋巴切除技术切除皮下组织和深筋膜；然而，这种手术方法的特点是切口长，手术并发症较高。Charles 手术是切除所有病变部位皮肤、皮下组织和筋膜，并用中薄层皮肤移植覆盖肌肉，但该手术有显著的并发症，包括反复移植物破裂、淋巴管道的破坏、严重的损毁美容和高截肢率，所以通常作为最后的治疗手段。

目前针对立即淋巴管重建（ILR）的研究，包括在腋窝淋巴结切除术时采用淋巴显微外科技术预防性重建淋巴结（lymphatic microsurgical preventive healing approach，LYMPHA），可以降低淋巴水肿发生的风险（见第 23 章）。腋窝反向淋巴作图（axillary reverse mapping，ARM）可识别和保存上肢引流至 SLN 的传入淋巴管。现有数据表明，该手术可将淋巴水肿的风险降低 2/3[39]。

淋巴水肿手术在改善患者的生活质量和减少蜂窝织炎的发生率方面是有效的（见第 24 章）。尽管进行淋巴水肿手术人群的特殊性限制了比较与技术的评价，但良好的疗效在一些研究结果中是一致的，来接受淋巴水肿手术的患者多数是已经用尽了保守治疗，因此有效的结果可以归因于手术的干预。理想情况下，这些专科治疗应该在淋巴水肿中心，以便提供最高标准的综合与最佳的多学科诊治与护理（见第 28 章）。

六、淋巴水肿治疗的最新进展

慢性淋巴水肿的特征是炎性和纤维化组织改变，损害淋巴管生成和淋巴功能，目前促淋巴管生成、抗炎和抗纤维化靶点药物正在成为预防和治疗淋巴水肿的治疗方法（见第 26 章和第 27 章）。有效的药理疗法，无论是主要使用还是与其他治

疗方法结合使用，预计将彻底改变淋巴水肿的治疗状态，改善疗效，并降低这种慢性疾病的发病率。

七、未来展望

未来将应该是在比较近代的相关研究结果的基础上，更好地确定治疗患者的选择，改进和完善手术治疗程序，依据新的临床研究结果更新治疗策略，建立联合机制。同时研发新的影像技术和手术设备，通过对淋巴水肿分子基础的深入研究，以及相应的生物标志物分析，更好地定义治疗策略和预后判定，研发可行的转化药物配合治疗，以改善疗效。同时随着人们越来越认识到淋巴系统在多种疾病过程中的作用，通过基础科学研究，关注整体的淋巴系统，而不是仅仅局限在单纯关注淋巴水肿人群，综合、科学、合理的诊治这类患者。

参 考 文 献

[1] Stout NL, Pfalzer LA, Springer B, et al. Breast cancer-related lymphedema: comparing direct costs of a prospective surveillance model and a traditional model of care. Phys Ther. 2012;92:152–63.

[2] Lopez M, Roberson ML, Strassle PD, et al. Epidemiology of lymphedema-related admissions in the United States: 2012–2017. Surg Oncol. 2020;35:249–53.

[3] Fu MR, Ridner SH, Hu SH, Stewart BR, Cormier JN, Armer JM. Psychosocial impact of lymphedema: a systematic review of literature from 2004–2011. Psychooncology. 2013;22:1466–84.

[4] Rockson SG. Estimating the population burden of lymphedema. Ann N Y Acad Sci. 2008;1131:147–54.

[5] Mendoza N, Li A, Gill A, Tyring S. Filariasis: diagnosis and treatment. Dermatol Ther. 2009;22:475–90.

[6] Moffatt CJ. Lymphoedema: an underestimated health problem. QJM. 2003;96:731–8.

[7] Nguyen TT, Hoskin TL, Habermann EB, et al. Breast cancer-related lymphedema risk is related to multidisciplinary treatment and not surgery alone: results from a large cohort study. Ann Surg Oncol. 2017;24:2972–80.

[8] Mihara M, Hara H, Hayashi Y, Narushima M, Yamamoto T, Todokoro T, et al. Pathological steps of cancer-related lymphedema: histological changes in the collecting lymphatic vessels after lymphadenectomy. PLoS One. 2012;7:e41126.

[9] Zampell JC, Aschen S, Weitman ES, Yan A, Elhadad S, De Brot M, et al. Regulation of adipogenesis by lymphatic fluid stasis: part I. Adipogenesis, fibrosis, and inflammation. Plast Reconstr Surg. 2012;29:825–34.

[10] Smeltzer DM, Stickler GB, Schirger A. Primary lymphedemas in children and adolescents: a follow-up study and review. Pediatrics. 1985;76:206–18.

[11] Wolfe J, Kinmonth JB. The prognosis of primary lymphedema of the lower limbs. Arch Surg. 1981;116:1157–60.

[12] Mendola A, Schlogel MJ, Ghalamkarpour A, Irrthum A, Nguyen HL, Fastre E, et al. Mutations in the VEGFR3 signaling pathway explain 36% of familial lymphedema. Mol Syndromol. 2013;4:257–66.

[13] Connell FC, Ostergaard P, Carver C, Brice G, Williams N, Mansour S, Mortimer PS, Jeffery S. Analysis of the coding regions of VEGFR3 and VEGFRC in Milroy disease and other primary lymphoedemas. Hum Genet. 2009;124:625–31.

[14] Gordon K, Spiden SL, Connell FC, Brice G, Cottrell S, Short J, et al. FLT4/VEGFR3 and Milroy disease: novel mutations, a review of published variants and database update. Hum Mutat. 2013;34:23–31.

[15] Allen EV. Lymphedema of the extremities. Classification, etiology and differential diagnoses. A study of 300 cases. Arch Intern Med. 1934;56:606–24.

[16] Connell FC, Gordon K, Brice G, Keeley V, Jeffery S, Mortimer PS, et al. The classification and diagnostic algorithm for primary lymphatic dysplasia: an update from 2010 to include molecular findings. Clin Genet. 2013;84:303–14.

[17] Schook CC, Mulliken JB, Fishman SJ, Grant F, Zurakowski D, Greene AK. Primary lymphedema: clinical features and management in 138 pediatric patients. Plast Reconstr Surg. 2011;127:2419–31.

[18] Schook CC, Mulliken JB, Fishman SJ, Alomari AI, Grant FD, Greene AK. Differential diagnosis of lower extremity enlargement in pediatric patients referred with a diagnosis of lymphedema. Plast Reconstr Surg. 2011;127:1571–81.

[19] Maclellan RA, Couto RA, Sullivan JE, Grant FD, Slavin SA, Greene AK. Management of primary and secondary lymphedema: analysis of 225 referrals to a center. Ann Plast Surg. 2015 Aug;75(2):197–200.

[20] Avraham T, Yan A, Zampell JC, Daluvoy SV, Haimovitz-Friedman A, Cordeiro AP, et al. Radiation therapy causes loss of dermal lymphatic vessels and interferes with lymphatic function by TGF-beta1– mediated tissue fibrosis. Am J Physiol Cell Physiol. 2010;299: C589–605.

[21] Jackowski S, Janusch M, Fiedler E, Marsch WC, Ulbrich EJ, Gaisbauer G, et al. Radiogenic lymphangiogenesis in the skin. Am J Pathol. 2007;171:338–48.

[22] Gärtner R, Mejdahl MK, Andersen KG, Ewertz M, Kroman N. Development in self-reported arm lymphedema in Danish women treated for early stage breast cancer in 2005 and 2006 – a nationwide follow- up study. Breast. 2014;23:445.

[23] Hayes SB. Does axillary boost increase lymphedema compared with supraclavicular radiation alone after breast conservation? Int J Radiat Oncol Biol Phys. 2008;72:1449–55.

[24] Dayangac M, Makay O, Yeniay L, Aynaci M, Kapkac M, Yilmaz R. Precipitating factors for lymphedema following surgical treatment of breast cancer: implications for patients undergoing axillary lymph node dissection. Breast J. 2009;15:210–1.

[25] Yen TW, Fan X, Sparapani R, Laud PW, Walker AP, Nattinger AB. A contemporary, population-based study of lymphedema risk factors in older women with breast cancer. Ann Surg Oncol. 2009;16:979–88.

[26] Helyer LK, Varnic M, Le LW, Leong W, McCready D. Obesity is a risk factor for developing postoperative lymphedema in breast cancer patients. Breast J. 2010;16:48–54.

[27] Shaw C, Mortimer P, Judd PA. A randomized controlled trial of weight reduction as a treatment for breast cancer-related lymphedema. Cancer. 2007;110:1868–74.

[28] Greene AK, Grant FD, Slavin SA. Lower-extremity lymphedema and

elevated body-mass index. N Engl J Med. 2012;366: 2136–7.

[29] Johansson K, Branje E. Arm lymphoedema in a cohort of breast cancer survivors 10 years after diagnosis. Acta Oncol. 2010;49:166–73.

[30] Petrek JA, Senie RT, Peters M, Rosen PP. Lymphedema in a cohort of breast carcinoma survivors 20 years after diagnosis. Cancer. 2001;92:1368–77.

[31] McLaughlin SA, Wright MJ, Morris KT, et al. Prevalence of lymphedema in women with breast cancer 5 years after sentinel lymph node biopsy or axillary dissection: patient perceptions and precautionary behaviors. J Clin Oncol. 2008;26:5220–8.

[32] Cormier JN, Askew RL, Mungovan KS, et al. Lymphedema beyond breast cancer: a systematic review and meta-analysis of cancer-related secondary lymphedema. Cancer. 2010;116:5138–49.

[33] Vignes S, Arrault M, Dupuy A. Factors associated with increased breast cancer-related lymphedema volume. Acta Oncol. 2007;46: 1138–42.

[34] Rudkin GH, Miller TA. Lipedema: a clinical entity distinct from lymphedema. Plast Reconstr Surg. 1994;94:841–7.

[35] Newman B, Lose F, Kedda MA, Francois M, Ferguson K, Janda M, et al. Possible genetic predisposition to lymphedema after breast cancer. Lymphat Res Biol. 2012;10:2–13.

[36] Miaskowski C, Dodd M, Paul SM, West C, Hamolsky D, Abrams G, et al. Lymphatic and angiogenic candidate genes predict the development of secondary lymphedema following breast cancer surgery. PLoS One. 2013;8:e60164.

[37] Sharma A, Schwartz RA. Stewart-Treves syndrome: pathogenesis and management. J Am Acad Dermatol. 2012;67:1342–8.

[38] Dayan JH, Dayan E, Smith ML. Reverse lymphatic mapping: a new technique for maximizing safety in vascularized lymph node transfer. Plast Reconstr Surg. 2015;135:277–85.

[39] Johnson AR, Kimball S, Epstein S, et al. Lymphedema incidence after axillary lymph node dissection: quantifying the impact of radiation and the lymphatic microsurgical preventive healing approach. Ann Plast Surg. 2019;82:S234–41.

第2章 肢体淋巴系统解剖与淋巴水肿的结构变化

Anatomy of the Lymphatic System and Structural Changes in Lymphedema of the Extremities

Akira Shinaoka   Hiroo Suami   著

张福先 吴勇金 译   吴勇金 张香三 校

一、淋巴解剖的现代观

希波克拉底在公元前 5 年曾描述了人的身体内有"白血"存在，被认为是对淋巴系统的最早描述。1622 年，Gaspis Aselli 通过犬动物实验开展相关淋巴研究，并于 1627 年发表学术研究结果[1]。1653 年，"淋巴管"（lymphatics）一词是托马斯·巴托林在 *Vasa Lymphatica* 一书中创造的，他在书中指出淋巴管是独立于血液系统的脉管系统[2]。安东·努克于 1691 年发明了一种新的技术，利用水银来可视化尸体的淋巴管，他的技术使解剖学家能够在接下来的 3 个世纪里更加系统的研究淋巴管[3]。淋巴系统的解剖学研究在 20 世纪早期达到了顶峰，发表了几篇著名的论文，包括 *Sappey*（1874 年）、*Delamere*（1903 年）、*Bartels*（1909 年）和 *Rouviere*（1932 年）[4-7]的论文。这些开创性的工作为我们提供了关于正常淋巴解剖的基本知识。然而，他们的解剖学描述不包括任何病理条件下发生的形态学变化，如淋巴水肿。

Kubik 对淋巴解剖学研究进行了回顾，并在 Foldi 的书中为医生和淋巴水肿治疗师整理了可供参考的一个章节[8]，他的成就之一是绘制了皮肤淋巴区域的人体图，他的图表已经成为一个流行的教育资源，指导淋巴水肿治疗师应用手工淋巴引流（manual lymphatic drainage，MLD）治疗淋巴水肿患者。作者（HS）创造了术语"淋巴体"（lymphosome）来描述由相应节点群划分的皮肤淋巴区域，并创建了淋巴体图（图 2-1）[9, 10]。淋巴小体提供了正常淋巴解剖的概述，也是在动物研究中比较和对比不同物种淋巴的有用方法。

淋巴系统被描述为两层系统，由深筋膜分隔的浅系统和深系统组成。除个别部位外，每个系统彼此独立，但在腋窝深区或盆腔内区相互结合。表层淋巴系统从皮肤和皮下组织转移淋巴液，深层淋巴系统从肌肉骨骼组织携带淋巴液。发生在淋巴水肿中的组织变化表现为液体、脂肪组织和纤维化的积累，但这些变化主要见于深筋膜以上的浅表软组织。因此，浅表淋巴系统对于理解淋巴水肿的病理有特殊的意义。本章主要集中在正常和淋巴水肿情况下浅表淋巴的解剖。

二、淋巴水肿诊断的影像学选择

淋巴水肿是由淋巴淤积引起的软组织慢性肿胀。淋巴水肿的病理生理学尚未完全了解。淋巴结清扫、放射治疗或丝虫病后对淋巴系统的损害会引起淋巴功能障碍和淋巴液滞留在受累肢体。淋巴液淤积会引发血管结构损伤淋巴管，引起渐进性变化，如管壁纤维化，管腔变窄和减少，在平滑肌细胞中这是淋巴水肿的特征[11]。

有几种成像技术可以识别淋巴系统的解剖变化，并有助于淋巴水肿诊断标准的制订。第一种，也是目前淋巴水肿诊断成像的金标准，是淋巴显像，它是 20 世纪 50 年代发展起来的一种核医学成像形式，显示淋巴结为特点[12]。淋巴结中核示踪剂的减少或缺失是淋巴水肿的诊断标准，尽管淋巴显像在淋巴水肿的诊断中已经使用了几十年，但产生的分辨率低的 2D 图像并不能理想地评价淋巴管的状况。在晚期淋巴水肿中，核示踪剂通常只从注射部位移动很短的距离，在近端身体区域无法获得成像信息。

　　淋巴造影是金蒙斯在 1952 年发明的一种成像技术[13]。但它不适用于淋巴水肿的诊断，因为它的不良反应之一是使淋巴水肿恶化。然而，该技术产生的高分辨率图像能提供淋巴水肿中淋巴管的最详细信息。

　　吲哚菁绿（indocyanine green，ICG）荧光淋巴造影作为一种新的淋巴造影方法已被广泛采用，该摄像系统采用近红外技术，于 2005 年首次应用于淋巴管[14]。注射到皮肤或皮下组织的 ICG 染料自发地被淋巴毛细血管吸收，并在近红外光激发下发出荧光。相机和过滤系统选择性地收集近红外线，并识别距离皮肤表面 2cm 深度内的淋巴结构。使用带有 ICG 染料的光声成像具有将淋巴管显示为 3D 图像的优点[15]。

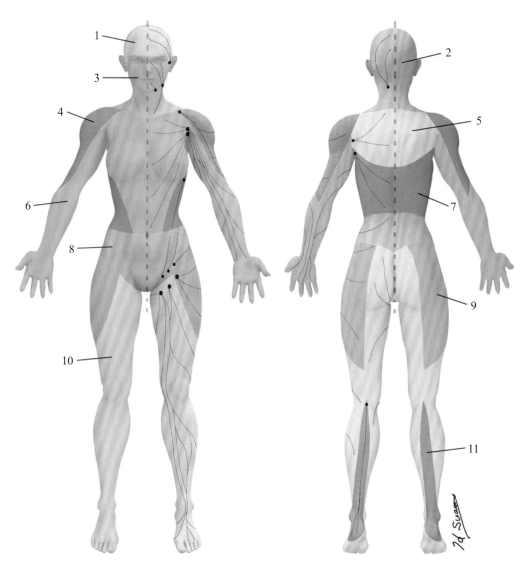

▲ 图 2-1　机体的淋巴体

淋巴区根据其对应的淋巴盆进行划分：1. 颞部；2. 枕部；3. 颏下；4. 锁骨下；5. 肩胛下；6. 腋窝外侧；7. 胸；8. 腹股沟上；9. 侧腹股沟；10. 腹股沟下；11. 腘窝

淋巴造影技术不断发展，每一项发展都提供了进一步详细的淋巴管图像。尽管淋巴成像技术已经取得了重大发展，但示踪剂注射部位和淋巴通路之间的关系还没有得到太多的研究进展。当不同的技术使用不同的注射部位时，很难比较得到的图像。为了解决这个问题，我们使用复合计算机断层摄影（computed tomography，CT）淋巴形态学和 ICG 淋巴造影进行了尸体腿的淋巴系统的解剖研究[16]。我们发现在脚趾间的网络空间中，标准的注射地点并没有帮助观察腿部的一些淋巴结。在足部的内侧、外侧和后侧的多个部位注射是评估整个淋巴通路的必要条件。因此我们想强调发展一种精确理念的重要性，因为这种理念使我们能够区分淋巴水肿的结构变化。

三、肢体正常淋巴通路解剖

为了了解下肢淋巴管的正常解剖，对皮肤静脉和血管的胚胎学的了解是至关重要的。表面的血管与表面的静脉一起运行，表面的淋巴结位于大隐静脉（great saphenous vein，GSV）和常见的股静脉交界处。最近的文章显示，外围的淋巴管发育在淋巴结前[17, 18]。在胎儿中，淋巴结在 GSV 和股总静脉的连接处出现，并与淋巴管融合。

因此，下肢淋巴结集中于腹股沟区，沿 GSV 的浅表淋巴管与这些淋巴结相连。浅表淋巴管沿足周分布，我们用新鲜尸体标本进行的解剖研究表明，小腿浅淋巴管根据与皮静脉的解剖关系可分为 4 个亚群（图 2-2）[16, 19, 20]。这 4 个不同的亚组是后内侧组、前内侧组、前外侧组和后外侧组。在我们的研究中，前内侧、前外侧和后内侧连接到腹股沟淋巴结。后内组和前内组淋巴管均与腹股沟内侧区同一浅表淋巴结相连，而前外侧组淋巴管则与腹股沟外侧区不同的腹股沟淋巴结相连（图 2-3）。后内侧组淋巴管沿 GSV 主干分布，前内侧组淋巴管沿 GSV 主干分布，前外侧组沿着 GSV 的分支分布。后外侧淋巴管群沿着小隐静脉（lesser saphenous vein，LSV）延伸，并与腘窝淋

巴结相连。后外侧和后内侧淋巴管群仅由少数淋巴管组成，它们的直径比其他两组的更大、也更深。前内侧组的淋巴管起源于足背，在小腿的淋巴管数量多于其他组。前外侧组的淋巴管起源于外侧足。它们沿着小腿 GSV 的一个侧支分布，然后沿着大腿 GSV 的一个侧副支分布。

为了提供全面的影像学检查，重要的是能够识别所有 4 个亚组，因此，ICG 染料必须注射到 4 个特定的部位，内踝和外踝以下，第一个趾蹼和第五跖骨头与外踝以下的中点。

四、下肢淋巴水肿的解剖学变化

癌症相关淋巴水肿的病理被解释为下肢不同层次浅表淋巴管的阻塞导致侧支通路形成以维持淋巴液流动，受累淋巴管内的淋巴液倒流至阻塞

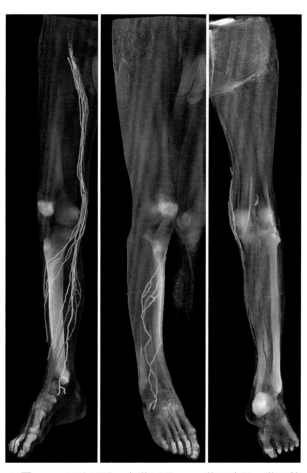

▲ 图 2-2　尸体下肢 4 个淋巴群 CT，淋巴造影。淋巴管根据解剖特征分为 4 组，后内侧（黄色）、前内侧（蓝色）、前外侧（绿色）和后外侧（红色）

部位的真皮淋巴管，这种现象称为"真皮回流"（图 2-4）。皮肤回流是诊断淋巴水肿的一个特殊标准，它使阻塞的淋巴管和附近的通畅淋巴管之间建立连接。然而，真皮回流并不是维持淋巴流动的唯一机制，另一种辅助通路的形成是淋巴管生成，即从阻塞管道的残端发育出新的淋巴管，并向剩余的淋巴结延伸[21]。

淋巴的影像学研究报告了淋巴水肿的解剖变化，金蒙斯对原发性腿部淋巴水肿患者进行了淋巴造影，并根据发现的淋巴管数量将患者分为"增生性"和"再生障碍性"[22]。Maegawa 等通过淋巴

系闪烁造影对腿部淋巴水肿的严重程度进行了分类[23]。他们的发现表明，淋巴管的恶化开始于腹股沟区，并随着淋巴水肿的进展向远端延伸，所有淋巴管最终消失，在最晚期示踪剂没有移动到注射部位以外。

综合消肿治疗（complete decongestive therapy，CDT）的保守疗法或复杂性淋巴水肿治疗（complex lymphedema therapy，CLT）一直是淋巴水肿治疗的主流。腋窝 - 腹股沟通路常用于小腿淋巴水肿的 MLD 患者，将细胞外液从受影响的腿转移到腋窝区。然而，腿部淋巴水肿的淋巴造影很少显示该通路，而通常只显示对侧腹股沟区通路。这提示保守治疗的一般原则与影像学表现之间存在差异。进一步对淋巴水肿解剖改变的影像学研究将有助于阐明淋巴水肿的病理生理学，并有助于制订基于证据的管理计划。

五、上肢正常淋巴解剖

上肢的淋巴管起源于指尖和手掌真皮的淋巴管毛细血管，指尖的血管在远端指间关节处汇

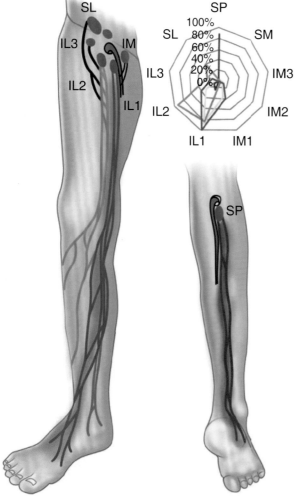

▲ 图 2-3　下肢详细淋巴小体示意图及淋巴小体与第一层淋巴结位置的相关性。淋巴细胞组采用与图 2-2 相同的方案进行颜色编码。三个区域淋巴结接受了下肢大部分淋巴液，下外侧（IL）1、下外侧 2 和腘浅（SP）

IM. 下内侧；SL. 上外侧；SM. 上内侧

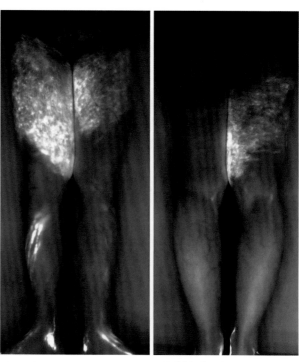

▲ 图 2-4　双侧下肢淋巴水肿患者的 ICG 荧光淋巴造影，真皮回流覆盖双大腿前侧和小腿前外侧淋巴群

合，在每侧形成 1~2 条淋巴管。所有来自手指的淋巴管都在手背，手掌上的淋巴管聚集在手腕前形成几根淋巴管。这些浅表淋巴管环绕手腕排列，起源于手腕前的淋巴管向腋窝延伸，起源于手背的淋巴管沿前臂后行，并从鹰嘴远端分两道（图 2-5）。

在到达腋窝的过程中，它们逐渐改变流向内侧上臂。

连接腋窝淋巴结的浅表淋巴通路是主要的通路，但另一种通往锁骨淋巴结的通路作为解剖变异存在。淋巴管沿着头静脉穿过位于胸三角肌沟的间隙淋巴结，称为胸三角肌淋巴结。这些淋巴管位于胸大肌头部下方并与锁骨上淋巴结相连。Sappey 和 Mascagni 描述了这一淋巴通路[4, 24]。Kubik 和 LeDuc 进行了解剖学研究[25, 26]。由于这个淋巴通路绕过腋窝淋巴结，因此对它的了解在皮肤癌管理中非常重要，有助于确定癌症转移部位。

深淋巴系统位于深筋膜下方，深层淋巴管沿着大动脉，包括尺动脉、桡动脉和肱动脉。浅部淋巴管和深部淋巴管之间一般是相互独立的，没有任何直接的联系，但在肘关节前侧，它们彼此非常接近。位于基底静脉的浅淋巴管有时与静脉并行并与深淋巴管合并。

为了识别所有流向腋窝的淋巴管，示踪剂注射需要在手部周围的多个位置进行。如果将示踪剂单独注射到指蹼，则只显示前臂后段的淋巴管，

而看不到前臂前段的淋巴管。

六、上肢淋巴水肿的解剖学变化

下肢淋巴水肿形成来自多种原因，包括先天性发育不良和原发性、特发性、创伤性或癌症相关疾病。然而，上肢淋巴水肿的主要原因是由乳腺癌治疗引起的。腋窝淋巴结廓清术是淋巴水肿发生的主要因素，手术之外的放射治疗会增加淋巴水肿发生的风险[27]。上肢淋巴水肿的病理生理表现通常被解释为由手术干预引起的手臂淋巴引流阻塞，随后导致手臂肿胀。目前保守治疗的原则是基于这一理论，指导淋巴水肿治疗师应用手工淋巴引流（MLD），将手臂淋巴水肿的 MLD 通过向下按摩至同侧腹股沟区和水平按摩至对侧腋窝，由此将多余的淋巴液从患者的手臂转移到其他完整的淋巴结区域。然而，我们最近对乳腺癌相关上肢淋巴水肿（breast cancer-related lymphedema，BCRL）的 ICG 淋巴造影研究显示，超过 2/3 的手臂淋巴水肿患者，淋巴液仍然会引流到乳房手术的同侧腋窝[28]。这些结果表明腋窝淋巴结清扫不一定会破坏所有患者的腋窝淋巴引流通路。因此，有理由重新考虑；导致手臂淋巴水肿的原因可能是淋巴流向腋窝的受限，而不是完全堵塞。

在正常解剖中，有两条迂回的淋巴通路，一条通过胸三角肌到达锁骨上淋巴结，另一条则到达肘关节前侧的深淋巴系统；它们在维持 BCRL 中的淋巴流动中起着关键作用，并有助于防止淋巴水肿的进展[21]。当腋窝的浅表淋巴通路受损或阻塞时，淋巴水肿中的淋巴液通常通过这些通路转移。当淋巴水肿是由浅表淋巴管损伤引起时，随后会在该部位发现皮肤反流。作为淋巴水肿诊断的影像学标准，皮肤反流常被认为是一种阴性征象，真皮回流使受累淋巴管内的淋巴液被输送到未受影响的区域，从而维持淋巴液排出应被认为是机体的阳性反应，这就是我们的研究中发现的 BCRL 淋巴引流模式的总结（图 2-6）[29]。

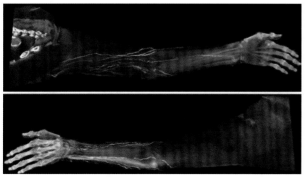

▲ 图 2-5　尸体上肢浅表淋巴管 CT 造影图像。起源于手背的淋巴管沿前臂行进，并在鹰嘴处分两条路

总结

本章描述了四肢浅表淋巴系统的正常解剖和淋巴水肿的解剖改变，我们已经证明，即使在淋巴水肿已经形成的情况下，人体也具有通过解剖结构变化维持淋巴引流的灵活性与代偿性。虽然淋巴水肿的外科手术正在不断改进，但最近的影像学发现提示我们，保守治疗的策略也必须更新。

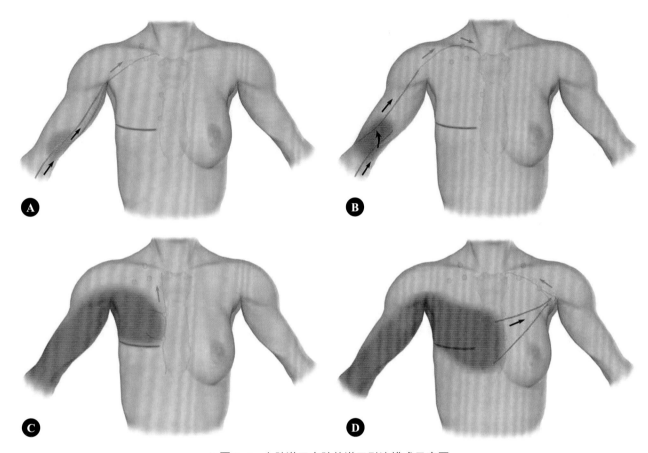

▲ 图 2-6 上肢淋巴水肿的淋巴引流模式示意图
A. 同侧腋窝区；B. 锁骨区；C. 胸骨旁区；D. 对侧腋窝区（经许可转载，引自参考文献 [29]）

参考文献

[1] Aselli G. De Lactibus Sive Lacteis Venis. J.B. Bidellius: Milan; 1627.

[2] Bartholin T. Vasa lymphatica nuper Hafniae in animalibus inventa et hepatis exsequiae. Petrus Hakius: Hafniae (Copenhagen); 1653.

[3] Nuck A. Adenographia curiosa et uteri foeminei anatome nova. Jordan Luchtmans: Leyden; 1691.

[4] Sappey MPC. Anatomie, Physiologie, Pathologie des Vaisseaux Lymphatiques consideres chez L'Homme et les Vertebres. Paris: Adrien Delahaye; 1874.

[5] Delamere G, Poirier P, Cuneo B. The lymphatics. In: Charpy PP, editor. A treatise of human anatomy. Westminster: Archibald Constable and Co Ltd; 1903.

[6] Bartels P. Das Lymphgefäßsystem. Handb. d. Anat. Verlag von gustav fischer: Jena; 1909.

[7] Rouviére H. Anatomie des lymphatiques de l'homme. Paris: Masson; 1932.

[8] Foldi M, Foldi E, Kubik S. Textbook of lymphology for physicians and lymphedema therapists. Urban & Fischer: Munchen; 2003.

[9] Suami H. Lymphosome concept: anatomical study of the lymphatic system. J Surg Oncol. 2017;115(1):13–7.

[10] Suami H, Scaglioni M. Anatomy of the lymphatic system and the lymphosome concept with reference to lymphoedema. Semin Plast Surg. 2018;32:5–11.

[11] Koshima I, Kawada S, Moriguchi T, Kajiwara Y. Ultrastructural observations of lymphatic vessels in lymphedema in human extremities. Plast Reconstr Surg. 1996;97:397–405.

[12] Sherman AI, Ter-Pogossian M. Lymph-node concentration of radioactive colloidal gold following interstitial injection. Cancer. 1953;6:1238–40.

[13] Kinmonth JB. Lymphangiography in man; a method of outlining lymphatic trunks at operation. Clin Sci. 1952;11:13–20.

[14] Unno N, Inuzuka K, Suzuki M, et al. Preliminary experience with a

novel fluorescence lymphography using indocyanine green in patients with secondary lymphedema. J Vasc Surg. 2007;45:1016–21.

[15] Suzuki Y, Kajita H, Konishi N, et al. Subcutaneous lymphatic vessels in the lower extremities: comparison between photoacoustic lymphangiography and near-infrared fluorescence lymphangiography. Radiology. 2020;295:469–74.

[16] Shinaoka A, Koshimune S, Yamada K, et al. Correlations between tracer injection sites and lymphatic pathways in the leg: a near-infrared fluorescence Lymphography study. Plast Reconstr Surg. 2019;144:634–42.

[17] Petrova TV, Koh GY. Organ-specific lymphatic vasculature: from development to pathophysiology. J Exp Med. 2018;215:35–49.

[18] Bovay E, Sabine A, Prat-Luri B, et al. Multiple roles of lymphatic vessels in peripheral lymph node development. J Exp Med. 2018;215:2760–77.

[19] Shinaoka AA, Koshimune S, Yamada K, et al. A fresh cadaver study on indocyanine green fluorescence lymphography: a new whole body imaging technique for investigating the superficial lymphatics. Plast Reconstr Surg. 2018;141:1161–4.

[20] Shinaoka A, Koshimune S, Suami H, et al. Lower-limb lymphatic drainage pathways and lymph nodes: a CT lymphangiography cadaver study. Radiology. 2020;294(1):223–9.

[21] Suami H. Anatomical theories of the pathophysiology of cancer-related lymphoedema. Cancers (Basel). 2020;12:1338.

[22] Kinmonth JB. Primary lymphedema: classification and other studies based on oleo-lymphography and clinical features. J Cardiovasc Surg.

1969;10(suppl):65–77.

[23] Maegawa J, Mikami T, Yamamoto Y, et al. Types of lymphoscintigraphy and indications for lymphaticovenous anastomosis. Microsurgery. 2010;30:437–42.

[24] Mascagni P. Vasorum Lymphaticorum Corporis Humani Historia et Ichonographia. P. Carli: Sienne;1787.

[25] Kubik S. The role of the lateral upper arm bundle and the lymphatic watersheds in the formation of collateral pathways in lymphedema. Acta Biol Acad Sci Hung. 1980;31:191–200.

[26] Leduc A, Caplan I, Leduc O. Lymphatic drainage of the upper limb. Substitution lymphatic pathways. Eur J Lymphol. 1993;4:11–8.

[27] Naoum GE, Roberts S, Brunelle CL, et al. Quantifying the impact of axillary surgery and nodal irradiation on breast cancer-related lymphedema and local tumor control: long-term results from a prospective screening trial [published online ahead of print, 2020 Jul 30]. J Clin Oncol. 2020:JCO2000459.

[28] Suami H, Heydon-White A, Mackie H, Czerniec S, Koelmeyer L, Boyages J. A new indocyanine green fluorescence lymphography protocol for identification of the lymphatic drainage pathway for patients with breast cancer-related lymphoedema. BMC Cancer. 2019;19(1):985.

[29] Suami H, Koelmeyer L, Mackie H, Boyages J. Patterns of lymphatic drainage after axillary node dissection impact arm lymphoedema severity: a review of animal and clinical imaging studies. Surg Oncol. 2018;27:743–50.

第3章　淋巴水肿的病理生理学与分子研究
Pathophysiology and Molecular Research in Lymphedema

Elizabeth Kiwanuka　Babak Mehrara　著
张明逸　译　　张福先　吴勇金　校

淋巴水肿是一种进展性疾病，以异常淋巴回流引起组织液和纤维脂肪组织沉积为主要特征[1]。淋巴系统作为一种管状网络连接人体各个淋巴器官，并在免疫监视、炎症细胞清除、饮食脂肪吸收、胆固醇代谢和止血等发挥重要作用[2]。淋巴管起始于盲端毛细淋巴管并与静脉循环平行走行。在组织中，太大而无法进入静脉系统的蛋白质和免疫细胞被毛细淋巴管吸收进而排空到更大的淋巴管中[3]。淋巴管有瓣膜，内衬平滑肌细胞，促淋巴液经胸导管至颈内静脉单向流动[4]。

淋巴水肿包括原发性淋巴水肿和继发性淋巴水肿。原发性淋巴水肿出现在婴儿期、儿童期或青春期，由直接或间接调节淋巴分化和功能的基因突变引起[5]。原发性淋巴水肿也可在35岁以后出现，称为迟发性淋巴水肿，[2,6]相对较为少见。继发性淋巴水肿是最常见的淋巴水肿类型，通常是由感染性疾病（丝虫病）、外伤、肿瘤手术或肥胖症等对淋巴系统直接或间接损伤而引起[2,7,8]。原发性和继发性淋巴水肿具有相似的病理特征，包括慢性肿胀、炎症、脂肪沉积和纤维化；然而，疾病进展的速度、淋巴水肿的严重程度和对治疗的反应等方面存在很大差异。

一、淋巴水肿的病因与分期

原发性淋巴水肿通常根据患者就诊时的年龄进行分类。2岁以前为先天性淋巴水肿，青春期为早发性淋巴水肿，35岁及以后为迟发性淋巴水肿。

原发性淋巴水肿的表型因不同的发病年龄、解剖位置、遗传模式和潜在的遗传病因而有所不同[9]。

先天性淋巴水肿占所有原发性淋巴水肿患者的10%～25%，最常见于女性下肢。最常见的先天性原发性淋巴水肿是Milroy病，占所有淋巴水肿的2%[9]。患有这种疾病的患者通常表现为双下肢淋巴水肿，在某些情况下，还伴有鞘膜积液。Milroy病是一种家族性、性别相关的疾病，这是由FLT4突变引起的，从而使编码血管内皮细胞生长因子受体3（vascular endothelial growth factor receptor-3，VEGFR-3）的基因失活[9]。VEGFR-3信号对于淋巴内皮细胞的发育、增殖、分化和迁移是必需的。因此，Milroy病患者的淋巴管发育不良。另一个常见的由基因引起的淋巴水肿是淋巴水肿-双行睫综合征。这是由FOXC2基因的常染色体显性突变引起。这些患者通常表现为下肢淋巴水肿和多余的一排睫毛即双行睫[10]。

最常见的散发性原发性淋巴水肿是早发性淋巴水肿，也称为Meige病。早发性淋巴水肿患者以女性多见，男女比例为1:4，常常在青春期出现症状，因此提示我们雌性激素在淋巴水肿的病程发展中发挥了重要作用[11,12]。虽然早发性淋巴水肿患者淋巴系统的病理变化差异很大，但大多数患者主要表现为毛细淋巴管减少，以及淋巴管发育不全。

继发性淋巴水肿通常是由于直接或间接的淋巴系统损伤所致。全世界继发性淋巴水肿最常见的原因是由丝虫感染引起淋巴丝虫病。蚊子通常传播丝虫，丝虫的幼虫通过阻塞淋巴管对淋巴系统造成损伤。此外，炎症反应导致疾病进展，最终引起肢体严重肿胀。丝虫病的治疗主要是抗寄生虫药物治疗，但丝虫病引起的严重淋巴水肿通常需要手术治疗[13]。

　　在西方国家，大多数患者在肿瘤治疗过程中因医源性淋巴系统损伤而出现继发性淋巴水肿。具有较高患病率的乳腺癌患者最为常见发生继发性淋巴水肿。由于诊断和随访时间的差异，乳腺癌患者腋窝淋巴结清扫术后淋巴水肿发生率差异很大（15%～50%）[14-16]。然而值得注意的是，即使是像前哨淋巴结活检这样的淋巴系统轻微破坏，也会导致 5%～7% 的患者出现淋巴水肿[17-19]。淋巴水肿也不限于乳腺癌患者，也会发生在妇科 / 泌尿系统肿瘤、黑色素瘤、肉瘤和盆腔肿瘤治疗后[8, 20, 21]。平均而言，与乳腺癌相关的淋巴水肿通常会在手术后 8 个月出现，并且近 80% 患者在淋巴结清扫术后的前 3 年内发生这种疾病[22]。相比之下，下肢淋巴水肿往往发展得更快，通常在手术后 3～4 个月出现[23]。

　　淋巴水肿的进展是持续变化的。早期患者可能会注意到患肢肿胀或感觉肢体发沉，然后进展为凹陷性水肿。随着病情的发展，皮肤变得干燥紧实，因皮肤纤维化和脂肪沉积而使得凹陷水肿减轻。皮肤变得更厚并进展为角化过度、棘层肥厚、苔藓样变和疣（图 3-1）。在严重情况下，患者会出现皮肤裂隙、淋巴漏和反复感染[24]。

　　目前针对淋巴水肿的严重程度有多种分类系统。最常用的是国际淋巴学会（International Society of Lymphology，ISL）分期系统。ISL 0 期是一个亚临床期，尽管淋巴管运输受损，但受影响的肢体没有出现肿胀。大多数患者没有症状，但有些患者可能会主诉肢体发沉感或轻度疼痛和紧绷感。ISL Ⅰ期是轻度淋巴水肿伴组织液淤滞，加压压缩水肿可消退。皮肤通常是柔软的，真皮没有纤维化，存在凹陷性水肿。这个阶段水

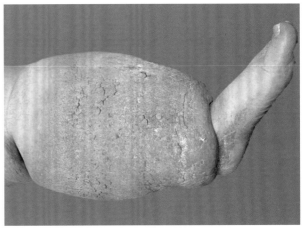

▲ 图 3-1　国际淋巴学会（ISL）Ⅲ期下肢淋巴水肿患者的皮肤变化表现为角化过度、棘层肥厚、苔藓样变和疣

肿表现为可逆性，通过额外加压或肢体抬高，水肿可 24h 内消退。ISL Ⅱ期是中度淋巴水肿，以真皮纤维化的发展为特征。在Ⅱ期，水肿不会随着抬高或压迫而消退。早期，可凹性存在且抬高患肢后无法消退；后期，出现组织纤维化，可凹性可能存在，也可能不存在。ISL Ⅲ期是严重的永久性淋巴水肿，淋巴液淤滞，象皮肿，即肢体肿胀和营养性皮肤变化，如脂肪沉积、棘层肥厚和疣[25]。

　　尽管保守治疗在预防淋巴水肿的疗效或时机存在一些争论。但早期诊断和积极的物理治疗如加压治疗对大多数患者都有帮助，应尽快开始[26, 27]。

二、淋巴水肿的病理生理学

　　过去认为淋巴水肿是由于淋巴系统受到破坏后，病变区域淋巴管无法再生或侧支通路无法形成所致。这一假设得到了体内研究的支持。例如，血管内皮生长因子（vascular endothelial growth factor，VEGF），通过促进淋巴管再生而缓解淋巴水肿[28]。然而，最近的研究表明，淋巴水肿是一种进展性的疾病，它涉及全身淋巴管，而不单纯是局部淋巴结清扫部位的孤立损伤。继发性淋巴水肿的病理生理学改变是较为复杂的，它影响不同的组织部位，表现为慢性炎症，纤维化，抑制侧支淋巴管形成，脂肪组织沉积[29, 30]。

三、慢性炎症与纤维化

纤维化的特点是细胞外基质过度沉积，最终导致组织器官功能障碍。在慢性淋巴水肿发展过程中，淋巴管随着平滑肌细胞的增殖、瓣膜功能障碍和胶原蛋白沉积而逐渐纤维化，最终导致淋巴管管腔丢失[30-33]。真皮层毛细淋巴管也会渗漏并包裹在纤维组织中，导致管腔扩张并形成"淋巴湖"。这些变化是导致皮肤组织液回流和吲哚菁绿淋巴造影异常变化的原因[30, 34]。在乳头状和网状真皮，以及皮下脂肪中，Ⅰ型和Ⅲ型胶原蛋白沉积的增加也进一步印证了在皮肤和脂肪组织中大量纤维化的发生（图 3-2）[35, 36]。

最近的研究强调了炎症细胞在纤维化发病机制中的重要作用[36-39]。临床和实验性淋巴水肿模型已经确定 CD4+ 细胞是慢性淋巴水肿组织中的主要炎症细胞类型[40]。CD4+ 细胞可分为辅助性 T 细胞、自然杀伤细胞和调节性 T 细胞；辅助性 T 细胞可以进一步细分为许多其他亚型，包括 1 型辅助性 T 细胞（helper T cell 1，Th1）、Th17 和 Th2 细胞。Th1 和 Th17 细胞可通过产生细胞因子如 γ 干扰素抵御细菌病原体，而 Th2 在对寄生虫感染的反应中起着重要作用。体外和体内研究表明 Th2 细胞在调节淋巴功能障碍的纤维化反应中起着核心作用[39]。Th2 缺陷型转基因小鼠不会出现淋巴水肿和纤维化。此外，抑制 Th2 分化而非 Th1 或 Th17 可有效预防淋巴水肿的发生和发展[39, 41]。

众所周知 TGF-β1 具有促纤维化作用，在小鼠和患者的淋巴水肿组织中均检测到 TGF-β1 水平升高[42-44]。TGF-β1 通过刺激胶原蛋白的产生，增加成纤维细胞增殖，并促进成纤维细胞向肌成纤维细胞的转变。抑制 TGF-β1 导致 Th2 细胞迁移减少，随后 Th2 细胞促纤维化细胞因子减少，表明 TGF-β1 可以调节炎症淋巴水肿的反应[44]。最近的

正常	淋巴水肿

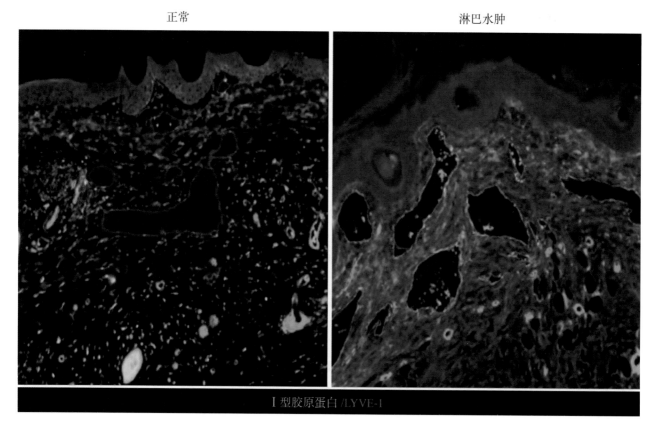

Ⅰ型胶原蛋白 /LYVE-1

▲ 图 3-2 在淋巴水肿小鼠模型中，扩张的淋巴"湖"被困在瘢痕组织（Ⅰ型胶原蛋白）中
LYVE. 淋巴管内皮透明质酸受体

研究表明，毛细淋巴管的硬化可能是通过淋巴内皮细胞中的 TGF-β_1 信号级联反应诱导的[44, 45]。此外，TGF-β_1 还促进皮下组织中肌成纤维细胞和胶原纤维的积累，这被认为会破坏淋巴液的吸收并导致淋巴水肿[46]。

斯坦福大学学者研究表明，在淋巴水肿小鼠模型中，使用酮洛芬［一种非甾体抗炎药（nonsteroidal anti-inflammatory drug，NSAID）］可抑制慢性炎症并降低淋巴水肿的严重程度[47]。基于基础研究的临床试验，测试了酮洛芬对 55 名患有上肢或下肢原发性或继发性淋巴水肿患者的疗效。尽管酮洛芬治疗未能减少多余的肢体体积，但淋巴水肿皮肤的活检标本显示炎症减少和皮肤组织病理学改善。该小组的后续研究表明，酮洛芬对淋巴水肿的益处主要是基于对白三烯 B4 通路的阻断[48]。Ⅱ 期临床试验 Bestatin 是一种优先阻断白三烯 B4 通路的药物，临床研究已完成，期待研究结果后续公布。

最近的几项研究表明，多西环素可能对丝虫病引起的淋巴水肿治疗有效，而这种治疗的疗效可能与多西环素的抗 Th2 作用有关[49, 50]。一项针对 162 名患者的随机临床试验表明，通过为期 6 周的治疗，在 1 年和 2 年的随访中，多西环素而非阿莫西林与淋巴水肿严重程度的显著持续降低有关。接受多西环素治疗的患者有将近一半在 1 年和 2 年时淋巴水肿减轻，而接受阿莫西林或安慰剂治疗的对照组在 2 年时间点表现出任何淋巴水肿改善分别只有 3.2% 和 5.6%[50]。最近的一项研究表明，在丝虫病小鼠模型中，多西环素治疗改善淋巴水肿主要是与 Th2 炎症反应降低有关[49]。以上研究结果表明，由手术损伤或丝虫病引起的继发性淋巴水肿可能有相似的病理生理学表现。

四、慢性炎症抑制功能性淋巴管再生

浸润淋巴水肿组织的 T 细胞和炎症细胞表达的细胞因子［白细胞介素 -4（interleukin-4，IL-4）、IL-13、γ 干扰素（interferon gamma，IFN-γ）

和转化生长因子（transforming growth factor，TGF）-β］可以直接抑制淋巴管生成并阻止绕过损伤区域的淋巴管道形成[39]。这些细胞因子直接作用于淋巴内皮细胞并减少细胞增殖、分化、迁移和小管形成，而不受 VEGF-C 等淋巴管生成细胞因子的影响[51, 52]。因此，抑制这些炎性细胞因子可能是一种改善侧支淋巴管形成的方法，而不依赖于促淋巴管生长因子传递，如 VEGF-C 或肝细胞生长因子（hepatocyte growth factor，HGF）（图 3-3）。这很重要，因为 VEGF-C 和 HGF 是肿瘤生长的重要调节物，在用于肿瘤患者时需要小心。相反，抑制炎性细胞因子，如 IL-4、IL-13 或 TGF-β 可能是有利的，因为这种方法还可以改善肿瘤免疫反应并降低肿瘤复发或转移的可能性[53]。

五、淋巴水肿中的脂肪沉积

脂肪沉积是淋巴水肿的关键病理特征。淋巴液中含有脂肪酸，它可在体外和体内促进脂肪分化和脂肪堆积[54, 55]。有趣的是，多项研究表明，淋巴管缺陷会增加脂肪沉积和组织变化。例如，具有 Prox-1（prospero homeobox protein 1）基因杂合失活突变的小鼠具有低水平的淋巴功能障碍，导致成年后进行性皮下组织脂肪沉积和肥胖[54]。这可能与患者淋巴水肿肢体中脂肪组织进行性沉积相关。

其他研究表明，淋巴系统和脂肪组织之间的关系是双向的，肥胖可以负向调节淋巴功能[56-58]。事实上，临床研究表明，即使没有淋巴系统损伤，非常肥胖的患者也会出现淋巴水肿[6, 59]。临床研究发现淋巴水肿和肥胖相关，且肥胖是淋巴结清扫术后淋巴水肿发生的重要危险因素[60, 61]。

肥胖小鼠的淋巴管和淋巴水肿具有相似的特征，如渗漏增加、淋巴管泵受损，以及淋巴管外炎性细胞积聚[56, 58, 62]。此外，许多研究表明，炎症反应通过直接调节脂肪组织更新和产生调节脂肪沉积的炎性细胞因子（如白细胞介素 -6）来促进脂肪沉积[63]。有趣的是，肥胖引起的小鼠淋巴管损伤可以通过减轻体重、有氧运动或抗炎治疗来逆转，这表明生活方式的改变或药物治疗可能会

有所帮助（图 3-4）[62, 64, 65]。多项随机临床试验研究表明减肥和抗阻运动是治疗继发性淋巴水肿的有效方法[66, 67]。因此，在手术治疗淋巴水肿之前

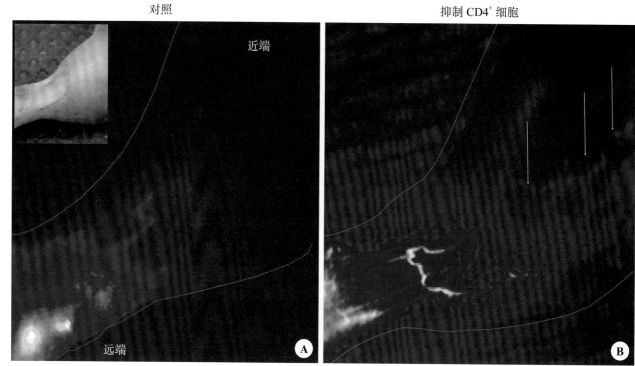

▲ 图 3-3　小鼠模型行腘窝淋巴结清扫后行吲哚菁绿（ICG）淋巴造影
A. 对照显示 ICG 在注射部位汇集，侧支淋巴管很少；B. 抑制 CD4+ 细胞会增加侧支淋巴管形成（白箭）

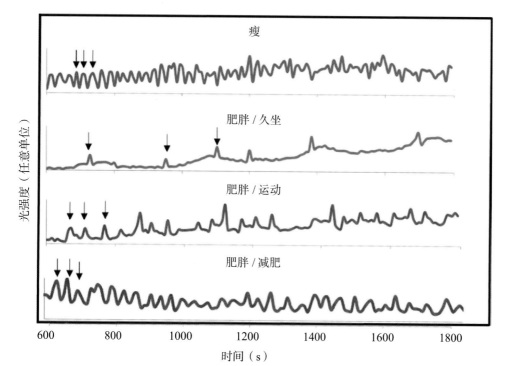

◀ 图 3-4　将瘦小鼠与肥胖 / 久坐小鼠、肥胖 / 运动小鼠、肥胖 / 减肥小鼠，采用吲哚菁绿（ICG）淋巴造影方法进行淋巴泵量化对比

黑箭显示淋巴收集管内对应于淋巴泵光强度的变化。注意到肥胖 / 久坐小鼠的淋巴泵显著减少，而运动和体重减轻后的淋巴泵功能改善

和之后进行运动和减肥方案可能会改善结果。然而，有研究表明对于严重肥胖合并淋巴水肿患者，尽管行胃旁路术后体重减轻，但该患者群体的淋巴功能恢复有限[68]。

结论

淋巴系统在体液稳态中起着至关重要的作用，它的破坏可导致进行性组织液的积聚、纤维化、慢性炎症和脂肪沉积。继发性淋巴水肿的发病机制比简单的淋巴管损伤更为复杂，而疾病进展是由多种细胞和分子机制共同驱动的。目前关于淋巴水肿病理生理学的大部分知识都来自动物模型，数据显示 CD4+ 细胞对淋巴水肿组织的浸润和 Th2 谱系的分化在这一过程中起着关键作用。

参考文献

[1] Hespe GE, Nitti MD, Mehrara BJ. Pathophysiology of lymphedema. In: Lymphedema. Springer International Publishing; 2015. p. 9–18.

[2] Rockson SG. Lymphedema. Am J Med. 2001;110:288–95.

[3] Suami H, Scaglioni MF. Anatomy of the lymphatic system and the lymphosome concept with reference to lymphedema. Semin Plast Surg. 2018;32:5–11.

[4] Szuba A, Rockson SG. Lymphedema: anatomy, physiology and pathogenesis. Vasc Med. 1997;2:321–6.

[5] Szuba A, Cooke JP, Yousuf S, Rockson SG. Decongestive lymphatic therapy for patients with cancer-related or primary lymphedema. Am J Med. 2000;109:296–300.

[6] Greene AK, Maclellan RA. Obesity-induced upper extremity lymphedema. Plast Reconstr Surg Glob Open. 2013;1:e59.

[7] Kim D-I. Cause and treatment of lymphedema. J Korean Med Assoc. 2004;47:966.

[8] Cormier JN, Askew RL, Mungovan KS, Xing Y, Ross MI, Armer JM. Lymphedema beyond breast cancer. Cancer. 2010;116:5138–49.

[9] Irrthum A, Karkkainen MJ, Devriendt K, Alitalo K, Vikkula M. Congenital hereditary lymphedema caused by a mutation that inactivates VEGFR3 tyrosine kinase. Am J Hum Genet. 2000;67:295–301.

[10] Fang J, Dagenais SL, Erickson RP, Arlt MF, Glynn MW, Gorski JL, Seaver LH, Glover TW. Mutations in FOXC2 (MFH-1), a forkhead family transcription factor, are responsible for the hereditary lymphedema-distichiasis syndrome. Am J Hum Genet. 2000;67:1382–8.

[11] Fontaine C, Morfoisse F, Tatin F, Zamora A, Zahreddine R, Henrion D, Arnal JF, Lenfant F, Garmy-Susini B. The impact of estrogen receptor in arterial and lymphatic vascular diseases. Int J Mol Sci. 2020;21(9):3244.

[12] Choi I, Lee S, Hong YK. The new era of the lymphatic system: no longer secondary to the blood vascular system. Cold Spring Harb Perspect Med. 2012;2:a006445.

[13] Babu S, Nutman TB. Immunopathogenesis of lymphatic filarial disease. Semin Immunopathol. 2012;34:847–61.

[14] Sakorafas GH, Peros G, Cataliotti L, Vlastos G. Lymphedema following axillary lymph node dissection for breast cancer. Surg Oncol. 2006;15:153–65.

[15] Starritt EC, Joseph D, McKinnon JG, Lo SK, de Wilt JHW, Thompson JF. Lymphedema after complete axillary node dissection for melanoma. Ann Surg. 2004;240:866–74.

[16] Treves N. An evaluation of the etiological factors of lymphedema following radical mastectomy. An analysis of 1,007 cases. Cancer. 1957;10:444–59.

[17] Ahmed RL, Schmitz KH, Prizment AE, Folsom AR. Risk factors for lymphedema in breast cancer survivors, the Iowa Women's Health Study. Breast Cancer Res Treat. 2011;130:981–91.

[18] Armer J, Fu MR, Williams DA, Wipke-Tevis DD, Porock D, Wainstock JM, Zagar E, Jacobs L. Lymphedema following breast cancer treatment, including sentinel lymph node biopsy. Rehabilitation Oncol. 2003;21:21.

[19] McLaughlin SA, Wright MJ, Morris KT, Giron GL, Sampson MR, Brockway JP, Hurley KE, Riedel ER, Van Zee KJ. Prevalence of lymphedema in women with breast cancer 5 years after sentinel lymph node biopsy or axillary dissection: objective measurements. J Clin Oncol. 2008;26:5213–9.

[20] Todo Y, Yamamoto R, Minobe S, Suzuki Y, Takeshi U, Nakatani M, Aoyagi Y, Ohba Y, Okamoto K, Kato H. Risk factors for postoperative lower-extremity lymphedema in endometrial cancer survivors who had treatment including lymphadenectomy. Gynecol Oncol. 2010;119:60–4.

[21] Gould N, Kamelle S, Tillmanns T, Scribner D, Gold M, Walker J, Mannel R. Predictors of complications after inguinal lymphadenectomy. Gynecol Oncol. 2001;82:329–32.

[22] Petrek JA, Heelan MC. Incidence of breast carcinoma-related lymphedema. Cancer. 1998;83:2776–81.

[23] Dessources K, Aviki E, Leitao MM Jr. Lower extremity lymphedema in patients with gynecologic malignancies. Int J Gynecol Cancer. 2020;30:252–60.

[24] Burian EA, Karlsmark T, Franks PJ, Keeley V, Quéré I, Moffatt CJ. Cellulitis in chronic oedema of the lower leg: an international cross-sectional study. Br J Dermatol. 2021;185(1):110–8.

[25] Kim G, Smith MP, Donohoe KJ, Johnson AR, Singhal D, Tsai LL. MRI staging of upper extremity secondary lymphedema: correlation with clinical measurements. Eur Radiol. 2020;30:4686–94.

[26] Uzkeser H, Karatay S, Erdemci B, Koc M, Senel K. Efficacy of manual lymphatic drainage and intermittent pneumatic compression pump use in the treatment of lymphedema after mastectomy: a randomized controlled trial. Breast Cancer. 2013;22:300–7.

[27] Brayton KM, Hirsch AT, O'Brien PJ, Cheville A, Karaca-Mandic P, Rockson SG. Lymphedema prevalence and treatment benefits in cancer: impact of a therapeutic intervention on health outcomes and costs. PLoS One. 2014;9:e114597.

[28] Visuri MT, Honkonen KM, Hartiala P, Tervala TV, Halonen PJ, Junkkari H, Knuutinen N, Yl?Herttuala S, Alitalo KK, Saarikko AM. VEGF-C and VEGF-C156S in the pro-lymphangiogenic growth factor therapy of lymphedema: a large animal study. Angiogenesis. 2015;18:313–26.

[29] Li CY, Kataru RP, Mehrara BJ. Histopathologic features of lymphedema: a molecular review. Int J Mol Sci. 2020;21(7):2546.

[30] Mihara M, Hara H, Hayashi Y, Narushima M, Yamamoto T, Todokoro

T, Iida T, Sawamoto N, Araki J, Kikuchi K, Murai N, Okitsu T, Kisu I, Koshima I. Pathological steps of cancer-related lymphedema: histological changes in the collecting lymphatic vessels after lymphadenectomy. PLoS One. 2012;7:e41126.

[31] Scallan JP, Zawieja SD, Castorena-Gonzalez JA, Davis MJ. Lymphatic pumping: mechanics, mechanisms and malfunction. J Physiol. 2016;594:5749–68.

[32] Koshima I, Kawada S, Moriguchi T, Kajiwara Y. Ultrastructural observations of lymphatic vessels in lymphedema in human extremities. Plast Reconstr Surg. 1996;97:397–405.; discussion 406–397.

[33] Ogata F, Fujiu K, Matsumoto S, Nakayama Y, Shibata M, Oike Y, Koshima I, Watabe T, Nagai R, Manabe I. Excess lymphangiogenesis cooperatively induced by macrophages and CD4+ T cells drives the pathogenesis of lymphedema. J Investig Dermatol. 2016;136:706–14.

[34] Tashiro K, Feng J, Wu SH, Mashiko T, Kanayama K, Narushima M, Uda H, Miyamoto S, Koshima I, Yoshimura K. Pathological changes of adipose tissue in secondary lymphoedema. Br J Dermatol. 2017;177:158–67.

[35] Rutkowski JM, Markhus CE, Gyenge CC, Alitalo K, Wiig H, Swartz MA. Dermal collagen and lipid deposition correlate with tissue swelling and hydraulic conductivity in murine primary lymphedema. Am J Pathol. 2010;176:1122–9.

[36] Zampell JC, Yan A, Elhadad S, Avraham T, Weitman E, Mehrara BJ. CD4+ cells regulate fibrosis and lymphangiogenesis in response to lymphatic fluid stasis. PLoS One. 2012;7:e49940.

[37] Ly CL, Nores GDG, Kataru RP, Mehrara BJ. T helper 2 differentiation is necessary for development of lymphedema. Transl Res. 2019;206:57–70.

[38] Kataru RP, Wiser I, Baik JE, Park HJ, Rehal S, Shin JY, Mehrara BJ. Fibrosis and secondary lymphedema: chicken or egg? Transl Res. 2019;209:68–76.

[39] Ly C, Kataru R, Mehrara B. Inflammatory manifestations of lymphedema. Int J Mol Sci. 2017;18:171.

[40] García Nores GD, Ly CL, Cuzzone DA, Kataru RP, Hespe GE, Torrisi JS, Huang JJ, Gardenier JC, Savetsky IL, Nitti MD, Yu JZ, Rehal S, Mehrara BJ. CD4+ T cells are activated in regional lymph nodes and migrate to skin to initiate lymphedema. Nat Commun. 2018;9(1):1970.

[41] Avraham T, Zampell JC, Yan A, Elhadad S, Weitman ES, Rockson SG, Bromberg J, Mehrara BJ. Th2 differentiation is necessary for soft tissue fibrosis and lymphatic dysfunction resulting from lymphedema. FASEB J. 2012;27:1114–26.

[42] Russell NS, Floot B, van Werkhoven E, Schriemer M, de Jong-Korlaar R, Woerdeman LA, Stewart FA, Scharpfenecker M. Blood and lymphatic microvessel damage in irradiated human skin: the role of TGF-β, endoglin and macrophages. Radiother Oncol. 2015;116:455–61.

[43] Ridner SH, Dietrich MS, Sonis ST, Murphy B. Biomarkers associated with lymphedema and fibrosis in patients with cancer of the head and neck. Lymphat Res Biol. 2018;16:516–24.

[44] Avraham T, Daluvoy S, Zampell J, Yan A, Haviv YS, Rockson SG, Mehrara BJ. Blockade of transforming growth factor-β1 accelerates lymphatic regeneration during wound repair. Am J Pathol. 2010;177:3202–14.

[45] Yoon SH, Kim KY, Wang Z, Park JH, Bae SM, Kim SY, Song HY, Jeon JY. EW-7197, a transforming growth factor-beta type I receptor kinase inhibitor, ameliorates acquired lymphedema in a mouse tail model. Lymphat Res Biol. 2020;18:433–8.

[46] Sano M, Hirakawa S, Suzuki M, Sakabe JI, Ogawa M, Yamamoto S, Hiraide T, Sasaki T, Yamamoto N, Inuzuka K, Tanaka H, Saito T, Sugisawa R, Katahashi K, Yata T, Kayama T, Urano T, Tokura Y, Sato K, Setou M, Takeuchi H, Konno H, Unno N. Potential role of transforming growth factor-beta 1/Smad signaling in secondary lymphedema after cancer surgery. Cancer Sci. 2020;111: 2620–34.

[47] Nakamura K, Radhakrishnan K, Wong YM, Rockson SG. Anti-inflammatory pharmacotherapy with ketoprofen ameliorates experimental lymphatic vascular insufficiency in mice. PLoS One. 2009;4:e8380.

[48] Tian W, Rockson SG, Jiang X, Kim J, Begaye A, Shuffle EM, Tu AB, Cribb M, Nepiyushchikh Z, Feroze AH, Zamanian RT, Dhillon GS, Voelkel NF, Peters-Golden M, Kitajewski J, Dixon JB, Nicolls MR. Leukotriene B4 antagonism ameliorates experimental lymphedema. Sci Transl Med. 2017;9(389):eaal3920.

[49] Furlong-Silva J, Cross SD, Marriott AE, Pionnier N, Archer J, Steven A, Schulte-Merker S, Mack M, Hong YK, Taylor MJ, Turner JD. Tetracyclines improve experimental lymphatic filariasis pathology by disrupting interleukin-4 receptor-mediated lymphangiogenesis. J Clin Invest. 2021;131(5):e140853.

[50] Mand S, Debrah AY, Klarmann U, Batsa L, Marfo-Debrekyei Y, Kwarteng A, Specht S, Belda-Domene A, Fimmers R, Taylor M, Adjei O, Hoerauf A. Doxycycline improves filarial lymphedema independent of active filarial infection: a randomized controlled trial. Clin Infect Dis. 2012;55:621–30.

[51] Oka M, Iwata C, Suzuki HI, Kiyono K, Morishita Y, Watabe T, Komuro A, Kano MR, Miyazono K. Inhibition of endogenous TGF-{beta} signaling enhances lymphangiogenesis. Blood. 2008;111(9):4571–9.

[52] Savetsky IL, Ghanta S, Gardenier JC, Torrisi JS, Garcia Nores GD, Hespe GE, Nitti MD, Kataru RP, Mehrara BJ. Th2 cytokines inhibit lymphangiogenesis. PLoS One. 2015;10:e0126908.

[53] Shiao SL, Ganesan AP, Rugo HS, Coussens LM. Immune microenvironments in solid tumors: new targets for therapy. Genes Dev. 2011;25:2559–72.

[54] Harvey NL, Srinivasan RS, Dillard ME, Johnson NC, Witte MH, Boyd K, Sleeman MW, Oliver G. Lymphatic vascular defects promoted by Prox1 haploinsufficiency cause adult-onset obesity. Nat Genet. 2005;37:1072–81.

[55] Escobedo N, Proulx ST, Karaman S, Dillard ME, Johnson N, Detmar M, Oliver G. Restoration of lymphatic function rescues obesity in Prox1–haploinsufficient mice. JCI Insight. 2016;1(2):e85096.

[56] Garcia Nores GD, Cuzzone DA, Albano NJ, Hespe GE, Kataru RP, Torrisi JS, Gardenier JC, Savetsky IL, Aschen SZ, Nitti MD, Mehrara BJ. Obesity but not high-fat diet impairs lymphatic function. Int J Obes. 2016;40:1582–90.

[57] Kataru RP, Park HJ, Baik JE, Li C, Shin J, Mehrara BJ. Regulation of lymphatic function in obesity. Front Physiol. 2020;11:459.

[58] Weitman ES, Aschen SZ, Farias-Eisner G, Albano N, Cuzzone DA, Ghanta S, Zampell JC, Thorek D, Mehrara BJ. Obesity impairs lymphatic fluid transport and dendritic cell migration to lymph nodes. PLoS One. 2013;8:e70703.

[59] Mehrara BJ, Greene AK. Lymphedema and obesity: is there a link? Plast Reconstr Surg. 2014;134:154e–60e.

[60] Helyer LK, Varnic M, Le LW, Leong W, McCready D. Obesity is a risk factor for developing postoperative lymphedema in breast cancer patients. Breast J. 2010;16:48–54.

[61] Norman SA, Localio AR, Kallan MJ, Weber AL, Torpey HA, Potashnik SL, Miller LT, Fox KR, DeMichele A, Solin LJ. Risk factors for lymphedema after breast cancer treatment. Cancer Epidemiol Biomark Prev. 2010;19:2734–46.

[62] Torrisi JS, Hespe GE, Cuzzone DA, Savetsky IL, Nitti MD, Gardenier JC, García Nores GD, Jowhar D, Kataru RP, Mehrara BJ. Inhibition of inflammation and iNOS improves lymphatic function in obesity. Sci Rep. 2016;6:19817.

[63] Cuzzone DA, Weitman ES, Albano NJ, Ghanta S, Savetsky IL, Gardenier JC, Joseph WJ, Torrisi JS, Bromberg JF, Olszewski WL, Rockson SG, Mehrara BJ. IL-6 regulates adipose deposition and homeostasis in lymphedema. Am J Phys Heart Circ Phys. 2014;306:H1426–34.

[64] Hespe GE, Kataru RP, Savetsky IL, Garcia Nores GD, Torrisi JS, Nitti

MD, Gardenier JC, Zhou J, Yu JZ, Jones LW, Mehrara BJ. Exercise training improves obesity-related lymphatic dysfunction. J Physiol. 2016;594:4267–82.

[65] Nitti MD, Hespe GE, Kataru RP, Garcia Nores GD, Savetsky IL, Torrisi JS, Gardenier JC, Dannenberg AJ, Mehrara BJ. Obesity-induced lymphatic dysfunction is reversible with weight loss. J Physiol. 2016;594:7073–87.

[66] Shaw C, Mortimer P, Judd PA. A randomized controlled trial of weight reduction as a treatment for breast cancer-related lymphedema. Cancer. 2007;110:1868–74.

[67] Kwan ML, Cohn JC, Armer JM, Stewart BR, Cormier JN. Exercise in patients with lymphedema: a systematic review of the contemporary literature. J Cancer Surviv. 2011;5:320–36.

[68] Greene AK, Grant FD, Maclellan RA. Obesity-induced lymphedema nonreversible following massive weight loss. Plast Reconstr Surg Glob Open. 2015;3:e426.

第4章 淋巴水肿前瞻性预测与降低风险策略
Lymphedema Prospective Surveillance and Risk Reduction

Nicole L. Stout　Jane M. Armer　著

张明逸　译　　张福先　吴勇金　校

因淋巴系统损伤而出现淋巴水肿。在发达国家，通常是肿瘤治疗的结果，包括手术切除与疾病分期和预后相关的淋巴结，或者对病变淋巴结放射治疗所致[1, 2]。而在亚热带地区的发展中国家，对淋巴系统最常见的损害是由蚊子作为传播媒介的斑氏吴策线虫，它侵入皮下淋巴管，生长并阻塞淋巴管内液体流动，引起局部肿胀[3]。本章我们将重点关注前者（又称继发性淋巴水肿）的风险评估和监测。

当淋巴系统的完整性被破坏时，组织液中的淋巴液大量聚集，导致组织纤维化和淋巴水肿发生。虽然这种风险在接受常见肿瘤治疗的患者中普遍存在，但并非所有有风险的患者都会发生淋巴水肿[1]。目前早期乳腺癌仅进行前哨淋巴结活检手术淋巴水肿发病率为2%～6%。而在那些下肢黑色素瘤、胃肠道、妇科和头颈癌等疾病中，由于更广泛的手术范围和淋巴结清扫范围，淋巴水肿发生率通常＞60%[4-8]。在试图确定谁最有可能患上淋巴水肿，以及是否可以降低这种风险时，这给医疗保健提供者带来了一些难题。

本章的目的是：①概述与淋巴水肿发生相关的危险因素证据；②提供基于证据的降低淋巴水肿风险的策略意见；③分享前瞻性预测模型，以期能够及早发现和治疗淋巴水肿。

一、淋巴水肿相关危险因素

过去20年陆续有相关研究概述了肿瘤治疗与淋巴水肿风险之间的关系。此外，这些研究还强调了可能影响危险因素的个人层面行为和活动。通常在评估淋巴水肿风险时需要考虑两类因素，包括不可改变和可改变的危险因素。

一些肿瘤治疗非常有效，可使超过70%的个体在诊断后5年达到无病状态[9]。由于这些治疗被认为是肿瘤治疗的必要组成部分，因此成为淋巴水肿发生的危险因素。其他因素如遗传易感性和优势手也被认为是无法改变的[10]。肿瘤手术和治疗可以全面解决局部和全身性疾病。肿瘤患者可能会经历多种治疗方式，这些治疗会对他们的淋巴系统产生负面影响，从而使得淋巴水肿发生概率增加。

可改变的危险因素是受个人控制的行为和活动，它包括身体活动水平、体重，以及参与可能对身体造成创伤或伤害的活动。表4-1概述了与发生淋巴水肿相关的可改变和不可改变的危险因素证据。

二、降低危险因素

对于潜在的存在危险因素的特定人群，有机会通过改变危险因素来降低淋巴水肿发生的可能性。针对所有接受淋巴系统破坏的肿瘤治疗患者，建议采取降低危险因素教育[4, 25]。表4-2确定了降低危险因素相关实践的当前证据。

虽然肿瘤治疗中不可改变的危险因素不会受到行为改变的影响，但它们的存在是可以量化的，

表 4–1　淋巴水肿可改变和不可改变的危险因素

身体部位	可改变的危险因素	不可改变的危险因素
上肢和上象限淋巴水肿	• BMI>30kg/m² [11, 12] • 蜂窝织炎感染 [12] • 低水平肢体体积进展 >5% [12]	• 腋窝淋巴结清扫范围 [11, 13] • 放射治疗量 [11, 14] • 以紫杉烷为基础的化学药物治疗 [11]
下肢、生殖器和下象限淋巴水肿	• BMI>35kg/m² [6] • 肿瘤治疗时较为年轻 [15] • 术后淋巴囊肿 [16] • 肿瘤诊断前体力活动水平低 [17] • 存在外周血管疾病 [8]	• 手术切除的淋巴结数量 [7, 8, 16] • 手术方法 [18, 19] • 术后放射治疗 [18] • 疾病阶段 [20] • 手术淋巴结清扫数 [20]
头颈部淋巴水肿	• 高身体质量指数 BMI [21] • 术后和进行性组织纤维化 [22] • 炎症生物标志物（IL-6、IL-1β、TNF-α、TNF-β₁、MMP-9）[23]	• 放射治疗 [21, 24] • 手术切除的淋巴结数量 [21] • 双侧颈部手术 [21] • 化学药物治疗 [21] • 更高的疾病分期 [21] • 肿瘤位置 [24] • 自治疗完成以来的时间 [24] • 更多的治疗方式 [24]

IL. 白细胞介素；TNF. 肿瘤坏死因子；MMP. 基质金属蛋白酶；BMI. 身体质量指数

表 4–2　降低继发性淋巴水肿风险的证据基础

降低风险建议
• 保持健康的体重和身体质量指数（body mass index, BMI）<25kg/m² [26]
• 降低皮肤感染的风险 [26, 27]
• 减少四肢的炎症发作 [26]
• 尽可能减少淋巴结清扫范围 [28, 29]
• 考虑腋窝反向淋巴制图辅助外科手术 [28, 29]
• 关于淋巴水肿风险、症状和体征，以及针对症状的早期行动的健康科普宣教 [30]
• 在肿瘤治疗前对患者进行风险分层，并根据风险水平制订随访监测频率 [31]
• 加强前瞻性监测以早期识别和诊治肿胀 [28, 29, 31]
• 早期肿胀时使用的压力衣或弹力袜 [32, 33]

不确定的证据 [27]
• 同侧肢体抽血
• 淋巴结去除后的肢体行注射治疗
• 血压
• 航空旅行

并且可以根据它们的严重程度来预测风险。这为风险预测分层提供了机会 [34]。通过描述高风险和低风险个体，医疗保健提供者可以建立一套统一的具有可重复性并能够早期识别淋巴水肿发生和组织变化的监测计划。

风险分层和持续监测是促进淋巴水肿早期识别和早期干预的有效机制，可以减缓病情进展。淋巴水肿的病理生理学是一个能够进行风险分层和监测的因素，因为通常在手术、治疗或外伤后不同的时间段内出现不同的症状和体征 [12, 20]。这种情况通常发生缓慢，但会随着时间的推移而逐渐发展，从而可以通过及时监测进行早期发现。

三、淋巴水肿的前瞻性监测

前瞻性监测模型（prospective surveillance model,

PSM）是一种主动的标准化方法，通过规律随访，确定与早期淋巴水肿一致的组织变化[35, 36]。该模型提倡早期干预，以减少淋巴水肿发展为慢性疾病[33, 37, 38]。

前瞻性监测模型依赖于对患者的基线评估，主要是在肿瘤开始治疗之前，系统了解个人行为特点、并发症、组织特性和肢体体积。这些信息结合肿瘤治疗计划可以对风险进行基线分层。当患者经历肿瘤治疗时，会进行反复监测以确定组织中具有临床意义的变化，以及早期淋巴水肿相关的特征或肢体体积变化。这种模式的本质是需要根据患者的临床表现和患者对治疗的反应情况，并就风险和降低风险的建议对患者进行教育。借助前瞻性监测模型，可把风险分层相关结果用于制订护理和治疗计划。

具有较多危险因素患者被定义为"高风险"，应接受更为频繁的淋巴水肿监测。被定义为"低风险"的患者可接受较低频率监测。最好有标准的临床路径管理，必要时转诊给淋巴水肿专家诊治。淋巴水肿专家应贯穿患者专科疾病治疗的始终并做好积极的健康教育，同时做好相应护理治疗。图 4-1 展示了前瞻性监测模型的临床路径。

前瞻性监测模型要求使用有效的测量工具来促进肿胀的早期识别，并建立具有临床意义标准化诊断阈值，如果超过阈值则积极干预。表 4-3 提供了测量和识别早期淋巴水肿的相关证据。

四、实施到实践

整合利用前瞻性监测模型（PSM）和其他方法，针对可能的淋巴水肿早发现、早诊断、早治疗。通过临床实践指南早期识别淋巴水肿是一种较好的方法[28, 45]。此外，新的证据表明，针对淋巴水肿使用列线图和其他预测因素的风险分层模型可实现更精确的前瞻性预测[34]。可以根据患者一般基线情况及并发症进行风险分层，最佳临床实践工作流程将最更好地支持 PSM 的建立。利用电子病历可以开发健康记录功能、评分和综合风险

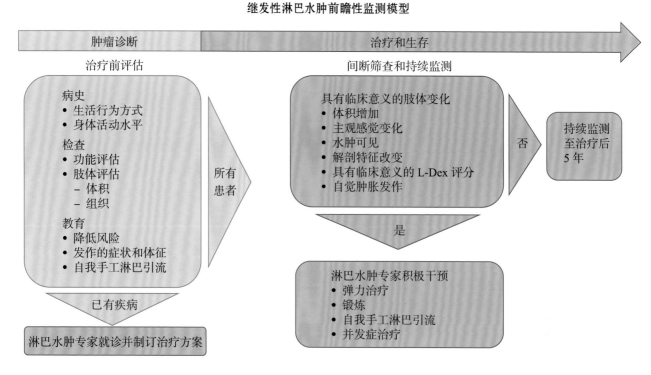

▲ 图 4-1 使用前瞻性监测模型进行淋巴水肿筛查和监测的临床路径

表 4-3　淋巴水肿的早期诊断阈值

方　式	诊断阈值
肢体总容积（perometer）	• 对比术前超过 3% 体积变化[33]
生物电阻抗分析	• 当无法进行术前评估时，L-Dex 评分>7.1 分[39] • L-Dex 评分高于术前基线>10 分[39]
卷尺	• 体积变化>5%[39] • 计算的相对体积变化>5%～10%[40] • 肢体之间体积差异>200ml[39] • 上颈部下颌线下方的周长测量[39, 41]
症状	• 沉重[28] • 麻木[28] • 刺痛 • 肿胀 • 13 项下肢淋巴水肿筛查问卷[42] • 头颈部面部症状[43] • 躯干症状[43]
组织介质常数（tissue dielectric constant，TDC）	• 2～9 个 TDC 单元[41, 44]

评估并指导健康护理。当患者在肿瘤治疗过程中，将肢体周径和体积作为术前监测的一部分，并供后续治疗的进行随访比较。在每次随访时，积极监测随访肢体周径、体积情况，结合患者是否出现淋巴水肿的症状体征，必要时转诊至淋巴水肿专家进行早期干预。

总结

淋巴水肿仍然是肿瘤治疗后的常见并发症。使用肿瘤诊治相关的个性化风险评估量表可以评估发生淋巴水肿的风险。在治疗前建立风险分层，通过术前评估和前瞻性监测选择合适的策略，可以帮助我们对淋巴水肿疾病的早期识别和干预。

参 考 文 献

[1] Grada AA, Phillips TJ. Lymphedema: pathophysiology and clinical manifestations. J Am Acad Dermatol. 2017;77(6):1009–20.

[2] Ridner SH. Pathophysiology of lymphedema. Semin Oncol Nurs. 2013;29(1):4–11.

[3] Pfarr KM, Debrah AY, Specht S, Hoerauf A. Filariasis and lymphoedema. Parasite Immunol. 2009;31(11):664–72.

[4] Shaitelman SF, Cromwell KD, Rasmussen JC, Stout NL, Armer JM, Lasinski BB, et al. Recent progress in the treatment and prevention of cancer-related lymphedema. CA Cancer J Clin. 2015;65(1):55–81.

[5] Anand A, Balasubramanian D, Subramanian N, Murthy S, Limbachiya S, Iyer S, et al. Secondary lymphedema after head and neck cancer therapy: a review. Lymphology. 2018;51(3):109–18.

[6] Mendivil AA, Rettenmaier MA, Abaid LN, Brown JV 3rd, Micha JP, Lopez KL, et al. Lower-extremity lymphedema following management for endometrial and cervical cancer. Surg Oncol. 2016;25(3):200–4.

[7] Ki EY, Park JS, Lee KH, Hur SY. Incidence and risk factors of lower extremity lymphedema after gynecologic surgery in ovarian cancer. Int J Gynecol Cancer. 2016;26(7):1327–32.

[8] Friedman JF, Sunkara B, Jehnsen JS, Durham A, Johnson T, Cohen MS. Risk factors associated with lymphedema after lymph node dissection in melanoma patients. Am J Surg. 2015;210(6):1178–84. discussion 84

[9] Siegel RL, Miller KD, Jemal A. Cancer statistics, 2019. CA Cancer J Clin. 2019;69(1):7–34.

[10] Rockson SG. The genetic predisposition to breast cancer-associated lymphedema. Mary Ann Liebert, Inc; 2019.

[11] Byun HK, Chang JS, Im SH, Kirova YM, Arsene-Henry A, Choi SH, et al. Risk of lymphedema following contemporary treatment for breast cancer: an analysis of 7617 consecutive patients from a multidisciplinary perspective. Ann Surg. 2019;274(1):170–8.

[12] McLaughlin SA, Brunelle CL, Taghian A. Breast cancer-related

lymphedema: risk factors, screening, management, and the impact of locoregional treatment. J Clin Oncol. 2020;38(20):2341–50.

[13] Rupp J, Hadamitzky C, Henkenberens C, Christiansen H, Steinmann D, Bruns F. Frequency and risk factors for arm lymphedema after multimodal breast-conserving treatment of nodal positive breast cancer – a long-term observation. Radiat Oncol. 2019;14(1):39.

[14] Warren LE, Miller CL, Horick N, Skolny MN, Jammallo LS, Sadek BT, et al. The impact of radiation therapy on the risk of lymphedema after treatment for breast cancer: a prospective cohort study. Int J Radiat Oncol Biol Phys. 2014;88(3):565–71.

[15] Carlson JW, Kauderer J, Hutson A, Carter J, Armer J, Lockwood S, et al. GOG 244–The lymphedema and gynecologic cancer (LEG) study: incidence and risk factors in newly diagnosed patients. Gynecol Oncol. 2020;156(2):467–74.

[16] Kuroda K, Yamamoto Y, Yanagisawa M, Kawata A, Akiba N, Suzuki K, et al. Risk factors and a prediction model for lower limb lymphedema following lymphadenectomy in gynecologic cancer: a hospital-based retrospective cohort study. BMC Womens Health. 2017;17(1):50.

[17] Hayes SC, Janda M, Ward LC, Reul-Hirche H, Steele ML, Carter J, et al. Lymphedema following gynecological cancer: results from a prospective, longitudinal cohort study on prevalence, incidence and risk factors. Gynecol Oncol. 2017;146(3):623–9.

[18] Biglia N, Zanfagnin V, Daniele A, Robba E, Bounous VE. Lower body lymphedema in patients with gynecologic cancer. Anticancer Res. 2017;37(8):4005–15.

[19] Todo Y, Yamazaki H, Takeshita S, Ohba Y, Sudo S, Minobe S, et al. Close relationship between removal of circumflex iliac nodes to distal external iliac nodes and postoperative lower-extremity lymphedema in uterine corpus malignant tumors. Gynecol Oncol. 2015;139(1):160–4.

[20] Kunitake T, Kakuma T, Ushijima K. Risk factors for lower limb lymphedema in gynecologic cancer patients after initial treatment. Int J Clin Oncol. 2020;25(5):963–71.

[21] Tribius S, Pazdyka H, Tennstedt P, Busch C-J, Hanken H, Krüll A, et al. Prognostic factors for lymphedema in patients with locally advanced head and neck cancer after combined radio (chemo) therapy-results of a longitudinal study. Oral Oncol. 2020;109:104856.

[22] Deng J, Wulff-Burchfield EM, Murphy BA. Late soft tissue complications of head and neck cancer therapy: lymphedema and fibrosis. J Natl Cancer Inst Monogr. 2019;2019(53):lgz005.

[23] Ridner SH, Dietrich MS, Sonis ST, Murphy B. Biomarkers associated with lymphedema and fibrosis in patients with cancer of the head and neck. Lymphat Res Biol. 2018;16(6):516–24.

[24] Deng J, Ridner SH, Dietrich MS, Wells N, Wallston KA, Sinard RJ, et al. Factors associated with external and internal lymphedema in patients with head-and-neck cancer. Int J Radiat Oncol Biol Phys. 2012;84(3):e319–28.

[25] Wu X, Liu Y, Zhu D, Wang F, Ji J, Yan H. Early prevention of complex decongestive therapy and rehabilitation exercise for prevention of lower extremity lymphedema after operation of gynecologic cancer. Asian J Surg. 2020;44(1):111–5.

[26] Asdourian MS, Skolny MN, Brunelle C, Seward CE, Salama L, Taghian AG. Precautions for breast cancer-related lymphoedema: risk from air travel, ipsilateral arm blood pressure measurements, skin puncture, extreme temperatures, and cellulitis. Lancet Oncol. 2016;17(9):e392–405.

[27] Ferguson CM, Swaroop MN, Horick N, Skolny MN, Miller CL, Jammallo LS, et al. Impact of ipsilateral blood draws, injections, blood pressure measurements, and air travel on the risk of lymphedema for patients treated for breast cancer. J Clin Oncol. 2016;34(7):691–8.

[28] Armer JM, Hulett JM, Bernas M, Ostby P, Stewart BR, Cormier JN.

[29] McLaughlin SA, Stout NL, Schaverien MV. Avoiding the swell: advances in lymphedema prevention, detection, and management. Am Soc Clin Oncol Educ Book. 2020;40:e17–26.

[30] Bland KL, Kosir MA. Improving the quality of life in breast cancer survivors at risk for lymphedema. Surgery. 2019;166(4):686–90.

[31] Gillespie TC, Sayegh HE, Brunelle CL, Daniell KM, Taghian AG. Breast cancer-related lymphedema: risk factors, precautionary measures, and treatments. Gland Surg. 2018;7(4):379–403.

[32] Hnin YK, Ong LX, Tsai CC, Ong SS, Yee SG, Choo BA, et al. Does initial routine use of a compression garment reduce the risk of lower limb lymphedema after gynecological cancer treatment? A randomized pilot study in an Asian institution and review of the literature. Lymphology. 2018;51(4):174–83.

[33] Stout Gergich NL, Pfalzer LA, McGarvey C, Springer B, Gerber LH, Soballe P. Preoperative assessment enables the early diagnosis and successful treatment of lymphedema. Cancer. 2008;112(12):2809–19.

[34] Li F, Lu Q, Jin S, Zhao Q, Qin X, Jin S, et al. A scoring system for predicting the risk of breast cancer-related lymphedema. Int J Nurs Sci. 2020;7(1):21–8.

[35] Stout NL, Binkley JM, Schmitz KH, Andrews K, Hayes SC, Campbell KL, et al. A prospective surveillance model for rehabilitation for women with breast cancer. Cancer. 2012;118(S8):2191–200.

[36] Chance-Hetzler J, Armer J, Van Loo M, Anderson B, Harris R, Ewing R, et al. Prospective lymphedema surveillance in a clinic setting. J Pers Med. 2015;5(3):311–25.

[37] Lai L, Binkley J, Jones V, Kirkpatrick S, Furbish C, Stratford P, et al. Implementing the prospective surveillance model (PSM) of rehabilitation for breast cancer patients with 1–year postoperative follow-up, a prospective, observational study. Ann Surg Oncol. 2016;23(10):3379–84.

[38] Rafn BS, Hung S, Hoens AM, McNeely ML, Singh CA, Kwan W, et al. Prospective surveillance and targeted physiotherapy for arm morbidity after breast cancer surgery: a pilot randomized controlled trial. Clin Rehabil. 2018;32(6):811–26.

[39] Levenhagen K, Davies C, Perdomo M, Ryans K, Gilchrist L. Diagnosis of upper quadrant lymphedema secondary to cancer: clinical practice guideline from the Oncology Section of the American Physical Therapy Association. Phys Ther. 2017;97(7):729–45.

[40] Ancukiewicz M, Russell TA, Otoole J, Specht M, Singer M, Kelada A, et al. Standardized method for quantification of developing lymphedema in patients treated for breast cancer. Int J Radiat Oncol Biol Phys. 2011;79(5):1436–43.

[41] Purcell A, Nixon J, Fleming J, McCann A, Porceddu S. Measuring head and neck lymphedema: the "ALOHA" trial. Head Neck. 2016;38(1):79–84.

[42] Yost KJ, Cheville AL, Weaver AL, Al Hilli M, Dowdy SC. Development and validation of a self-report lower-extremity lymphedema screening questionnaire in women. Phys Ther. 2013;93(5):694–703.

[43] Doersam JK, Dietrich MS, Adair MA, Rhoten B, Deng J, Ridner SH. A comparison of symptoms among patients with head and neck or truncal lymphedema and normal controls. Lymphat Res Biol. 2019;17(6):661–70.

[44] Mayrovitz HN, Mikulka A, Woody D. Minimum detectable changes associated with tissue dielectric constant measurements as applicable to assessing lymphedema status. Lymphat Res Biol. 2019;17(3):322–8.

[45] Shah C, Vicini FA, Arthur D. Bioimpedance spectroscopy for breast cancer related lymphedema assessment: clinical practice guidelines. Breast J. 2016;22(6):645–50.

Best-practice guidelines in assessment, risk reduction, management, and surveillance for post-breast cancer lymphedema. Curr Breast Cancer Rep. 2013;5(2):134–44.

第 5 章　关键话题：多模式评价淋巴水肿患者
Key Topic: Multimodal Evaluation of the Lymphedema Patient

Mark V. Schaverien　Joseph H. Dayan　著

张福先　吴勇金　译　　赵　辉　校

导致肢体肿胀的原因很多，尽管针对每种情况的发生都有不同的治疗策略，但对于有 1/4 被疑似为淋巴水肿的患者则缺乏相应的评价方式。评价患者肢体淋巴肿胀是一种有难度的挑战，要排除其他原因，包括脂肪水肿、静脉功能不全、肥胖、创伤后水肿、系统性疾病（包括心、肾、肝或风湿病等）、淋巴血管畸形或先天性综合征[1]。因此，有必要建立一种多模态的结构化方法和准确诊断的方式。90% 的伴有淋巴水肿患者可以通过正确的临床病史采集、体格检查[2]，肢体肿胀部位测量，影像学检查来证实淋巴水肿诊断，排除并发症，并能对淋巴水肿进行准确的分期[3-5]。这些信息是为患者提供制订最佳治疗方案的依据[6]。对于急性淋巴水肿患者（特别是延迟就诊）或慢性淋巴水肿急性加重者，必须通过适当的影像学检查排除静脉血栓形成或局部区域癌症复发。

淋巴水肿的诊断方法可分为客观诊断容量或细胞外液的测量，以及主观生理淋巴管功能的测定，包括肢围的测量和相关公式并由此衍生出红外线光电体积测定法（perometer）、生物阻抗谱（bioimpedance spectroscopy，BIS）、淋巴造影、吲哚菁绿荧光淋巴造影、磁共振成像 / 淋巴造影（magnetic resonance imaging/lymphangiography，MRI/MRL）、计算机断层摄影（computed tomography，CT）等[7]（表 5-1）。还包括在临床上已经应用过并被验证有效的治疗淋巴水肿特异性药物患者的结果报告（patient-reported outcome，PRO）和多种评估肢体功能方式来支持淋巴水肿的诊断，同时还应当提供一系列的咨询服务，通过多学科会诊框架进行综合管理，这些管理方式包括专为淋巴水肿制订的物理治疗、心理治疗、放射学、介入放射学、血管外科、心脏病学、内科、肿瘤内外科、骨科、风湿免疫科、营养科治疗等。

目前对疑似淋巴水肿的患者如何进行检查评估还缺乏明确的共识，从而导致在不同外科中心进行的手术治疗不规范和结果也不相同[8, 9]。为此，对疑似肢体淋巴水肿患者，本章提出了一个循证实践的评估方法（表 5-2）。

一、临床病史

继发性淋巴水肿是由于正常发育的淋巴系统损伤引起的，这种情况占据全部成人淋巴水肿病例。有腋窝或腹股沟淋巴结切除术病史，特别是有区域淋巴结放射病史的患者拥有发生淋巴水肿的高风险。美国最常见的上肢淋巴水肿病因是发生于乳腺癌治疗后，而妇科 / 泌尿生殖系统恶性肿瘤是下肢淋巴水肿发生的最常见原因[10]。

患者在患上淋巴水肿及症状出现之前通常会有一段潜伏期，大多数人为 3 年[11]。淋巴水肿通常是一种以进展和自发间歇肿胀为特征的慢性疾病，表现的临床症状被称为淋巴水肿非典型症状。无既往病淋巴外伤史的肥胖患者[12]和严重肥胖患者具有更大风险发生肥胖性淋巴水肿或大面积局部四肢淋巴水肿[13]。非裔美国人患乳腺癌后，

表 5-1 可用于评估患者肢体肿胀的方式	
肢体容量的测定	• 周长测定、卷尺测周长（截锥和肢体淋巴水肿指数）排水量体积描记法、容量 CT
细胞外液测量	• 生物电阻抗频谱（L-Dex 评分）
临床分期	• ISL、Campisi、cheng 淋巴水肿分级、中国台湾淋巴造影分期
生理诊断 / 分期成像	• ICG 淋巴造影（皮肤后影分期 MDACC ICG 淋巴水肿分级）、淋巴闪烁成像（包括运输指数）、MRL
患者结果报告	• LLIS、LYMQOL、ULL-27、LyQLI、FLQA-1、Lymph-ICF-LL、LYMPH-Q
肢体功能评估工具	• DASH/Quick-DASH、LEFS、UEFI、ULDQ
静脉评估系统（如果怀疑深静脉血栓形成、功能不全）	• 双相静脉超声、静脉造影、CT 静脉成像、磁共振静脉成像

CT. 计算机断层摄影；ISL. 国际淋巴学会；ICG. 吲哚菁绿（一种可以肝脏排泄的对比剂）；MDACC. MD 安德森癌症中心；MRL. 磁共振淋巴造影；DVT. 深静脉血栓形成；LLIS. 淋巴水肿生命影响量表；LYMQOL. 淋巴水肿生活质量问卷；ULL-27. 上肢淋巴水肿 27 项评定量表；LyQLI. 淋巴水肿生活质量量表；FLQA-L. 弗莱堡淋巴水肿生活质量评估；Lymph-ICF-LL.下肢淋巴水肿功能、残疾和健康问卷；DASH/QuickDASH. 手臂、肩部和手的残疾问卷；LEFS.下肢功能评分；UEFI.上肢功能评分；ULDQ.上肢功能障碍问卷

相关淋巴水肿发生的风险更高［如乳腺癌相关上肢淋巴水肿（breast cancer-related lymphedema，BCRL）］。对于成人获得性单侧无原因的下肢淋巴水肿，要询问是否有去过流行地区的旅行史。急性淋巴水肿患者群体是癌症复发风险最高的人群之一，尤其是发病延迟，或急性转为慢性恶化患者，对于这类患者，必须要借助超声检查和 CT 或磁共振成像（magnetic resonance imaging，MRI）检查来排除静脉血栓形成和局部癌症复发。

对于出现肢体肿胀、肥胖、脂肪水肿的成年人中要与静脉功能不全进行鉴别诊断，同时患者也会被询问全身性疾病情况，如是否有充血性心力衰竭、肾衰竭、肝功能障碍、风湿病、四肢外伤史。静脉功能不全是造成成年人下肢肿胀的最常见的原因。就老年女性来讲，静脉曲张常会导致很大影响，如静脉扩张、水肿和皮肤营养变化，但此时淋巴功能是正常的。严重的脂肪水肿会造成皮肤褶皱并继发导致淋巴管阻塞引起淋巴水肿。

原发性淋巴水肿是特发性和罕见的，来自淋巴发育的异常所致，通常出现在成年之前，男性最常见在婴儿期，女性为青春期。男女的发病率相似，90% 以上的患者会影响到下肢，可以发生在单侧肢体或双侧肢体[14]。通常情况下，淋巴水肿从下肢远端开始，然后向近端发展。创伤可以加重原发性淋巴水肿的发展与临床表现。一些患者父母有淋巴水肿病史（尽管 90% 的患者没有家族史），但要注意排出先天性综合征（特别是 Turner 或 Noonan 综合征）的存在。在儿科患者群中要鉴别诊断，包括毛细血管 / 静脉 / 淋巴畸形、婴儿血管瘤、卡波西型血管内皮瘤、CLOVES（Congenital Lipomatosis，Overgrowth，Vascular malformations，Epidermal nevi，and Scoliosis/Skeletal/Spinal anomalies）综合征（先天性脂肪瘤病，过度生长，血管畸形，表皮痣，脊柱侧弯 / 骨骼 / 脊柱异常）、Klippel-Trenaunay 综合征和 Parkes Weber 综合征。对于怀疑原发性淋巴水肿患者应被转到专门的遗传诊所进行检查和咨询，对于合并血管畸形的患者应该在专科中心得到治疗。

记录淋巴水肿持续时间的准确病史，严重程度，详细的综合消肿治疗（complete decongestive therapy，CDT）是非常重要的。注意患者发病和实施相应治疗措施之间的时间，这些是患者接受治疗依从性的最重要判断依据。一个患肢有蜂窝织炎史患者，是否需要静脉注射抗生素要依据发做的频率和时间，因为感染发作情况与严重的淋巴水肿病变有关。还要关注压迫或抬高时淋巴水肿的改善情况，查明是否有生理可逆性，以及加重因素和每天的变化和波动情况。

表 5-2　淋巴水肿患者进行循证评估推荐表

病　史	局部淋巴结区域手术 / 放射治疗史、发病时间、持续时间、蜂窝织炎病史及发作次数、治疗史 / 依从性、可逆性、恶化因素、每天的变化情况	
淋巴水肿的症状	肿胀、沉重	
淋巴水肿表现特点	凹陷性水肿、结节症、慢性淋巴水肿的相应皮肤改变	
临床分期	ISL 的分期	
生理诊断 / 分期成像	ICG 淋巴系统造影（真皮回流情况测定、MDACC ICG 淋巴水肿的分期确定）和（或）MRL/MRA	
肢体容积测量	失血测量计或截锥体积的肢体周径测量	
细胞外液容量测量	L-Dex 评分	
患者报告结局评估	LLIS（第 2 版）；LYMQOL 或 ULL-27	
补充调查要求	静脉功能不全临床征象	双相超声检查、静脉造影、CTV 或 MRV
	受体部位正前位评估 VLNT	淋巴显象 /SPECT
	供体部位评估，腹股沟前 / 腋窝 VLNT	淋巴显象 /SPECT

ISL. 国际淋巴学会；ICG. 吲哚菁绿；MRA. 磁共振血管成像；MRL. 磁共振淋巴造影；LLIS. 淋巴水肿生命影响量表；MRV. 磁共振静脉造影；CTV. 计算机断层摄影静脉造影；VLNT. 血管化淋巴结移植；SPECT. 单光子发射计算机断层摄影

二、肢体淋巴水肿的症状

淋巴水肿不管是先天性的还是后天性的，病理生理表现是类似的。症状包括肢体肿胀、躯干肿胀、沉重、紧绷、麻木、敏感、疼痛、痛苦、刺痛（感觉异常）和肢体活动障碍[15]。淋巴水肿患者最常见的临床症状是肿胀，沉重感。患者自述手臂肿胀对诊断淋巴水肿有敏感性[8]，多种症状的发现可以提高诊断的准确性。对于有 3 种症状存在的乳腺癌区段切除的幸存女性，发生淋巴水肿的敏感性为 94%，特异性为 97%[16]。每天患者肢体淋巴肿胀情况与活动后相关变化应该被关注。疼痛不是常见的症状，有明显疼痛主述患者并不是淋巴水肿存在的典型症状，应该及时进一步调查以排除原发疾病复发的可能。

三、体检

通过将检查者的拇指按在相同的位置上 60s 来评估未受影响和受影响的四肢水肿情况，指压水肿程度可以判断水肿波及范围[17]。明显的凹陷表明肢体肥厚，它的存在与淋巴造影素的真皮反射相对应[18]，肢体凹陷水肿程度与 L-Dex 评分相关，当肢体体积差异（limb volume difference，LVD）过量，可能是相关的纤维化导致的晚期淋巴水肿所致[4]。出现明显的凹陷性水肿患者应及时进行包括 CDT 在内的淋巴水肿治疗，凹陷性水肿的显著性可以判断是否适合进行生理矫正的外科手术，患者有轻度或无凹陷及显著的脂肪软组织过剩者可以进行减容术。组织的纤维化程度应该被评估，同时也包括其他慢性晚期淋巴水肿、皮肤淋巴水肿、角化过度、淋巴漏等。(Kaposi-) Stemmer 征是远端纤维化病变的表现，对于晚期淋巴水肿患者，有一个阳性体征是检查者无法捏起患者手或脚的背部皮肤[19, 20]。

还应评估淋巴结切除术手术部位的纤维化程度和皮肤皱褶程度，以确定手术干预的必要性。还有静脉远端功能不全情况，如皮肤颜色改变和静脉曲张表现。静脉功能不全不利于淋巴水肿肢体生理纠正手术。新发静脉曲张可能提示深静脉血栓形成，如胸壁静脉曲张可能提示腋静脉血栓形成。注意这一点很重要，在一些淋巴造影正常的患者中可能会发现这些临床体征阳性，虽然肢体静脉功能不全是常见肿胀的原因，但还应检查和评估其他脏器，如心脏功能等[19]。身体质量指数（body mass index，BMI）也应该是在每次就诊时进行评估的项目。

四、淋巴水肿临床分期量表

临床病史及体格检查结果可以按国际淋巴学会（International Society of Lymphology，ISL）分期标准进行分期[21]。这是最常用的淋巴水肿严重程度分类的系统，具体进展情况可以分如下4个阶段描述。

0期，潜伏或亚临床淋巴水肿期，患者有明显的肿胀，淋巴运输功能受损，组织体液/成分细微变化，出现主观的变化症状。Ⅰ期，淋巴水肿明显，肢体抬高后可以消退，指压出现凹陷性水肿。Ⅱ期，皮下脂肪堆积，抬高肢体后组织肿胀很少减轻，有明显的点状水肿，随着软组织纤维化的发展，肿胀的肢体可能不会出现指压凹陷。Ⅲ期，晚期淋巴水肿，营养障碍性皮肤变化，如角化过度，棘皮样变。有些患者的肢体表现可能为多期内症状。几项研究发现ISL阶段与其他阶段的淋巴水肿测量相比不够，包括肢体体积差异（limb volume difference，LVD）和L-Dex评分[8]。尽管分期系统的建立可能有些高度主观性，但每个阶段都代表了广泛的患者临床表现类型（多数为Ⅱ期），同时这种分期不干扰外科手术的决策。Campisi淋巴水肿分期将这一规模扩大到6个阶段，第一阶段，潜伏性（A）和初始性（B）淋巴水肿；第二阶段，淋巴水肿加重（A），肢体出现柱状纤维淋巴肿（B）；第三阶段，象皮病[22]；程氏淋巴水肿分级量表与中国台湾淋巴闪烁成像分期系统是充分利用淋巴闪烁成像和（或）肢体周径差进

行淋巴水肿的分期，同时提供相关的客观测量数据[23]。应用ICG淋巴造影进行生理分期（见下文）是目前临床上主要用淋巴水肿分期方法，并以此为依据制订手术决策。

五、肢体体积测量

肢体测量是最常用的测量方式，用于诊断和评估淋巴水肿，界定严重性；这些测量包括圆周测量、体积测量（使用渗透计）及排水量。

卷尺是公认的测量工具，可以使用截锥公式在肢体上每隔4cm测量一次或计算上肢或下肢淋巴水肿指数[24]。因为有显著的相互作用，很难同时复制精确的参考点和施加在胶带上的张力测量。虽然不能提供手和脚的体积数据，但可以提供关于肿胀位置的信息计算数据。周长增加≥2cm的测量值被用作一种简单的诊断方法[15]。作为肢体体积测量，诊断阈值包括肢体体积变化（limb volume change，LVC）≥5%或≥200ml的绝对差异[25]。与肢体体积测量相比，周向测量的灵敏度相对较低，特异性有阳性预测值，这表明仅使用围度测量会导致对淋巴水肿程度的不准确诊断和低估[8, 26]。

测透仪采用移动红外光电体积测量，是快速、有效、可靠的肢体体积测量[5, 27]。然而，它昂贵且可便携性差。虽然人工测量可能会低估了肢体的总体积，但测透仪测量结果与用截锥公式测量周向得出的体积测量紧密相关（相互关联）。水平构型的测透仪是专门为上肢设计的，竖直测透仪用于测量下肢容积（图5-1）。对于有适应性患者，它们可以互换使用。为了减少偏差，设备需要定期重新校准是重要的。由训练有素的工作人员一致操作，测量项目有严格规定，对于相同肢体长度的测量点要进行多次重复测量。多次双边测量可以提高检测结果的可靠性，降低差异性。对于非影响肢体的检测是一个基准，在理想的情况下小于1%，同时也要考虑BMI的变化等。

受影响肢体和未受影响肢体之间的差异表

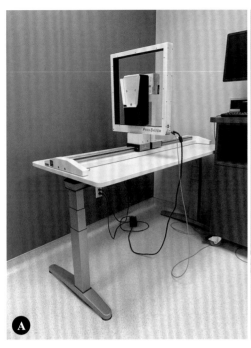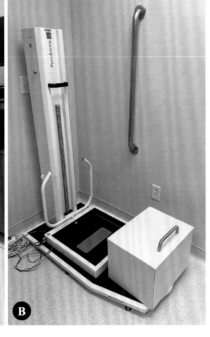

◀ 图 5-1　**A.** 肢体体积测量可以使用失血量测定仪，它是一种移动红外光电容积计，速度快，有效，可靠。这是一个水平配置的测透仪，是专门为测量上肢而设计的。**B.** 这里显示的直立体表用于测量下肢体积，尽管它也可以应用于测量上肢，同时通过借助双侧肢体测定的平均值，使用标准化的技术可以减少方差

示为相对和绝对肢体体积过剩率；在双侧淋巴水肿中，无法确定多余的体积，因此报告了每个肢体体积的百分比变化。术前测量 LVC≥3% 是一个诊断阈值[28]，LVC≥5% 为轻度淋巴水肿，LVC≥10% 为中重度淋巴水肿[29]。由于肢体体积过多是淋巴水肿的一个重要特征，而手术旨在改善这一特征，因此肢体体积测量应用于诊断和纵向评估[4]，最好使用 Perometer 来减少变异性。

尽管使用水置换体积描记仪测量肢体体积是非常准确的，但在临床实际应用中有很大的受限性，特别是在患者连续检查时因需要不断更换水而难于被应用。

六、生物阻抗谱

生物阻抗谱（bioimpedance spectroslopy，BIS）通过计算 0Hz 频率（R0）下的电阻来提供对肢体细胞外水的快速可靠的非侵入性测量，在该频率下，细胞膜充当绝缘体[5, 27, 30]。L-Dex®U400（Impedimed，Carlsbad，CA）是一种便携式粘性电极和铅基系统，是研究最多的淋巴水肿 BIS 设备。然而，为了取得一致的结果需要大量的培训和标准化。SOZO® 可用于办公环境，其中接触电

极垫内置于固定系统中，通过标准化手掌、足底和患者定位来提高可用性和可靠性（图 5-2）。在调整性别、上下肢和左右优势后，计算受影响肢体和未受影响肢体之间的阻抗值之比，得出 L-Dex 评分[31]。L-Dex 评分在 –10～10 分被认为是正常的（L-Dex 评分为 0 分代表平均阻抗比，10 分等于 3 个标准差的线性变化），超过 10 分则诊断为淋巴水肿[30, 32]。越来越多的证据支持使用 L-Dex 评分≥7 分作为上肢淋巴水肿的更准确诊断阈值（亚临床淋巴水肿≥6.5 分）[30, 33]。使用 L-Dex 比值≥7.1 的临界值区分高危乳腺癌存活者和淋巴水肿患者具有 80% 的敏感性和 90% 的特异性。因此临床医生将 L-Dex 评分与其他评估方法结合起来以确保诊断准确非常重要[30]。对于术前测量的患者，L-Dex 评分变化>10 个单位即为诊断[25]。L-Dex 评分对淋巴水肿的早期检测较为敏感[33]，且与淋巴水肿的严重程度阶段和肢体体积超标有显著相关性[4, 34]，它对非手术和手术干预也有很高的反应[4, 8]。

一项研究发现，与上肢的肢体周长测量相比，L-Dex 评分对淋巴水肿的诊断更敏感，当使用 LVD>10% 作为诊断阈值时，L-Dex 评分具有更高

的阳性预测值[8]。BIS 的一个重要局限性仍然是独立可靠地测量双侧肢体淋巴水肿的能力。

七、磁共振成像/血管造影

磁共振成像可以对软组织进行高分辨率成像，可以用带和不带脂肪饱和度梯度的 T_1 加权成像，来评估四肢的相对水肿和淋巴水肿相关的脂肪肥厚成分。钆增强成像伴有延迟期血管显像可用于评价用于静脉狭窄或血栓形成。另外，T_2 加权快速自旋回波序列也可以看到淋巴管道而不需要参照对比[35]。

MRI 与 ICG 淋巴造影有相似的敏感性，诊断淋巴水肿优于淋巴造影[36]。MRI 具有较高的阴性和阳性预测液体积聚的能力，如显示肢体积液、

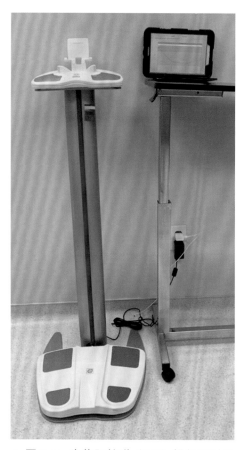

▲ 图 5-2　生物阻抗谱（BIS）提供了对四肢细胞外水分的快速可靠的无创测量。此处展示的 **SOZO**® 设备可用于办公环境，其中接触电极垫内置于固定系统中，以标准化手掌、足底和患者的定位，并提高可靠性

脂肪肥大，肢体体积超过正常 ≥10%，是淋巴水肿的诊断高度敏感依据。MRI 不仅有助于确认淋巴水肿的诊断，而且还有助于排除肢体肿胀的其他病因。脂肪水肿，典型为脂肪堆积，无积液征象，皮下软组织浸润，呈典型网状外观[37]。MRA 具有静脉系统成像的附加优势。一项研究发现，在淋巴水肿患者中，腋静脉狭窄为 15%，这可能导致腋静脉功能不全和促成淋巴水肿病理发生变化，并能降低生理性淋巴水肿手术的有效性[8]。如果怀疑有静脉功能不全存在，应追加静脉检查，包括静脉超声、CT 静脉成像、静脉造影，同时由隐匿性转移疾病造成的静脉压迫/狭窄所导致淋巴水肿也应该排除在外。

八、计算机断层摄影/静脉造影术

虽然 MRI 是评估淋巴水肿的首选方式，但 CT 能显示肢体淋巴水肿的特征性网状结构和皮下组织堆积增厚，并能对水肿进行解剖定位。容积 CT 也能显著测量四肢周长[38]。同时 CT 静脉造影可以评估静脉狭窄及血栓形成。

九、淋巴造影

放射性核素淋巴造影已被广泛应用于淋巴生理功能的研究，可以评估深层和表层淋巴系统及引流淋巴结、淋巴侧支循环、真皮回流，以及淋巴转运时间[39]，同时还可以辅助淋巴功能障碍程度的分类。将锝-99m 胶体白蛋白皮内注射到患肢和未患肢的指间隙，通常在注射后 10min 和 30min 间隔至 3h 进行放射性同位素通过淋巴系统的连续半体放射闪烁成像[39]。不对称的淋巴引流，延迟到达区域淋巴结，显示侧支淋巴通道提示淋巴水肿，以及真皮回流的存在具有诊断性的意义。运输指数（transport index，TI）在连续扫描中评估几个参数，包括淋巴运输动力学、放射对比剂分布模式、淋巴结出现的时间，以及评估淋巴结和淋巴管。该方法可以有效测量动态淋巴功能并具有较高的可靠度[40]。这种使用真皮回流模式和严

重程度的分期量表已被应用和验证[39]。中国台湾淋巴造影分期系统评估淋巴结、淋巴管，以及真皮回流的存在和分布[23]。

关于淋巴显像诊断淋巴水肿可靠性的研究是不一致的[39,41]，结果可能会受到所使用的定义以及放射科医生和操作技术员经验影响。一项研究发现，肢体体积超过 10% 时，其敏感性和特异性分别为 88% 和 41.4%，阳性预测值为 72.1%，阴性预测值为 66.7%[8]。

淋巴系闪烁造影可以评估那些计划进行原位血管化淋巴结移植（vascularized lymph node transplantation，VLNT）患者是否存在残留的功能性腋窝淋巴结，如有存在可能意味着更好的预后，因此在解除腋窝瘢痕影响时要注意保护它。

它在确定反向淋巴分布[8]方面也有很大的用途，并可与 CT 结合，产生 SPECT/CT，对腹股沟浅层或腋窝区域淋巴池的前哨淋巴结进行 3D 定位，可以降低在腹股沟或侧胸 VLN 皮瓣切除后供肢淋巴水肿发生的风险[42,43]。尽管在近端淋巴结转移中，对比剂需要从淋巴结间隙转移到移植淋巴结，以便在淋巴显像上显示，但它可以用于跟踪评估移植淋巴结功能。

十、吲哚菁绿荧光淋巴造影

吲哚菁绿（indocyanine green，ICG）荧光淋巴造影是淋巴水肿分期的主要工具，可以为相应的手术方式选择提供依据。它可以对浅表淋巴系统进行详细的可视化，主要用于淋巴静脉转流（LVB）的术中淋巴定位，它能够识别皮肤淋巴反流部位及"供养"血管，通过顺行或逆行淋巴液在淋巴管内的转运情况来评估淋巴瓣膜功能，以帮助确定最佳的淋巴 – 静脉吻部位。小静脉定位为淋巴管上的"阴影"（图 5–3），辅助使用静脉成像仪可以识别附近的小静脉并评估其瓣膜功能，帮助选择吻合部位（图 5–4）。同时还可以测量患肢和健侧肢体之间的相对淋巴液转运时间。而真皮淋巴反流的严重程度和分布与淋巴管的病理状

况密切相关[44]。

使用 ICG 淋巴造影的生理分期系统评估以下内容，包括淋巴运输、功能性淋巴管的存在，以及真皮回流的模式和分布。其中包括真皮回流分期量表，一种 12 个亚型的量表，以及 MD 安德森癌症中心（MD Anderson Cancer Center，MDACC）的 ICG 淋巴水肿分期量表，一种五分期量表[45,46]。真皮回流影像可表现为飞溅型、星尘型或弥漫型，疾病发展过程表现为淋巴管的纤维化 / 硬化程度增

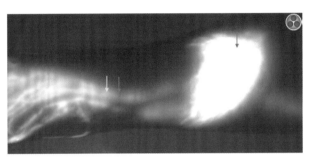

▲ 图 5–3　吲哚菁绿（ICG）荧光淋巴造影可以详细显示浅表淋巴系统，并用于分期和手术计划制订
可识别真皮回流部位（红箭）及其线性淋巴"供血"血管（黄箭），以及小静脉的定位，即淋巴管上方的"阴影"（蓝箭）

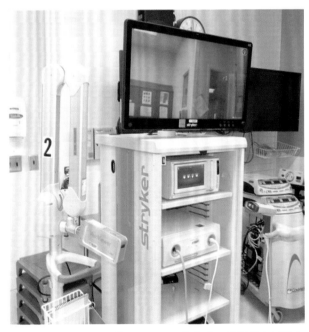

▲ 图 5–4　用于吲哚菁绿（ICG）荧光淋巴造影的商用设备包括 PhotoDynamic Eye（PDE，Hamamatsu Inc.，Japan）和 SPY Phi（Stryker Inc.，USA）（右），对于手术计划，静脉成像仪的辅助使用可以帮助识别附近的小静脉，并评估其瓣膜功能，以选择吻合（左）

加，从正常到扩张，然后收缩，最后硬化伴淋巴管腔闭塞[46]。这些生理分期系统有助于手术决策。例如，存在晚期真皮退变性模式而没有线性淋巴管可见的患者是 VLNT 的手术适应证。

皮下注射 0.05～0.1ml 的 ICG（0.25～0.5mg）到每个时相，特别是第一时相和第三时相[8]。预注射利多卡因（1%）有助于预防局部不适，图像是使用近红外线（near-infrared，NIR）荧光成像仪获取的，有几种商业系统可用，包括 PhotoDynamic Eye（PDE，Hamamatsu Inc. Japan），SPY 系统包括 SPY Elite 和 Phi（Stryker Inc. USA）（图 5-4），FLARE（Curadel LLC，USA）、Fluobeam 800（Fluoptics，France）和 IC-Flow 系统（Diagnostic Green GmbH，Germany）。

ICG 淋巴造影目前被认为是对淋巴水肿最敏感的检查，一项研究发现，所有肢体体积>10% 的异常上肢都有异常的 ICG 模式[8]，与淋巴造影相比，ICG 淋巴造影在上肢和下肢都具有更高的敏感性[36]。它也有助于手术决策，在影像学上出现明显的节段性真皮回流，淋巴管很少或没有功能是 VLNT 的一个适应证，其分布可能有助于决定近端解剖（原位）和远端非解剖（异位）皮瓣的放置。

十一、磁共振淋巴造影

磁共振淋巴造影（magnetic resonance lymphangiography，MRL）是一种相对无创的技术，它将钆为基础的 MRI 对比剂（如钆二聚氨基脲），皮下注射到手或脚的指间间隙。除了磁共振成像间质液和皮下脂肪组织的固有能力外，可以使淋巴水肿患者的淋巴管、淋巴结和皮肤反流病变的解剖和功能状态可视化[47, 48]。减影静脉造影还可用于区分淋巴管和静脉。例如，静脉注射加多苯酯双葡胺对比剂后[48]。使用 MRL 的分期量表特别适用于对患者进行手术干预的分层[35, 48]，在一项研究中，MRL 在一系列测量中比淋巴闪烁检查具有更大的敏感性和特异性[49]，这种方式的主要缺点是需要

依赖操作技术员和必须有放射科专家在后期处理和评估患者的淋巴水肿情况和程度。

十二、患者报告结果测量和肢体功能评估工具

患者报告结果（PRO）对于淋巴水肿患者的评估以及对非手术或手术干预的纵向评估是很重要的，一些量表已被验证用于测量特异性淋巴水肿的 PRO，并越来越多地用于常规临床设置。这些量表包括淋巴水肿生命影响量表（lymphedema life impact scale，LLIS），淋巴水肿生活质量问卷（lymphedema quality of life questionnaire，LYMQOL）和上肢淋巴水肿 27 项评定量表（upper limb lymphedema，ULL-27）。其他包括淋巴水肿生活质量量表（lymphedema quality of life inventory，LyQLI），弗莱堡淋巴水肿生活质量评估（Freiburg life quality assessment for lymphedema，FLQA-L），下肢淋巴水肿功能、残疾与健康问卷（Lymphedema Functioning, Disability and Health Questionnaire for Lower Limb Lymphedema，Lymph-ICF-LL）和最近常用的 LYMPH-Q。LLIS（第 2 版），包括 18 个关于过去一周的问题，分布在身体、功能和心理领域[50]被发现与 ULL-27 高度相关，并且在测量身体和功能残疾方面更敏感。LLIS 的物理性和功能域与肢体体积过剩之间存在弱相关性，这表明即使肢体体积的轻微增加也会对生活质量产生重大影响，但与心理障碍没有相关性[8]。一项使用 LYMQOL 的研究发现，对于上肢和下肢淋巴水肿，与 ISL 阶段或 L-Dex 评分没有相关性[51]。

在其他领域验证的肢体功能评估仪器可以提供关于淋巴水肿引起的身体残疾的补充信息，这些工具包括手臂、肩膀和手的残疾问卷(disabilities of the arm, shoulder, and hand questionnaire, DASH/Quick-DASH)，下肢功能评分（lower extremity functional scale，LEFS）、上肢功能评分（upper extremity functional index，UEFI）、上肢功能障碍问卷（upper limb disability questionnaire，ULDQ）。

一项研究发现 DASH 和 LEFS 评分与 ISL 分期或上肢和下肢 L-Dex 评分无相关性[51]。

十三、淋巴水肿的物理治疗

由认证的淋巴水肿治疗师（certifed lymphedema therapist，CLT）提供的淋巴水肿治疗策略对于淋巴水肿患者的管理，以及静脉功能不全等其他水肿原因患者的管理至关重要，对淋巴水肿患者进行评估应考虑在多学科联合并应将淋巴水肿物理治疗纳入患者教育，这样可以使治疗能够有效开始，同时可以为患者测量压缩服装，为气动压缩泵开处方，并做好协调护理。例如，有时患者可能会抱怨他们的衣服在上臂或手腕处太紧，他们觉得它没有起作用，或者它导致他们的手肿胀，每逢遇此种情况，综合协调管理是非常重要的。因为可能患者的服装是在服装店测量的，没有必要的专业知识，因此定制服装最好由经验丰富的淋巴水肿治疗师或制造商代表测量和监制。在患者依从性降低期间，肢体可能水肿加重，这对 M. V. Schaverien 和 J. H. dayament 的服装产生不利影响，可能需要短期患肢加压包扎，特别是在如果订购了新的压缩服装等待期间。

十四、淋巴水肿多学科诊治团队的建立

通过多学科会诊框架，对非淋巴水肿或有多种疾病同时存在的复杂患者进行综合管理，全面的咨询服务是重要的。在淋巴水肿诊治的多学科团队里除了有淋巴水肿专家、整形外科专家、淋巴水肿相关的物理治疗专家外，还包括职业治疗、血管外科、诊断 / 介入放射学、具备静脉成形术 / 支架置入术能力的血管与介入专家（协助管理患者伴随有的静脉功能不全）、内科和外科肿瘤学、营养师 / 营养学家（肥胖管理）、内科、减肥专家、皮肤科、骨科、风湿病学、物理医学和康复学、研究人员和遗传学家（原发性淋巴水肿）等[52]。

<h2 style="text-align:center">参 考 文 献</h2>

[1] Maclellan RA, Couto RA, Sullivan JE, Grant FD, Slavin SA, Greene AK. Management of primary and secondary lymphedema: analysis of 225 referrals to a center. Ann Plast Surg. 2015;75:197–200.

[2] Greene AK, Goss JA. Diagnosis and staging of lymphedema. Semin Plast Surg. 2018;32:12–6.

[3] Dylke ES, Schembri GP, Bailey DL, Bailey E, Ward LC, Refshauge K, Beith J, Black D, Kilbreath SL. Diagnosis of upper limb lymphoedema: development of an evidence based approach. Acta Oncol. 2016;55:1477–83.

[4] Coroneos CJ, Wong FC, DeSnyder SM, Shaitelman SF, Schaverien MV. Correlation of l-dex bioimpedance spectroscopy with limb volume and lymphatic function in lymphedema. Lymphat Res Biol. 2019;17:301–7.

[5] Jain MS, Danoff JV, Paul SM. Correlation between bioelectrical spectroscopy and perometry in assessment of upper extremity swelling. Lymphology. 2010;43:85–94.

[6] Schaverien MV, Coroneos CJ. Surgical treatment of lymphedema. Plast Reconstr Surg. 2019;144(3):738–58.

[7] Hidding JT, Viehoff PB, Beurskens CH, van Laarhoven HW, et al. Measurement properties of instruments for measuring of lymphedema: systematic. Review. 2016;96:1965–81.

[8] Wiser I, Mehrara BJ, Coriddi M, Kenworthy E, Cavalli M, Encarnacion E, Dayan JH. Preoperative assessment of upper extremity secondary lymphedema. Cancers (Basel). 2020;12:135.

[9] Pappalardo M, Patel K, Cheng MH. Vascularized lymph node transfer for treatment of extremity lymphedema: an overview of current controversies regarding donor sites, recipient sites and outcomes. J Surg Oncol. 2018;117:1420–31.

[10] Cormier JN, Askew RL, Mungovan KS, Xing Y, Ross MI, Armer JM. Lymphedema beyond breast cancer: a systematic review and meta-analysis of cancer-related secondary lymphedema. Cancer. 2010;116:5138–49.

[11] Petrek JA, Senie RT, Peters M, Rosen PP. Lymphedema in a cohort of breast carcinoma survivors 20 years after diagnosis. Cancer. 2001;92:1368–77.

[12] Helyer LK, Varnic M, Le LW, Leong W, McCready D. Obesity is a risk factor for developing postoperative lymphedema in breast cancer patients. Breast J. 2010;16:48–54.

[13] Greene AK, Grant FD, Slavin SA, Maclellan RA. Obesity-induced lymphedema: clinical and lymphoscintigraphic features. Plast Reconstr Surg. 2015;135:1715–9.

[14] Schook CC, Mulliken JB, Fishman SJ, Grant F, Zurakowski D, Greene AK. Primary lymphedema: clinical features and management in 138 pediatric patients. Plast Reconstr Surg. 2011;127:2419–31.

[15] Armer JM, Hulett JM, Bernas M, Ostby P, Stewart BR, Cormier JN. Best-practice guidelines in assessment, risk reduction, management, and surveillance for post-breast cancer lymphedema. Curr Breast Cancer Rep. 2013;5:134–44.

[16] Fu MR, Axelrod D, Cleland CM, Qiu Z, Guth AA, Kleinman R, Scagliola J, Haber J. Symptom report in detecting breast cancer-related lymphedema. Breast Cancer (Dove Med Press). 2015;7:345–52.

[17] Brodovicz KG, McNaughton K, Uemura N, Meininger G, Girman CJ, Yale SH. Reliability and feasibility of methods to quantitatively assess peripheral edema. Clin Med Res. 2009;7(1–2):21–31.

[18] Thomis S, Dams L, Fourneau I, De Vrieze T, Nevelsteen I, Neven P, Gebruers N, Devoogdt N. Correlation between clinical assessment and

lymphofluoroscopy in patients with breast cancer-related lymphedema: a study of concurrent validity. Lymphat Res Biol. 2020;18(6):539–48.

[19] Jayaraj A, Raju S, May C, Pace N. The diagnostic unreliability of classic physical signs of lymphedema. J Vasc Surg Venous Lymphat Disord. 2019;7:890–7.

[20] Goss JA, Greene AK. Sensitivity and specificity of the stemmer sign for lymphedema: a clinical lymphoscintigraphic study. Plast Reconstr Surg Glob Open. 2019;7:e2295.

[21] Executive Committee. The diagnosis and treatment of peripheral lymphedema: 2016 consensus document of the international society of lymphology. Lymphology. 2016;49:170–84.

[22] Campisi C. Lymphoedema: modern diagnostic and therapeutic aspects. Int Angiol. 1999;18:14–24.

[23] Cheng MH, Pappalardo M, Lin C, Kuo CF, Lin CY, Chung KC. Validity of the novel Taiwan lymphoscintigraphy staging and correlation of Cheng lymphedema grading for unilateral extremity lymphedema. Ann Surg. 2018;268:513–25.

[24] Yamamoto N, Yamamoto T, Hayashi N, et al. Arm volumetry versus upper extremity lymphedema index: validity of upper extremity lymphedema index for body-type corrected arm volume evaluation. Ann Plast Surg. 2016;76:697–9.

[25] Levenhagen K, Davies C, Perdomo M, Ryans K, Gilchrist L. Diagnosis of upper quadrant lymphedema secondary to cancer: clinical practice guideline from the Oncology Section of the American Physical Therapy Association. Phys Ther. 2017;97:729–45.

[26] Sun F, Hall A, Tighe MP, Brunelle CL, Sayegh HE, Gillespie TC, Daniell KM, Taghian AG. Perometry versus simulated circumferential tape measurement for the detection of breast cancer-related lymphedema. Breast Cancer Res Treat. 2018;172:83–91.

[27] Adriaenssens N, Buyl R, Lievens P, Fontaine C, Lamote J. Comparative study between mobile infrared optoelectronic volumetry with a Perometer and two commonly used methods for the evaluation of arm volume in patients with breast cancer related lymphedema of the arm. Lymphology. 2013;46:132–43.

[28] Stout Gergich NL, Pfalzer LA, McGarvey C, Springer B, Gerber LH, Soballe P. Preoperative assessment enables the early diagnosis and successful treatment of lymphedema. Cancer. 2008;112:2809–19.

[29] Specht MC, Miller CL, Russell TA, et al. Defining a threshold for intervention in breast cancer-related lymphedema: what level of arm volume increase predicts progression? Breast Cancer Res Treat. 2013;140:485–94.

[30] Fu MR, Cleland CM, Guth AA, Kayal M, Haber J, Cartwright F, Kleinman R, Kang Y, Scagliola J, Axelrod D. L-dex ratio in detecting breast cancer-related lymphedema: reliability, sensitivity, and specificity. Lymphology. 2013;46:85–96.

[31] Czerniec SA, Ward LC, Refshauge KM, Beith J, Lee MJ, York S, Kilbreath SL. Assessment of breast cancer-related arm lymphedema-comparison of physical measurement methods and self-report. Cancer Investig. 2010;28:54–62.

[32] Barrio AV, Eaton A, Frazier TG. A prospective validation study of bioimpedance with volume displacement in early-stage breast cancer patients at risk for lymphedema. Ann Surg Oncol. 2015;22:S370–5.

[33] Ridner SH, Dietrich MS, Spotanski K, Doersam JK, Cowher MS, Taback B, McLaughlin S, Ajkay N, Boyages J, Koelmeyer L, DeSnyder S, Shah C, Vicini F. A prospective study of l-dex values in breast cancer patients pretreatment and through 12 months postoperatively. Lymphat Res Biol. 2018;16:435–41.

[34] Szuba A, Strauss W, Sirsikar SP, Rockson SG. Quantitative radionuclide lymphoscintigraphy predicts outcome of manual lymphatic therapy in breast cancer-related lymphedema of the upper extremity. Nucl Med Commun. 2002;23:1171–5.

[35] Arrivé L, Derhy S, El Mouhadi S, Monnier-Cholley L, Menu Y, Becker C. Noncontrast magnetic resonance Lymphography. J Reconstr Microsurg. 2016;32:80–6.

[36] Mihara M, Hara H, Araki J, Kikuchi K, Narushima M, Yamamoto T, Iida T, Yoshimatsu H, Murai N, Mitsui K, Okitsu T, Koshima I. Indocyanine green (ICG) lymphography is superior to lymphoscintigraphy for diagnostic imaging of early lymphedema of the upper limbs. PLoS One. 2012;7:e38182.

[37] Haaverstad R, Nilsen G, Rinck PA, Myhre HO. The use of MRI in the diagnosis of chronic lymphedema of the lower extremity. Int Angiol. 1994;13:115–8.

[38] Ho OA, Chu SY, Huang YL, Chen WH, Lin CY, Cheng MH. Effectiveness of vascularized lymph node transfer for extremity lymphedema using volumetric and circumferential differences. Plast Reconstr Surg Glob Open. 2019;7:e2003.

[39] Maclellan RA, Zurakowski D, Voss S, Greene AK. Correlation between lymphedema disease severity and lymphoscintigraphic findings: a clinical-radiologic study. J Am Coll Surg. 2017;225:366–70.

[40] Kleinhans E, Baumeister RG, Hahn D, et al. Evaluation of transport kinetics in lymphoscintigraphy: follow-up study in patients with transplanted lymphatic vessels. Eur J Nucl Med. 1985;10: 349–52.

[41] Hassanein AH, Maclellan RA, Grant FD, Greene AK. Diagnostic accuracy of lymphoscintigraphy for lymphedema and analysis of false-negative tests. Plast Reconstr Surg Glob Open. 2017;5:e1396.

[42] Dayan JH, Dayan E, Smith ML. Reverse lymphatic mapping: a new technique for maximizing safety in vascularized lymph node transfer. Plast Reconstr Surg. 2015;135:277–85.

[43] Giżewska A, Witkowska-Patena E, Osiecki S, Mazurek A, Stembrowicz-Nowakowska Z, Dziuk M. Utility of single-photon emission tomography/computed tomography for sentinel lymph node localization in breast cancer patients. Nucl Med Commun. 2017;38(6):493–9.

[44] Hara H, Mihara M, Seki Y, Todokoro T, Iida T, Koshima I. Comparison of indocyanine green lymphographic findings with the conditions of collecting lymphatic vessels of limbs in patients with lymphedema. Plast Reconstr Surg. 2013;132:1612–8.

[45] Chang DW, Suami H, Skoracki R. A prospective analysis of 100 consecutive lymphovenous bypass cases for treatment of extremity lymphedema. Plast Reconstr Surg. 2013;132:1305–14.

[46] Yamamoto T, Yamamoto N, Doi K, et al. Indocyanine green-enhanced lymphography for upper extremity lymphedema: a novel severity staging system using dermal backflow patterns. Plast Reconstr Surg. 2011;128:941–7.

[47] Miseré RML, Wolfs JAGN, Lobbes MBI, van der Hulst RRWJ, Qiu SS. A systematic review of magnetic resonance lymphography for the evaluation of peripheral lymphedema. J Vasc Surg Venous Lymphat Disord. 2020;8(5):882–92.

[48] Neligan PC, Kung TA, Maki JH. MR lymphangiography in the treatment of lymphedema. J Surg Oncol. 2017;115:18–22.

[49] Bae JS, Yoo RE, Choi SH, Park SO, Chang H, Suh M, Cheon GJ. Evaluation of lymphedema in upper extremities by MR lymphangiography: comparison with lymphoscintigraphy. Magn Reson Imaging. 2018;49:63–70.

[50] Weiss J, Daniel T. Validation of the lymphedema life impact scale version 2: a condition specific measurement tool for persons with lymphedema. Lymphology. 2015;48:128–38.

[51] Lee TS, Morris CM, Czerniec SA, Mangion AJ. Does lymphedema severity affect quality of life? Simple question. Challenging answers. Lymphat Res Biol. 2018;16:85–91.

[52] Raju S, Furrh JB 4th, Neglén P. Diagnosis and treatment of venous lymphedema. J Vasc Surg. 2012;55:141–9.

第 6 章　淋巴水肿的保守治疗
Nonsurgical Management of the Lymphedema Patient

Marc A. Miller　Mark V. Schaverien　Dawn N. Chen　著
张明逸 译　　张福先 吴勇金 校

保守性淋巴水肿物理治疗是淋巴水肿治疗的主要方法。目前的金标准是综合消肿治疗（complete decongestive therapy，CDT）。它由治疗和维持两个阶段组成，第一个阶段为快速减容阶段主要是快速减少凹陷性水肿，第二个阶段主要是维持稳定肢体体积。治疗阶段通常使用多层低弹性绷带，也可以使用专门的压力衣[1-3]。一旦肢体体积减少达到稳定状态，就会过渡到维持阶段。白天佩戴弹性绷带或压力衣，并且根据严重程度，每天手工淋巴引流（manual lymphatic drainage，MLD）或自我淋巴引流（self-lymphatic drainage，SLD）和（或）使用序贯梯度泵［又称肢体气压装置（pneumatic compression device，PCD）］。夜间可通过继续弹力包扎或使用专门的压力衣来补充。最佳的保守疗法可有效预防或降低淋巴水肿的进展并降低疏松结缔组织炎风险。强烈建议淋巴水肿患者在受过训练的淋巴水肿治疗师的监督下进行强度渐进的淋巴水肿压力治疗（表 6-1）。

人们越来越认识到保守疗法在改善淋巴水肿预后方面的重要作用。因此淋巴水肿保守物理治疗作为预康复的主要组成部分，应强调在手术前针对患者进行积极预防，而不是在术后再进行淋巴水肿治疗。本章，我们将回顾上肢和下肢淋巴水肿的保守治疗方式，以及淋巴水肿最佳的术前预防措施。

一、综合消肿治疗

淋巴水肿的发生是由于淋巴系统功能障碍，

表 6-1　综合消肿治疗（CDT）	
快速减容阶段（治疗阶段）	**维持阶段**
弹力绷带（或可调节压力衣）	压力衣（定制的或夜用的压力绷带或压力衣）
手工淋巴引流（MLD）	手工淋巴引流（MLD）/自我淋巴引流（SLD）
肢体气压装置（PCD）	肢体气压装置（PCD）
淋巴水肿专项锻炼	淋巴水肿专项锻炼
皮肤护理和降低感染风险的预防措施	皮肤护理和降低感染风险的预防措施

导致淋巴液回流至组织间隙，淋巴回流停滞会引发局部慢性炎症过程。炎症细胞浸润，然后进一步损害淋巴管收缩力，从而损害淋巴液回流[4]。这种炎症过程导致细胞外基质重塑和纤维化、缺氧介导的脂肪组织肥大，以及淋巴管壁进行性硬化最终导致淋巴管腔闭塞[5,6]（见第 3 章）。

国际淋巴学会（International Society of Lymphology，ISL）推荐使用 CDT 作为淋巴水肿治疗的标准方案[7]。CDT 治疗的目的是减少蛋白淋巴液在间质中的积聚，同时通过减少炎症反应来减缓包括脂肪组织肥大在内的淋巴水肿进展速度。外部加压可以增加组织间隙压力，反过来又使毛细管渗透减少，防止细胞外液的积聚，这是加压治疗方案的基础。MLD 或 PCD 的使用通过使塌陷的淋巴管开放增加淋巴转运回流达到治疗目的。

CDT 包括一个强化减容阶段，以减少凹陷性水肿，直到肢体体积达到平台期，然后通过维持阶段治疗稳定肢体体积[1]（表 6-1）。减容阶段主要是使用弹力绷带的加压治疗，而加压衣是另一种选择。辅之以 MLD、皮肤和指甲护理，以及专业锻炼[2, 3]。通常在强化治疗 2～4 周后，淋巴体积减少达到最大且同时无凹陷性水肿，再使用维持治疗包括压力衣、专业锻炼，以及皮肤和指甲护理。为降低发生蜂窝织炎风险而进行的患者教育也很重要[7]。因为润湿肢体可以防止干燥，而干燥皮肤破裂后可能引起蜂窝织炎。还应穿戴保护套，以防止可能导致蜂窝织炎的意外创伤。患者在可能的情况下尽可能抬高患肢。应当鼓励患者锻炼，允许参加所有活动。因为运动可以刺激肌肉收缩和近端淋巴液流动从而改善淋巴水肿。患者应保持正常的身体质量指数（body mass index，BMI），因为肥胖会加重淋巴功能障碍；尽管没有饮食限制，但许多患者发现低盐饮食对淋巴水肿有益。

CDT 在减少患肢体积和改善生活质量方面的有效性已在多项研究中得到证实[8-11]。最近对 CDT 结果的系统回顾，包括 8 项随机对照试验和 10 项前瞻性队列研究，表明 CDT 可有效减少肢体体积[12]。尽管这些研究中有许多将 CDT 与其他干预措施相结合，但很难确定 CDT 单一成分的有效性。

综合消肿治疗（CDT）如下。

（一）穿戴弹力绷带

穿戴弹力绷带是淋巴水肿体积减少治疗阶段的主要部分。弹力绷带是由棉纤维编织而成，长度可延伸 30%～60%。在运动过程中随着肌肉收缩增加而压力增加，促进四肢组织间隙液体的流动。通常每天佩戴绷带 23h，需每天重新穿戴，因为它们可能会因为肢体周径的减少而滑落。

先使用由泡沫（或棉絮）制成的填充物包裹患肢，然后再使用低弹力绷带包裹 2～4 层（图 6-1）。"Chip bags" 或致密的泡沫可用于纤维化区域。在绷带下方，肌贴（kinesio tape）也可以用作辅助物，通过肢体运动来改善淋巴液回流。绷带在活动期间施加高压，在休息期间施加低压但均匀的压力，并且在积极治疗过程中，每日佩戴基础时间为 23h。一旦绷带被移除，PCD 就可以使用。初期应由淋巴水肿治疗师指导和实施包扎绷带，包扎压力要适度，过大会引起疼痛。绷带应从远端（手或脚，包括受影响的手指或脚趾）向近端（分别为腋窝或腹股沟）逐渐包扎。治疗师指导的包扎一直持续到患者和（或）护理人员掌握包扎技巧。部分患者可考虑使用 Circaid redux 定制绷带替代弹力绷带对患肢进行加压治疗[13]。

维持阶段的治疗目的是实现肢体体积的稳定不会复发水肿，患者依从性是实现水肿稳定减量的关键[14]。在长期维持阶段建议包扎过夜，白天可以考虑穿加压衣；后期维持阶段弹力加压可选择使用 Circaid® 或 JoViPak® 相应压力产品。在此阶段，每 6 个月安排一次随访，此后每年一次，以确保稳定的肢体体积和强化加压治疗技术。加压包裹产品需要每 3～6 个月更换一次，以保持足够的压力。

在下肢加压包扎之前，应该对患者进行[踝肱指数（Ankle-Brachial Index，ABI）/ 趾肱指数（Toe-Brachial Index，TBI）]测量。应避免对动脉硬化闭塞症、蜂窝织炎活动期、充血性心脏衰竭等患者使用，对于合并周围神经病变的糖尿病患者也应该谨慎使用。关于加压治疗有效性的几项随机对照试验的结果表明，支持强化减容阶段治疗淋巴水肿；其中一项针对女性患有手臂淋巴水肿的研究中，1 个月时肢体体积平均减少 53%[15]。

（二）手工淋巴引流

手工淋巴引流（MLD）是由淋巴水肿治疗师实践和教授的专业淋巴引流技术。它适用于肢体、躯干或胸壁凹陷性水肿伴有纤维化或硬化组织改变的患者，以及伴有沉重或紧绷等淋巴水肿症状的患者。MLD 的目的是使用定向轻柔的手动压力，

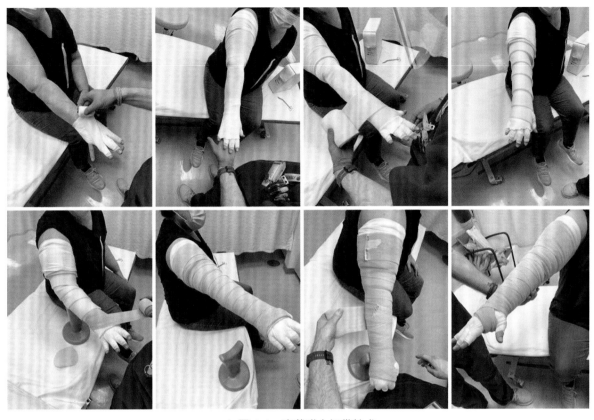

▲ 图 6-1 穿戴弹力绷带技术

使用泡沫（或棉絮）制成的填充物覆盖患肢，然后将弹力绷带在其外方包裹多层（通常为 2～4 层）。由淋巴水肿治疗师来教导患者并包扎绷带，不要施加过度的压力或张力，以免引起疼痛。一般绷带从远端的手（包括手指）逐渐包扎至近端腋窝。在患者和（或）护理人员学会进行自主包扎前应该由治疗师指导包扎

通过开通新的淋巴管道和诱导淋巴管壁收缩，来增加淋巴液从水肿区域到非水肿区域的回流目的。

MLD 有多种技术，包括 Földi、Vodder、Leduc 或 Casley-Smith 等方法，它们部分过程是相同的[11]。通常，手法减容从近端到远端按顺序进行，从躯干的非水肿象限开始，然后是水肿的躯干象限，接下来是水肿肢体的近端，最后是水肿肢体的远端部分（图 6-2）。手法按摩过程中如果发现存在阻碍淋巴液流动的粘连，则在开始 MLD 之前，可以针对局部纤维化组织沉积部位进行手法治疗。每次 MLD 治疗通常持续 30～60min，每周至少 3 次，持续 2～6 周。

MLD 作为 CDT 强化减容阶段联合方案的重要辅助治疗手段，在包扎之前实施会更加有效[16, 17]，特别适用于不易加压治疗的水肿区域，如乳房、躯干、腹股沟区域和头颈部[11]。它也可以是维持治疗阶段的一个组成部分，进行自我淋巴引流（SLD）。与包扎一样，建议淋巴水肿治疗师定期随诊以增加患者依从性、规范性和治疗积极性。MLD 的缺点包括患者治疗需要花费大量时间、对治疗提供者的依赖，以及治疗花销。这些技术对早期 / 轻度淋巴水肿最有帮助，对以纤维脂肪组织为主的慢性淋巴水肿效果较差。MLD 治疗的禁忌或相对禁忌，患者有未经治疗的肢体或局部肿瘤病变、失代偿性右心衰竭、未经治疗的患肢深静脉血栓形成、肢体活动性疏松结缔组织炎、急性哮喘或控制不佳的高血压病等。MLD 作为 CDT 治疗的重要组成部分，其有效性得到 Cochrane 系统评价[18, 19]，以及 Meta 分析的证实[20]。

最近的一项进展是使用吲哚菁绿（indocyanine green，ICG）荧光淋巴造影来指导 MLD。ICG 荧光淋巴造影能够将组织间质中的淋巴液回流可

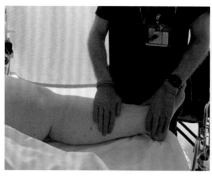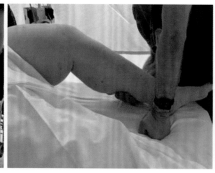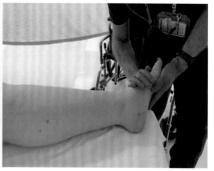

▲ 图 6-2 手工淋巴引流（MLD）技术

手法按摩序贯进行，从水肿肢体的近端开始，到水肿肢体的远端结束

视化[21]。一项研究表明，ICG 引导的 MLD 治疗 42% 患者淋巴水肿严重程度有所改善[22]，另一项研究表明在 MLD 后即刻淋巴管收缩速度平均增加 23%[23]。

（三）肢体气压装置

间歇性肢体气压装置（PCD）通过机械方式引导和增加组织淋巴液流向功能性淋巴管，可能有助于打开被认为阻塞或纤维化的淋巴管。其可在强化消肿阶段配合绷带包扎减少凹陷性水肿，以及与压力服一起在维持阶段治疗并防止复发[7, 24]。在 CDT 治疗中使用 PCD 可减少上肢或下肢淋巴水肿有效性已得到证实，每天使用 PCD 肢体体积可减少 2/3[24-29]。

间歇性肢体气压加压治疗不依赖治疗师可由患者在家独立进行，尤其对于难以进行有效 SLD 治疗的肢体淋巴水肿特别有用。PCD 基本原理由多个腔室组成的充气囊，通过序贯膨胀传递间歇压力，帮助淋巴液回流[30]。它们因制造商的不同而有所不同，包括施加的压力大小、输送方式和按压时间。这些设备可以是顺序的 / 非顺序的和梯度的 / 非梯度的并且具有单个 / 多个腔室组成的充气囊。多腔室、序贯、压力梯度的肢体气压装置，通常先是远端气囊充气然后近端气囊充气，序贯扩张模拟淋巴液回流的生理性流动。先进的 PCD 具有更高的可调节性和可编程性，可以更好地减少水肿，从而降低蜂窝织炎的发生率[24, 29]。

患者需脱掉弹力绷带或弹力衣，以在进行

PCD 治疗时获得足够的组织间压力。上肢通常需要 30mmHg 压力而下肢通常需要 35～40mmHg 压力。在伴有明显纤维化的晚期淋巴水肿治疗中，MLD 可以作为一种有效的辅助手段来改善软组织顺应性，从而提高 PCD 有效性[30]。通常将设备设置为 50～60min 的治疗时间，并鼓励患者每天使用它们[31, 32]；如有必要，患者可以将治疗时间延长至最多 2h。肢体气压治疗的禁忌是肢体活动性感染或深静脉血栓形成、局部恶性肿瘤或正在接受定期抗凝治疗的患者[33]。

（四）锻炼

患肢锻炼是 CDT 的重要组成部分，尤其是上肢淋巴水肿[2]。锻炼包括各种类型的动作练习、抵抗阻力的动态或等距练习，以及有氧运动等。进展阶段的重复和负荷锻炼需在训练有素的淋巴水肿治疗师监督下进行，以避免肢体疲劳或损伤，这可能会加剧淋巴水肿。对于淋巴水肿患者，任何强度的锻炼运动都是推荐的，因为它不会导致淋巴水肿恶化，而是可以改善或阻止淋巴水肿进展[34, 35]。水上治疗、游泳、抵抗运动、瑜伽、有氧运动和重力抵抗锻炼，已经证实对于上肢淋巴水肿患者治疗有效，患肢手臂体积显著减少。特别是游泳运动，因为它避免了上肢和下肢的依赖，治疗效果明显。另外，淋巴水肿患者进行负重练习锻炼时需要辅助监督[34]。研究显示这些锻炼运动可增加最多 3～4 倍淋巴液回流至静脉循环的速度。当穿着弹力绷带或压力衣进行锻炼时，肌肉收缩对抗压缩进一步促进淋巴回流[33, 36]。Strength After Breast Cancer Program 是一项获得认证的治疗师针对乳腺癌幸存者开展的循证康复锻炼计划。在快速减容阶段及维持阶段，建议进行淋巴水肿特异性日常锻炼。

（五）皮肤护理及降低蜂窝织炎风险

因为淋巴水肿患者容易发生蜂窝织炎，因此所有患者都需要接受皮肤和指甲护理，以及其他降低蜂窝织炎风险的预防措施教育，以降低淋巴水肿发生蜂窝织炎风险。蜂窝织炎可能需要住院治疗，反复发作会加剧淋巴管的纤维化，并导致更严重的淋巴水肿。日常皮肤清洁和使用保湿剂，避免皮肤干燥和破裂。患者应每天检查受影响的手臂或腿部，并在发现任何感染迹象时立即寻求医疗帮助。他们需要避免淋巴水肿肢体受伤，如果受伤应立即治疗以避免感染。明智的预防措施包括在烹饪时戴长款烤箱手套，在做园艺或院子工作时佩戴手套，佩戴长款防晒手套避免晒伤等。患者在室外时应使用驱虫剂喷雾剂，避免使用刀片剃须刀，考虑使用电动剃须刀或脱毛剂，避免移动或携带非常重的物体，并避免使用桑拿。一般降低风险的行为包括保持积极的生活方式和健康的体重，如果超重就减肥[37]。如果想对淋巴水肿患肢进行血压测量或抽血检查，在正规消毒之后，是可以进行操作[38]。

蜂窝织炎发作的患者应立即与医生联系，因为可能需要抗生素治疗；同时应该停止任何加压治疗操作并抬高肢体，直到他们的医生批准为止，通常是抗生素使用 72h 后蜂窝织炎消退时，才可重新考虑加压治疗操作。如果由此产生明显的凹陷性水肿，那么这些患者可能会受益于再次加压包扎治疗以减少肿胀。每年经历 3 次或更多次蜂窝织炎发作的患者可能会受益于对化脓性链球菌有效的慢性抑制性抗生素治疗。

（六）压力衣

弹性加压衣是维持治疗淋巴水肿的主要手段，而在一些患者中多层加压绷带包扎是快速减容治疗阶段的重要手段[39]。终生遵守合适合身的压力服治疗对于控制淋巴水肿并防止其进展至关重要。患者通常全天穿着压力衣，或者在晚上进行加压绷带包扎或穿着专门的压力衣，如 Circaid® 或 JoViPak® 相应压力产品。

弹性加压衣的压力为 20～60mmHg，不同制造商和服装类型之间的分级不同，它们治疗的目的是达到最小或没有水肿。不同的患者需要不同的压力衣，这需要在训练有素的淋巴水肿治疗师的指导下进行个性化选择，包括订购新压力衣的尺寸、款式、压力等级大小和更换频率。训练有素的淋巴水肿治疗师会为患者挑选一件压力等级足够，以维持肢体最小或没有凹陷性水肿，并且确保患者可以耐受和保持依从性。

压力服因制造商不同而不同，编织方式为带接缝的横编或没有接缝的圆编，可以购买定制产品或购买"现成的"商品。较高压缩等级（compression class，CCL）的压力服通常是横机针织的。手臂和手部的压力服通常是 CCL 1（15～21 mmHg）或更常见的 CCL 2（23～32 mmHg）。腿部压力服通常为 CCL 3（34～46mmHg），而 CCL 4（>49mmHg）可能偶尔需要，或者使用双层压力衣。对于皱褶较深的患者，平针织优于圆针织，以避免皮肤破损。

"现成"压力服的优点是可用性、易于测量且有更多的颜色和设计。它更适用于早期轻度淋巴水肿[40]，另外弹性材料的使用可能会使其耐久性受损；对于更晚期的淋巴水肿，定制压力服能够更贴合肢体并为整个肢体提供更均匀的压力。定制压力服可逐渐收紧［如持续加压疗法（controlled compression therapy，CCT）］，肢体体积可能会在 1 年内减少近 50%。缺点是它们的测量需要熟练的淋巴水肿治疗师或制造商代表，并由厂家生产和交付。如果压力服不合身，那么制造商会提供一个返厂时间窗口以进行必要的调整，这些可能需要再次由淋巴水肿治疗师进行参与。对于手臂，压力服可能包括手或手指，或者可以佩戴单独的手套，并且可以结合硅胶带或肩部带以防止打滑。对于下肢，压力服可以包括整条腿，也可以包括脚或有单独的脚趾套，也可以只在膝盖以下，或只在大腿上；部分压力服上端有硅胶防止滑落。辅助装置可用于促进压力服的穿戴，压力服里内衬可用于提高舒适度。

需要定期更换压力服以保持足够的压力。理想情况下，每件服装应每1~2天洗涤一次以恢复压缩力，并在连续使用3个月后更换新的压力衣，有些患者甚至需要更换更为频繁。因此，对于定制压力服，如果第一个合身，那第二个也应该着手定制，以便可以相互替换。在最初的12个月中，淋巴水肿治疗师应该经常对患者随诊，并进行重新测试直到满意，后续每12个月一次。有时患者会在维持治疗阶段经历淋巴水肿复发，因此需要再次重返CDT减容治疗阶段。

最后，必须记住，最好的加压服是患者愿意穿着的衣服。因此，与定制的医疗级压力服相比，穿着现成的加压套可能更适合患者。尤其是青少年/年轻人，定制的压力衣可能会影响其依从性，而现成的加压套可能更适合患者。

二、其他疗法

除CDT以外的非外科治疗方法可以考虑用于治疗淋巴水肿。有学者总结文章发现其他非CDT治疗淋巴水肿的治疗方法很普遍[41]，包括超声治疗、电刺激的淋巴引流、高压电刺激、透热疗法、低水平激光治疗、高压氧疗法、弹性贴和针灸等。总结得出的结论是，支持使用这些疗法的证据仍然有限。也没有足够的证据支持单独使用肌贴治疗[42]。利尿药不推荐在淋巴水肿治疗中使用，因为可能增加了间质蛋白的浓度加剧疾病进展。香豆素是一种苯并吡喃酮类免疫调节药，也不推荐使用，因为它的功效极小并且可能引起肝毒性。

保持稳定的正常体重很重要，必要时应减肥。虽然对于不同的减肥方法和饮食之间的优势证据不足，但一项小型研究发现，生酮饮食减少了肢体体积并改善了肢体淋巴水肿的肥胖患者的生活质量[43]。

三、淋巴水肿手术的预康复

人们越来越认识到预康复在淋巴水肿患者治疗过程中的重要作用，因此淋巴水肿保守物理治疗作为预康复的主要组成部分，应强调在手术前针对患者进行积极预防，而不是在术后再进行淋巴水肿治疗。尽管预康复是一个多方面的方法，但主要是在术后3个月内完成上述优化的淋巴水肿保守物理疗法的完整疗程。患者治疗依从性非常重要，因为意外的不依从性会对手术结果产生不利影响，确保合身的必要压力等级压力衣是术后康复阶段所需的。此外，可通过优化手术减少炎症反应而过渡到维持阶段[44]。

参考文献

[1] Cheville AL, McGarvey CL, Petrek JA, Russo SA, Taylor ME, Thiadens SR. Lymphedema management. Semin Radiat Oncol. 2003;13:290–301.

[2] Ko DS, Lerner R, Klose G, Cosimi AB. Effective treatment of lymphedema of the extremities. Arch Surg. 1998;133:452–8.

[3] Szuba A, Cooke JP, Yousuf S, Rockson SG. Decongestive lymphatic therapy for patients with cancer-related or primary lymphedema. Am J Med. 2000;109:296–300.

[4] Avraham T, Zampell JC, Yan A, et al. Th2 differentiation is necessary for soft tissue fibrosis and lymphatic dysfunction resulting from lymphedema. FASEB J. 2013;27:1114–26.

[5] Mihara M, Hara H, Hayashi Y, et al. Pathological steps of cancer-related lymphedema: histological changes in the collecting lymphatic vessels after lymphadenectomy. PLoS One. 2012;7:e41126.

[6] Zampell JC, Yan A, Elhadad S, Avraham T, Weitman E, Mehrara BJ. CD4(+) cells regulate fibrosis and lymphangiogenesis in response to lymphatic fluid stasis. PLoS One. 2012;7:e49940.

[7] International Society of Lymphology. The diagnosis and treatment of peripheral lymphedema: 2013 consensus document of the International Society of Lymphology. Lymphology. 2013;46:1–11.

[8] Smile TD, Tendulkar R, Schwarz G, Arthur D, Grobmyer S, Valente S, Vicini F, Shah C. A review of treatment for breast cancer-related lymphedema: paradigms for clinical practice. Am J Clin Oncol. 2018 Feb;41(2):178–90.

[9] Haghighat S, Lotfi-Tokaldany M, Maboudi AA, et al. Predictive factors of response to phase I complete decongestive therapy in upper extremity lymphedema following breast carcinoma in Iran. Lymphology.

2013;46:97–104.

[10] Vignes S, Blanchard M, Arrault M, et al. Intensive complete decongestive physiotherapy for cancer-related upper-limb lymphedema: 11 days achieved greater volume reduction than 4. Gynecol Oncol. 2013;131:127–30.

[11] Atalay OT, Özkir A, Çalik BB, Baskan E, Taşkin H. Effects of phase I complex decongestive physiotherapy on physical functions and depression levels in breast cancer related lymphedema. J Phys Ther Sci. 2015;27:865–70.

[12] Lasinski BB, McKillip Thrift K, Squire D, et al. A systematic review of the evidence for complete decongestive therapy in the treatment of lymphedema from 2004 to 2011. PM R. 2012;4:580–601.

[13] Borman P, Koyuncu EG, Yaman A, Calp E, Ko?F, Sargut R, Karahan S. The comparative efficacy of conventional short-stretch multilayer bandages and velcro adjustable compression wraps in active treatment phase of patients with lower limb lymphedema. Lymphat Res Biol. 2020;19(3):286–94.

[14] Vignes S, Porcher R, Arrault M, Dupuy A. Factors influencing breast cancer-related lymphedema volume after intensive decongestive physiotherapy. Support Care Cancer. 2011;19:935–40.

[15] Smykla A, Walewicz K, Trybulski R, et al. Effect of kinesiology taping on breast cancer-related lymphedema: a randomized single blind controlled pilot study. Biomed Res Int. 2013;2013:767106.

[16] McNeely ML, Magee DJ, Lees AW, Bagnall KM, Haykowsky M, Hanson J. The addition of manual lymph drainage to compression therapy for breast cancer related lymphedema: a randomized controlled trial. Breast Cancer Res Treat. 2004;86:95–106.

[17] Ezzo J, Manheimer E, McNeely ML, et al. Manual lymphatic drainage for lymphedema following breast cancer treatment. Cochrane Database Syst Rev. 2015;5:CD003475.

[18] Stuiver MM, Ten Tusscher MR, Agasi-Idenburg CS, et al. Conservative interventions for preventing clinically detectable upper-limb lymphoedema in patients who are at risk of developing lymphoedema after breast cancer therapy. Cochrane Database Syst Rev. 2015;2:CD009765.

[19] Shao Y, Zhong DS. Manual lymphatic drainage for breast cancer-related lymphoedema. Eur J Cancer Care (Engl). 2017;26(5) https://doi.org/10.1111/ecc.12517.

[20] Koelmeyer LA, Thompson BM, Mackie H, et al. Personalizing conservative lymphedema management using indocyanine green-guided manual lymphatic drainage. Lymphat Res Biol. 2020;19(1):56–65.

[21] Medina-Rodríguez ME, de-la-Casa-Almeida M, González Martín J, et al. Changes in indocyanine green lymphography patterns after physical treatment in secondary upper limb lymphedema. J Clin Med. 2020;22:9.

[22] Tan IC, Maus EA, Rasmussen JC, Marshall MV, Adams KE, Fife CE, Smith LA, Chan W, Sevick-Muraca EM. Assessment of lymphatic contractile function after manual lymphatic drainage using near-infrared fluorescence imaging. Arch Phys Med Rehabil. 2011;92:756–64.

[23] Fife CE, Davey S, Maus EA, Guilliod R, Mayrovitz HN. A randomized controlled trial comparing two types of pneumatic compression for breast cancer-related lymphedema treatment in the home. Support Care Cancer. 2012;20:3279–86.

[24] Harris SR, Schmitz KH, Campbell KL, McNeely ML. Clinical practice guidelines for breast cancer rehabilitation: syntheses of guideline recommendations and qualitative appraisals. Cancer. 2012;118:2312–24.

[25] Szolnoky G, Lakatos B, Keskeny T, et al. Intermittent pneumatic compression acts synergistically with manual lymphatic drainage in complex decongestive physiotherapy for breast cancer treatment-related lymphedema. Lymphology. 2009;42:188–94.

[26] Johansson K, Lie E, Ekdahl C, Lindfeldt J. A randomized study comparing manual lymph drainage with sequential pneumatic compression for treatment of postoperative arm lymphedema. Lymphology. 1998;31:56–64.

[27] Szuba A, Achalu R, Rockson SG. Decongestive lymphatic therapy for patients with breast carcinoma associated lymphedema. A randomized, prospective study of a role for adjunctive intermittent pneumatic compression. Cancer. 2002;95:2260–7.

[28] Muluk SC, Hirsch AT, Taffe EC. Pneumatic compression device treatment of lower extremity lymphedema elicits improved limb volume and patient-reported outcomes. Eur J Vasc Endovasc Surg. 2013;46:480–7.

[29] Feldman JL, Stout NL, Wanchai A, Stewart BR, Cormier JN, Armer JM. Intermittent pneumatic compression therapy: a systematic review. Lymphology. 2012;45:13–25.

[30] Raines JK, O'Donnell TF Jr, Kalisher L, Darling RC. Selection of patients with lymphedema for compression therapy. Am J Surg. 1977;133:430–7.

[31] Ridner SH, McMahon E, Dietrich MS, Hoy S. Home based lymphedema treatment in patients with cancer related lymphedema or non cancer-related lymphedema. Oncol Nurs Forum. 2008;35:671–80.

[32] Zaleska M, Olszewski WL, Durlik M. The effectiveness of intermittent pneumatic compression in long term therapy of lymphedema of lower limbs. Lymphat Res Biol. 2014;12:103–9.

[33] Brennan MJ, Miller LT. Overview of treatment options and review of the current role and use of compression garments, intermittent pumps, and exercise in the management of lymphedema. Cancer. 1998;83:2821–7.

[34] Schmitz KH, Ahmed RL, Troxel A, et al. Weight lifting in women with breast-cancer-related lymphedema. N Engl J Med. 2009;361(07):664–73.

[35] Baumann FT, Reike A, Reimer V, Schumann M, Hallek M, Taaffe DR, Newton RU, Galvao DA. Effects of physical exercise on breast cancer-related secondary lymphedema: a systematic review. Breast Cancer Res Treat. 2018;170:1–13.

[36] Johansson K, Tibe K, Weibull A, Newton RC. Low intensity resistance exercise for breast cancer patients with arm lymphedema with or without compression sleeve. Lymphology. 2005;38:167–80.

[37] Ridner SH, Dietrich MS, Stewart BR, Armer JM. Body mass index and breast cancer treatment- related lymphedema. Support Care Cancer. 2011;19:853–7.

[38] Asdourian MS, Skolny MN, Brunelle C, Seward CE, Salama L, Taghian AG. Precautions for breast cancer-related lymphoedema: risk from air travel, ipsilateral arm blood pressure measurements, skin puncture, extreme temperatures, and cellulitis. Lancet Oncol. 2016;17:392–405.

[39] Dayes IS, Whelan TJ, Julian JA, et al. Randomized trial of decongestive lymphatic therapy for the treatment of lymphedema in women with breast cancer. J Clin Oncol. 2013;31:3758–63.

[40] Stout Gergich NL, Pfalzer LA, McGarvey C, et al. Preoperative assessment enables the early diagnosis and successful treatment of lymphedema. Cancer. 2008;112:2809–19.

[41] Rodrick JR, Poage E, Wanchai A, Stewart BR, Cormier JN, Armer JM. Complementary, alternative, and other non complete decongestive therapy treatment methods in the management of lymphedema: a systematic search and review. PM R. 2014;6:250–74.

[42] Torres-Lacomba M, Navarro-Brazález B, Prieto-Gómez V, Ferrandez JC, Bouchet JY, Romay-Barrero H. Effectiveness of four types of bandages and kinesio-tape for treating breast-cancer-related lymphoedema: a randomized, single-blind, clinical trial. Clin Rehabil. 2020;34:1230–41.

[43] Keith L, Rowsemitt C, Richards LG. Lifestyle modification group for lymphedema and obesity results in significant health outcomes. Am J Lifestyle Med. 2017;14(4):420–8.

[44] Yamamoto R, Yamamoto T. Effectiveness of the treatment-phase of two-phase complex decongestive physiotherapy for the treatment of extremity lymphedema. Int J Clin Oncol. 2007;12:463–8.

第7章 关键话题：淋巴水肿手术治疗的患者选择与循证医学治疗流程

Key Topic: Patient Selection and Evidence-Based Algorithmic Approach to Surgical Management of Lymphedema

Mark V. Schaverien　Joseph H. Dayan　著

梁刚柱　译　　张福先　吴勇金　校

在临床实践中，医生应当对出现肢体肿胀的患者进行多学科/模式评估。多学科/模式评估对于正确诊断淋巴水肿、排除其他肿胀原因，以及准确分期淋巴水肿非常重要，同时对淋巴水肿非手术和手术治疗的选择以及采取最优治疗方案至关重要。有些淋巴水肿没有外科治疗的适应证，那么就需要多学科合作的团队来决定治疗方案。几项研究表明，淋巴水肿的手术治疗比单纯保守治疗效果更好[1-4]。在检查过程中诊断出的并发症，例如肥胖和静脉功能不全，可能需要在进行淋巴水肿手术之前进行治疗。如果患者的情况在手术前通过预康复治疗得到改善，那么手术结果也可能会得到改善，预康复治疗主要措施是进行有效的保守治疗。患者必须完成一个综合消肿治疗（complete decongestive therapy，CDT）疗程，并且在良好的依从性下持续进行至少3个月的治疗以使其达到手术条件。

当前的临床证据和已发表的关于淋巴水肿的治疗方案表明淋巴静脉转流（lymphovenous bypass，LVB）适用于早期淋巴水肿的治疗，血管化淋巴结移植（vascularized lymph node transplant，VLNT）适用于进展期淋巴水肿的治疗。包括微创抽吸辅助脂切除术（suction-assisted lipectomy，SAL）和持续加压疗法（controlled compression therapy，CCT）在内的减容术，或者罕见的直接切除手术，适用于以显著软组织过度增生为特征的进展期慢性淋巴水肿的治疗[3-11]。联合疗法，包括在进行血管化淋巴结移植治疗时同步进行淋巴静脉转流，在淋巴静脉转流和（或）血管化淋巴结移植之前[12-15]，或者之后[16]进行微创抽吸辅助脂切除术，已被证明可以改善那些有显著软组织增生的淋巴水肿的患者的疗效。

建议通过前瞻性淋巴水肿筛查计划监测乳腺癌手术后有淋巴水肿风险的患者，包括术前基线测量，以便在淋巴水肿的最早阶段，当患者的情况最适合进行治疗的时候对其病情做出诊断。在本章中，我们提出了淋巴水肿手术治疗的患者选择标准和循证医学治疗流程（图7-1）。

一、诊断与分期

做出淋巴水肿诊断的依据包括主要临床病史（包括症状持续时间、既往的治疗，以及治疗的依从性、症状的可逆性和蜂窝织炎发作）和症状评估（特别是肿胀和沉重感）、体格检查（凹陷性水肿的存在、严重程度和定位；Stemmer征；纤维脂肪软组织增生的严重程度和分布；合并静脉功能不全的评估）、肢体容积测量和L-Dex评分[17-26]。

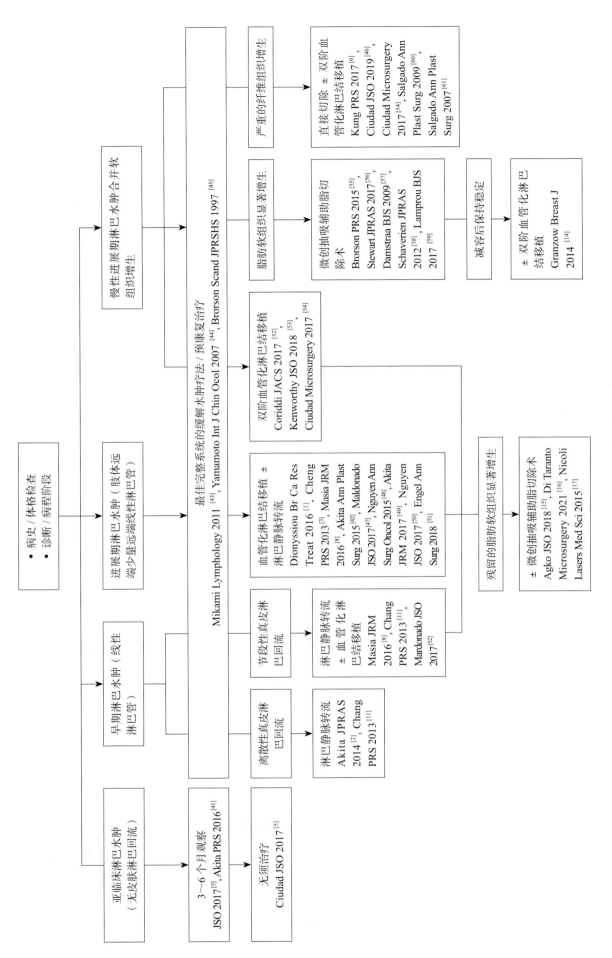

▲ 图 7-1 基于循证医学证据的淋巴水肿治疗路径图

淋巴造影中出现真皮淋巴回流可以诊断淋巴水肿，回流的严重程度和分布与淋巴管的病理状况密切相关[20, 27, 28]。吲哚菁绿（indocyanine green，ICG）荧光淋巴造影能够对浅表淋巴系统进行详细的动态功能评估[29]，并且是淋巴水肿诊断和分期、评估淋巴液回流、识别功能性淋巴管，以及评估真皮淋巴回流的模式和分布的最常用方式[20, 27–31]。它是一种重要的手术决策工具，可通过是否存在阻塞的线性淋巴管来确定 LVB 的适用性，以及 VLNT 最佳受体部位（原位与异位 / 双水平）。使用 ICG 荧光淋巴造影来确定淋巴水肿分期的量表或系统包括 MD 安德森癌症中心（MDACC）淋巴水肿分期量表[10–12]和真皮淋巴回流分期系统[29, 30]。其他成像方式包括磁共振淋巴造影（magnetic resonance lymphangiography，MRL）及放射性同位素淋巴显像，MRL 可以全面详细地显示单个淋巴管和淋巴结，可用于淋巴水肿的诊断和手术计划[31]，放射性同位素淋巴显像可以系统全面地评估淋巴生理功能和淋巴液转运，以及评估引流淋巴结[32, 33]。

文献已经报道了几种源自这些成像方式的淋巴水肿临床分期系统[8, 9, 20, 27, 28, 33–36]，这些临床分期系统可能有助于指导治疗方案，进行手术效果的评估，以及对于 LVB、VLNT 和 SAL 治疗适应证达成共识。

二、手术患者的选择

经淋巴影像学检查确诊为淋巴水肿且已排除其他原因导致肢体肿胀的患者有接受手术治疗的可能。未经治疗或未控制的原发性癌症或局部复发的患者，或者医学上不适合接受手术的患者，应仅接受优化的非手术治疗。心肺功能方面的考虑通常是决定能否进行显微外科的主要因素，心肺功能的改善有助于最大限度地减少手术持续时间较长引起的并发症，以及麻醉相关并发症的风险。尽管接受了优化的保守治疗，但如果患者仍然存在蜂窝织炎频繁发作（≥3 次 / 年），那么患者可能需要围术期预防性应用抗化脓性链球菌的抗生素，因为活动性感染的存在是淋巴水肿手术的禁忌证。

在逆向淋巴示踪法指导下进行淋巴回流重建手术的适应证，包括计划进行淋巴结清扫术的患者，尤其是发生淋巴水肿的高风险患者（危险因素包括计划或已经了实施放射治疗、接受了紫杉烷类化学药物治疗和身体质量指数＞30kg/m²），正在接受双侧淋巴结清扫术，或者正在接受一侧淋巴结清扫术并且存在对侧肢体的淋巴水肿的患者[37]。

三、亚临床淋巴水肿

如果患者出现了淋巴水肿症状，但肢体容积测量和 L-Dex 评分不符合客观的诊断标准并且淋巴系统功能正常，同时淋巴造影未见真皮淋巴回流，这种情况符合亚临床淋巴水肿的诊断，可以观察 3～6 个月，然后复查淋巴造影[5]。

如果患者淋巴成像检查出现真皮淋巴回流，则可以有选择的在一些上肢淋巴水肿的患者中开始 3～6 个月的 CDT 治疗[2-6, 38, 39]。在治疗的同时，应该联合采取一些降低淋巴水肿风险因素的措施，包括达到稳定的正常体重，实现上肢的全方位主动运动，以及有目的地进行手臂的功能锻炼。在这些上肢淋巴水肿低风险患者中，进行 3～6 个月的 CDT 治疗并采取降低淋巴水肿风险因素的措施可以使淋巴水肿降期至亚临床阶段而无须持续治疗；定期对这些患者进行重新评估是必要的，并且在需要时进行 ICG 淋巴造影，以确保这些患者的淋巴水肿不会复发[38]。

四、预康复治疗

在淋巴水肿手术前对患者进行预康复治疗对改善患者的状况具有重要作用（见第 6 章）。尽管预康复的方法包括许多，但主要方法是在术前对淋巴水肿完成一个疗程的优化物理治疗，而不是传统方法所推荐进行的术后物理治疗。患者必须完成完整的 CDT 疗程，并要求其有良好、持续的依从性来完成至少 3 个月的最佳保守治疗，直到凹陷性水肿获得最大限度的改善或者消失。这些措施主要有助于手术患者选择，如果患者不具备良好的依从性，那么会对手术结果产生不利影响[4]。这些措施的另一个优点是确保患者得到最合适的治疗，并确定在术后康复阶段患者是否具备良好的依从性来穿戴一定压力等级的压力袜——穿戴压力袜是术后康复阶段必需的治疗措施。此外预康复治疗也有助于通过减少细胞外蛋白质性淋巴液而减少炎症反应，有助于优化从手术过渡到康复维持阶段这一过程[9, 40]。

肥胖会加剧淋巴功能障碍。肥胖是可逆的，因此预康复治疗的另一个关键组成部分是术前体重管理。体重管理的目标是通过治疗使体重保持在正常范围内，如果有必要，可以把患者转介给营养师或减重外科医生，以达到减重目的。

五、早期淋巴水肿

出现上肢淋巴水肿后短期内就诊的患者，ICG 成像特征表现为许多线状未闭淋巴管，可见不连续或节段性的"飞溅状"区域（图 7-2）。这些患者的淋巴水肿在处于早期阶段，要进行 3 个月的 CDT 治疗[2-6, 9, 38, 40]。患者在进行完包括 CDT 治疗在内的预康复治疗后可能需要进行 LVB 手术干预[2-4, 6, 10, 38]。如果 ICG 成像显示单个线性淋巴管到达腋窝或腹股沟区域，则需要行淋巴显像或

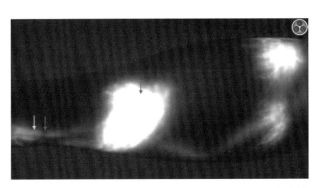

▲ 图 7-2　上肢的吲哚菁绿（ICG）淋巴造影显示存在许多线性未闭淋巴管（黄箭），可见真皮淋巴回流的离散区域（红箭）。穿过淋巴管的小静脉表现为"阴影"（蓝箭）

MRL 检查进行补充成像以确定该通道是否引流到局部淋巴引流区域内的淋巴结中，这种情况下淋巴管的连续性是应该存在的。

慢性淋巴水肿的患者行淋巴造影显示有真皮淋巴回流的节段性区域，这种情况表明病变处于慢性淋巴水肿的早期阶段。其可用于旁路手术的淋巴管可能存在更显著的纤维化 / 硬化。对此类患者进行预康复治疗，包括使用 CDT 进行术前优化，直到凹陷性水肿获得最大限度的改善或者消失，并且要求患者穿着压力袜至少 3 个月。应鼓励超重患者进行减重，以达到正常体重并保持稳定，如果有适应证则转诊给营养师或减重外科医生。淋巴管的纤维化 / 硬化可能对 LVB 手术的长期通畅产生不利影响，因此，对于该组中的患者，可有选择性的在 LVB 时进行 VLNT[7, 10]。

在上肢，真皮淋巴回流的分布通常在近端最为严重，因此通常需要进行原位 VLNT，术中使用反向淋巴示踪指导以尽可能保留功能性淋巴管 / 淋巴结。当患者存在可能会影响肩部活动范围的腋窝瘢痕时，需要进行近端转位（包括双阶 VLNT）手术；可以进行瘢痕粘连松解手术，包括对引起腋静脉静态或动态压迫的瘢痕粘连进行治疗；采用淋巴结皮瓣可以防止瘢痕复发。对于乳房切除术后淋巴水肿综合征，通常可以通过腹壁下动脉穿支皮瓣乳房再造术联合腹股沟 VLNT 来进行治疗。对于深部腹股沟 / 盆腔淋巴结清扫术造成的下肢继发性淋巴水肿或原发性下肢淋巴水肿，进行原位 VLNT 手术时必须仔细操作，以避免破坏其他完整的浅表淋巴系统和淋巴结；如果真皮淋巴回流在肢体远端最严重，则可能需要进行异位 VLNT。

六、进展期淋巴水肿

进展期淋巴水肿的特征表现为肢体远端剩余很少的线性淋巴管或淋巴管消失，并且可见"飞溅状""星尘状"真皮淋巴回流。对于进展期淋巴水肿的患者，需要进行包括 CDT 在内的预康复治

疗，直到肢体凹陷性水肿几乎或完全消失，并且要求患者对于至少 3 个月的压力袜治疗有良好且持续的依从性 [9, 40, 41]。应鼓励超重患者在营养师或减重手术（如有必要）治疗下达到正常体重并保持稳定。在进展期淋巴水肿治疗中，若需要进行 VLNT，如果可以看到阻塞的淋巴管，则需要同步进行 LVB [1, 3, 7, 39, 42-47]。对于处于较早阶段的进展期淋巴水肿，如果肢体肿胀和真皮淋巴回流位于肢体近端，则需要进行原位 VLNT。在慢性进展期淋巴水肿的患者中，由于肢体肿胀是重力依赖性的，所以肿胀多位于四肢远端，因此进行异位 VLNT 可能是适应证。如果整个肢体均受到影响，则可能需要同时进行两种转位手术（原位和异位 VLNT）[48-50]，以及同期 LVB [4, 11]。

在大多数存在淋巴管发育不全 / 未发育的原发性淋巴水肿的患者中，进行肢体远端异位 VLNT 通常优于原位移植；在原发性淋巴水肿患者的腋窝或腹股沟区域进行手术有损伤功能性淋巴管和（或）淋巴结并使淋巴水肿恶化的风险，而且淋巴液通常聚集于受重力影响最重的肢体远端部位。如果患者存在原发性淋巴水肿，那么患者其他部位发生淋巴水肿的风险会增加，如果这类患者要进行 VLNT，那么供移植部位的淋巴结切除可增加该处淋巴水肿风险，因此，这类患者进行网膜 VLNT 要优于从腋窝或腹股沟区选取 VLN 皮瓣进行 VLNT，认识到这一点是很重要的。

在 VLNT 后 6～12 个月，如果有适应证，通常可以在上臂 / 大腿近端的部位进行局部 SAL，并在术后继续穿着压力袜，直到水肿适当消退 [12-15]。

七、进展期淋巴水肿合并纤维脂肪组织增生

对于存在以累及整个肢体的严重"星尘状"或弥漫性真皮淋巴回流为特征的进展期淋巴水肿患者，若同时伴有明显的纤维脂肪组织增生，则进行包括 CDT 在内的预康复治疗，直到凹陷性水肿消失或几乎消失，并且患者应穿着定制压力袜

至少 3 个月。应鼓励 / 支持超重患者达到正常体重并保持稳定。

如果经临床评估（必要时辅助 MR 成像来进行评估）后，确认肢体容积过剩的主要成分为脂肪组织，可以先通过 SAL，术后进行 CCT 治疗 [51-55]。这种治疗方案最适用于进行了最佳保守治疗但仍出现明显并发症的患者，包括肢体功能受限、肢体的美观受到影响、肢体肿胀导致出现了衣服不合身的情况或复发性蜂窝织炎发作。除非肢体肿胀有明显的纤维组织成分，否则通过 SAL 和 CCT 通常可以达到上肢完整的减容治疗。由于下肢的淋巴水肿中软组织纤维化成分较多，采用上述方法治疗时下肢的容积减少通常小于上肢。通常在术后 6～12 个月，患者的肢体经减容后的容积达到一个稳定的状态，并且凹陷性水肿减少到最轻，这时患者可能有适应证进行双阶 VLNT（± 同步 LVB）治疗，以减少他们对持续使用压力袜的依赖 [13, 48-50]。

在最严重的淋巴水肿患者中，导致肢体水肿的多余的软组织主要是纤维性的，只能通过直接切除来去除 [56]。这种情况在上肢很少见到，如果上肢出现这种情况，可采用改良的上臂成形切除术进行治疗，同时在 ICG 淋巴造影的指导下来保留引流淋巴管。对于下肢，优先使用改良的 Homans 手术进行切除，尽量不使用皮肤移植物进行治疗，避免相关其并发症的发生，以及瘢痕的出现。通常行分期手术来切除肢体内侧和外侧增生组织，必要时行肢体后侧增生组织的切除。如果有适应证，可以采用双阶 VLNT 对患者进行治疗 [6, 43, 46, 47, 57]。

总结

基于循证医学证据的非手术，以及手术治疗淋巴水肿的流程对于优化手术结果非常必要，同时对于治疗结果进行标准化的汇总分析也至关重要。将来需要进行对照研究以更好地制订手术治疗（特别是新方法和联合疗法）流程。

参 考 文 献

[1] Dionyssiou D, Demiri E, Tsimponis A, et al. A randomized control study of treating secondary stage II breast cancer-related lymphoedema with free lymph node transfer. Breast Cancer Res Treat. 2016;156:73–9.

[2] Akita S, Mitsukawa N, Kuriyama M, et al. Suitable therapy options for sub-clinical and early-stage lymphoedema patients. J Plast Reconstr Aesthet Surg. 2014;67:520–5.

[3] Cheng MH, Chen SC, Henry SL, et al. Vascularized groin lymph node flap transfer for postmastectomy upper limb lymphedema: flap anatomy, recipient sites, and outcomes. Plast Reconstr Surg. 2013;131:1286.

[4] Schaverien MV, Asaad M, Selber JC, Liu J, Chen DN, Hall MS, Butler CE. Outcomes of vascularized lymph node transplantation for the treatment of lymphedema. J Am Coll Surg. 2021;232(6):982–94.

[5] Ciudad P, Agko M, Perez Coca JJ, et al. Comparison of long-term clinical outcomes among different vascularized lymph node transfers: 6–year experience of a single center's approach to the treatment of lymphedema. J Surg Oncol. 2017;116:671–82.

[6] Kung TA, Champaneria MC, Maki JH, Neligan PC. Current concepts in the surgical management of lymphedema. Plast Reconstr Surg. 2017;139:1003–13.

[7] Masià J, Pons G, Rodríguez-Bauzà E. Barcelona lymphedema algorithm for surgical treatment in breast cancer-related lymphedema. J Reconstr Microsurg. 2016;32:329–35.

[8] Campisi C, Bellini C, Campisi C, Accogli S, Bonioli E, Boccardo F. Microsurgery for lymphedema: clinical research and long-term results. Microsurgery. 2010;30:256–60.

[9] Mikami T, Hosono M, Yabuki Y, et al. Classification of lymphoscintigraphy and relevance to surgical indication for lymphaticovenous anastomosis in upper limb lymphedema. Lymphology. 2011;44:155–67.

[10] Chang DW, Suami H, Skoracki R. A prospective analysis of 100 consecutive lymphovenous bypass cases for treatment of extremity lymphedema. Plast Reconstr Surg. 2013;132:1305–14.

[11] Beederman M, Garza RM, Agarwal S, Chang DW. Outcomes for physiologic microsurgical treatment of secondary lymphedema involving the extremity. Ann Surg. 2020; https://doi.org/10.1097/SLA.0000000000004457.

[12] Granzow JW, Soderberg JM, Kaji AH, Dauphine C. An effective system of surgical treatment of lymphedema. Ann Surg Oncol. 2014;21:1189–94.

[13] Granzow JW, Soderberg JM, Dauphine C. A novel two-stage surgical approach to treat chronic lymphedema. Breast J. 2014;20:420–2.

[14] Agko M, Ciudad P, Chen HC. Staged surgical treatment of extremity lymphedema with dual gastroepiploic vascularized lymph node transfers followed by suction-assisted lipectomy-A prospective study. J Surg Oncol. 2018;117:1148–56.

[15] Di Taranto G, Bolletta A, Chen SH, Losco L, Elia R, Cigna E, Rubino C, Ribuffo D, Chen HC. A prospective study on combined lymphedema surgery: gastroepiploic vascularized lymph nodes transfer and lymphaticovenous anastomosis followed by suction lipectomy. Microsurgery. 2021;41(1):34–43.

[16] Nicoli F, Constantinides J, Ciudad P, et al. Free lymph node flap transfer and laser-assisted liposuction: a combined technique for the treatment of moderate upper limb lymphedema. Lasers Med Sci. 2015;30:1377–85.

[17] Coroneos CJ, Wong FC, DeSnyder SM, Shaitelman SF, Schaverien MV. Correlation of L-Dex bioimpedance spectroscopy with limb volume and lymphatic function in lymphedema. Lymphat Res Biol. 2019;17:301–7.

[18] Wiser I, Mehrara BJ, Coriddi M, Kenworthy E, Cavalli M, Encarnacion E, Dayan JH. Preoperative assessment of upper extremity secondary lymphedema. Cancers (Basel). 2020;12:135.

[19] Thomis S, Dams L, Fourneau I, De Vrieze T, Nevelsteen I, Neven P, Gebruers N, Devoogdt N. Correlation between clinical assessment and lymphofluoroscopy in patients with breast cancer-related lymphedema: a study of concurrent validity. Lymphat Res Biol. 2020;18(6):539–48.

[20] Narushima M, Yamamoto T, Ogata F, Yoshimatsu H, Mihara M, Koshima I. Indocyanine green lymphography findings in limb lymphedema. J Reconstr Microsurg. 2016;32:72–9.

[21] Levenhagen K, Davies C, Perdomo M, Ryans K, Gilchrist L. Diagnosis of upper quadrant lymphedema secondary to cancer: clinical practice guideline from the Oncology Section of the American Physical Therapy Association. Phys Ther. 2017;97:729–45.

[22] Stout Gergich NL, Pfalzer LA, McGarvey C, Springer B, Gerber LH, Soballe P. Preoperative assessment enables the early diagnosis and successful treatment of lymphedema. Cancer. 2008;112:2809–19.

[23] Specht MC, Miller CL, Russell TA, et al. Defining a threshold for intervention in breast cancer-related lymphedema: what level of arm volume increase predicts progression? Breast Cancer Res Treat. 2013;140:485–94.

[24] Fu MR, Cleland CM, Guth AA, Kayal M, Haber J, Cartwright F, Kleinman R, Kang Y, Scagliola J, Axelrod D. L-dex ratio in detecting breast cancer-related lymphedema: reliability, sensitivity, and specificity. Lymphology. 2013;46:85–96.

[25] Barrio AV, Eaton A, Frazier TG. A prospective validation study of bioimpedance with volume displacement in early-stage breast cancer patients at risk for lymphedema. Ann Surg Oncol. 2015;22:S370–5.

[26] Ridner SH, Dietrich MS, Spotanski K, Doersam JK, Cowher MS, Taback B, McLaughlin S, Ajkay N, Boyages J, Koelmeyer L, DeSnyder S, Shah C, Vicini F. A prospective study of L-Dex values in breast cancer patients pretreatment and through 12 months postoperatively. Lymphat Res Biol. 2018;16:435–41.

[27] Hara H, Mihara M, Seki Y, Todokoro T, Iida T, Koshima I. Comparison of indocyanine green lymphographic findings with the conditions of collecting lymphatic vessels of limbs in patients with lymphedema. Plast Reconstr Surg. 2013;132:1612–8.

[28] Suami H, Chang DW, Yamada K, Kimata Y. Use of indocyanine green fluorescent lymphography for evaluating dynamic lymphatic status. Plast Reconstr Surg. 2011;127:74–6.

[29] Yamamoto T, Yamamoto N, Doi K, et al. Indocyanine green-enhanced lymphography for upper extremity lymphedema: a novel severity staging system using dermal backflow patterns. Plast Reconstr Surg. 2011;128:941–7.

[30] Yamamoto T, Matsuda N, Doi K, et al. The earliest finding of indocyanine green lymphography in asymptomatic limbs of lower extremity lymphedema patients secondary to cancer treatment: the modified dermal backflow stage and concept of subclinical lymphedema. Plast Reconstr Surg. 2011;128:314–21.

[31] Neligan PC, Kung TA, Maki JH. MR lymphangiography in the treatment of lymphedema. J Surg Oncol. 2017;115:18–22.

[32] Kleinhans E, Baumeister RG, Hahn D, et al. Evaluation of transport kinetics in lymphoscintigraphy: follow-up study in patients with transplanted lymphatic vessels. Eur J Nucl Med. 1985;10:349–52.

[33] Cheng MH, Pappalardo M, Lin C, Kuo CF, Lin CY, Chung KC. Validity of the novel Taiwan lymphoscintigraphy staging and correlation of Cheng lymphedema grading for unilateral extremity lymphedema. Ann Surg. 2018;268:513–25.

[34] Executive Committee. The diagnosis and treatment of peripheral lymphedema: 2016 consensus document of the International Society of Lymphology. Lymphology. 2016;49:170–84.

[35] Patel KM, Lin CY, Cheng MH. A prospective evaluation of

lymphedema-specific quality-of-life outcomes following vascularized lymph node transfer. Ann Surg Oncol. 2015;22:2424–30.

[36] Arrivé L, Derhy S, Dlimi C, El Mouhadi S, Monnier-Cholley L, Becker C. Noncontrast magnetic resonance lymphography for evaluation of lymph node transfer for secondary upper limb lymphedema. Plast Reconstr Surg. 2017;140:806–11.

[37] Johnson AR, Kimball S, Epstein S, Recht A, Lin SJ, Lee BT, James TA, Singhal D. Lymphedema incidence after axillary lymph node dissection: quantifying the impact of radiation and the lymphatic microsurgical preventive healing approach. Ann Plast Surg. 2019;82(4S Suppl 3):S234–41.

[38] Akita S, Nakamura R, Yamamoto N, et al. Early detection of lymphatic disorder and treatment for lymphedema following breast cancer. Plast Reconstr Surg. 2016;138:192–202.

[39] Akita S, Mitsukawa N, Kuriyama M, et al. Comparison of vascularized supraclavicular lymph node transfer and lymphaticovenular anastomosis for advanced stage lower extremity lymphedema. Ann Plast Surg. 2015;74:573–9.

[40] Yamamoto R, Yamamoto T. Effectiveness of the treatment- phase of two-phase complex decongestive physiotherapy for the treatment of extremity lymphoedema. Int J Clin Oncol. 2007;12:463–8.

[41] Brorson H, Svensson H. Complete reduction of lymphoedema of the arm by liposuction after breast cancer. Scand J Plast Reconstr Surg Hand Surg. 1997;31:137–43.

[42] Ciudad P, Manrique OJ, Adabi K, Huang TC, Agko M, Trignano E, Chang WL, Chen TW, Salgado CJ, Chen HC. Combined double vascularized lymph node transfers and modified radical reduction with preservation of perforators for advanced stages of lymphedema. J Surg Oncol. 2019;119:439–48.

[43] Maldonado AA, Chen R, Chang DW. The use of supraclavicular free flap with vascularized lymph node transfer for treatment of lymphedema: a prospective study of 100 consecutive cases. J Surg Oncol. 2017;115:68–71.

[44] Nguyen AT, Chang EI, Suami H, Chang DW. An algorithmic approach to simultaneous vascularized lymph node transfer with microvascular breast reconstruction. Ann Surg Oncol. 2015;22:2919–24.

[45] Akita S, Tokumoto H, Yamaji Y, et al. Contribution of simultaneous breast reconstruction by deep inferior epigastric artery perforator flap to the efficacy of vascularized lymph node transfer in patients with breast cancer-related lymphedema. J Reconstr Microsurg.

2017;33:571–8.

[46] Nguyen AT, Suami H, Hanasono MM, Womack VA, Wong FC, Chang EI. Long-term outcomes of the minimally invasive free vascularized omental lymphatic flap for the treatment of lymphedema. J Surg Oncol. 2017;115:84–9.

[47] Engel H, Lin CY, Huang JJ, Cheng MH. Outcomes of lymphedema microsurgery for breast cancer-related lymphedema with or without microvascular breast reconstruction. Ann Surg. 2018;268:1076–83.

[48] Coriddi M, Wee C, Meyerson J, Eiferman D, Skoracki R. Vascularized Jejunal mesenteric lymph node transfer: a novel surgical treatment for extremity lymphedema. J Am Coll Surg. 2017;225:650–7.

[49] Kenworthy EO, Nelson JA, Verma R, Mbabuike J, Mehrara BJ, Dayan JH. Double vascularized omentum lymphatic transplant (VOLT) for the treatment of lymphedema. J Surg Oncol. 2018;117:1413–9.

[50] Ciudad P, Manrique OJ, Date S, Agko M, Perez Coca JJ, Chang WL, Lo Torto F, Nicoli F, Maruccia M, López Mendoza J, Chen HC. Double gastroepiploic vascularized lymph node transfers to middle and distal limb for the treatment of lymphedema. Microsurgery. 2017;37:771–9.

[51] Brorson H. Complete reduction of arm lymphedema following breast cancer – a prospective twenty-one years' study. Plast Reconstr Surg. 2015;136:134–5.

[52] Stewart CJ, Munnoch DA. Liposuction as an effective treatment for lower extremity lymphoedema: a single surgeon's experience over nine years. J Plast Reconstr Aesthet Surg. 2017;71(2):239–45.

[53] Damstra RJ, Voesten HG, Klinkert P, Brorson H. Circumferential suction-assisted lipectomy for lymphoedema after surgery for breast cancer. Br J Surg. 2009;96:859–64.

[54] Schaverien MV, Munro KJ, Baker PA, Munnoch DA. Liposuction for chronic lymphoedema of the upper limb: 5 years of experience. J Plast Reconstr Aesthet Surg. 2012;65:935–42.

[55] Lamprou DA, Voesten HG, Damstra RJ, Wikkeling OR. Circumferential suction-assisted lipectomy in the treatment of primary and secondary end-stage lymphoedema of the leg. Br J Surg. 2017;104:84–9.

[56] Salgado CJ, Mardini S, Spanio S, Tang WR, Sassu P, Chen HC. Radical reduction of lymphedema with preservation of perforators. Ann Plast Surg. 2007;59:173–9.

[57] Salgado CJ, Sassu P, Gharb BB, Spanio di Spilimbergo S, Mardini S, Chen HC. Radical reduction of upper extremity lymphedema with preservation of perforators. Ann Plast Surg. 2009;63:302–6.

第8章 步骤精析：淋巴管静脉吻合术的术前评估与手术计划的制订

Step-by-Step Instruction: Lymphaticovenular Anastomosis (LVA) Assessment and Planning

Akitatsu Hayashi 著

梁刚柱 译 张福先 吴勇金 校

在进行淋巴管静脉吻合术（lymphaticovenular anastomosis，LVA）手术时，应根据患者淋巴水肿严重程度（包括水肿部位和症状）来规划手术策略。淋巴结清扫手术导致的淋巴回流障碍属于继发性淋巴水肿，在其发病过程中，不同个体的解剖学特征、淋巴管再生过程，以及其他外在因素的影响不同，肢体淋巴回流的恢复能力也不同。当淋巴水肿影响四肢时，无论是临床的还是亚临床的，在病理生理上淋巴引流已经超过残留的淋巴管负荷并且已经存在淋巴管流出道功能不足。在已经出现真皮淋巴回流表现的患者中，淋巴管还有残留的功能，但大多已经存在淋巴管高压，并且淋巴管会随着时间的推移出现退化，从而在受影响的肢体中出现淋巴液排出功能的丧失。此外，如果患者还未出现真皮淋巴回流的表现，则表明患者的淋巴管仍然具有宝贵的代偿作用。因此，由于人类的四肢也是随着时间的推移出现退化，应该只选择受影响的淋巴管作为 LVA 的通路，以获得临床改善，防止其退化，并保护代偿通路。由于淋巴水肿是一种慢性和进行性疾病，代偿性淋巴通道可能会随着时间的推移而受损，因此在随访期间，必要时可以进行其他 LVA。

一、评估在哪些部位进行淋巴管静脉吻合术

（一）LVA 治疗原发性下肢淋巴水肿

原发性下肢淋巴水肿（lower extremity lymphedema，LEL）通常从足部和踝关节的远端区域向近端发展[1, 2]。肢体远端区域的淋巴管容易出现退化并出现功能障碍。尽管通过 LVA 治疗 LEL 的基本策略是在淋巴水肿部位创建 LVA 以减少相应区域的淋巴液淤滞，但水肿近端部位的 LVA 也可以改善仅表现为肢体远端淋巴水肿的原发性 LEL 患者的症状。LVA 不仅可以减少原发性 LEL 淋巴水肿区域的淋巴液淤滞，还可以减少淋巴液的总量，淋巴液总量过多可能会加重功能较差的淋巴瓣膜和回流血管的负担。因此，足部、踝部、小腿和大腿的多部位 LVA 可以成为原发性 LEL 患者的治疗选择。

一小部分原发性淋巴水肿患者的浅表淋巴系统表现为发育不全或严重发育不全，淋巴显像或吲哚菁绿（ICG）淋巴造影没有出现淋巴管增强的表现。大多数这些发育不全或严重发育不全的患者不适合 LVA[1-3]。

（二）LVA 治疗继发性下肢淋巴水肿

处于非常早期的继发性 LEL 仅在下腹部和腹股沟区域表现为局部淋巴水肿。由于这些早期淋

巴水肿患者的受累肢体上存在功能性腹股沟浅表淋巴结，仅使用腹股沟浅淋巴结处的流出道淋巴管进行 LVA 可能会阻止淋巴水肿的进展[4]。然而，如果包括肿胀和僵硬在内的淋巴水肿症状逐渐从腹股沟区域扩散到大腿、小腿和足部[5]，这种情况下应进行 LVA 以减少淋巴液在相应水肿区域的淤滞。

（三）LVA 治疗上肢淋巴水肿

上肢淋巴水肿（upper extremity lymphedema，UEL）患者的主诉是前臂和手部的沉重和肿胀感，主诉上臂肿胀是非常罕见的。如果患者的上肢没有明显肿胀但主诉瘙痒 / 刺痛，在 ICG 淋巴造影中可以表现为背景呈线性团的前臂皮肤斑点状回流区域。

随着水肿的进展，前臂肿胀更加严重，最终出现手部肿胀。即使患者出现上肢周径的增加，但上肢通常是柔软的，患者主要的主诉是上肢的软组织过多，而不是像前臂那样有沉重感。根据我们的临床经验，这种情况按照国际淋巴学会（ISL）淋巴水肿分期属于典型的 I 期至 II b 期的 UEL。ISL III 期 UEL 的患者的症状存在于整个上肢。

继发性 UEL 患者与继发性 LEL 患者在不同部位肿胀具有差异，这种差异的存在可能有不同的原因。以前的研究报道了 LVA 对 LEL 和 UEL 的两种不同影响[6]。LVA 后在 LEL 中表现为肢体水平方向（横向）的肿胀改善，而在 UEL 则表现为肢体纵向的肿胀改善。这些研究的发现支持这种理论，因为最大的"净阻塞效应"出现在 LEL 中，这解释了为什么 LVA 可以改善肢体的局部"水平"部分的肿胀，低于或高于该部分的肿胀需要另一个旁路手术。在 UEL 中，上肢的肿胀可以完全或部分代偿，因此前臂和手部淋巴管的代偿难度较大。

二、淋巴管静脉吻合术切口位置的规划

在术前识别功能性淋巴管并确定淋巴管和小静脉的位置对于成功进行 LVA 是非常重要的。

ICG 淋巴造影作为一种微创成像方式特别有用，它不仅可以用于评估淋巴水肿的严重程度，还可以通过术前观察淋巴管和淋巴液停滞来确定 LVA 手术的切口位置。然而，在受严重淋巴水肿影响的四肢中，ICG 淋巴造影无法显示存在真皮淋巴回流遮挡下的淋巴流动，尤其是"星尘""弥散"模式的真皮淋巴回流[7]（图 8-1）。ICG 淋巴造影需要在检查前注射 ICG，对碘过敏的患者不能进行此项检查。为了检查被直接真皮淋巴回流模式掩盖的区域或对 ICG 有过敏反应的患者的淋巴管，有报道显示传统的高频超声（conventional high-frequency ultrasound，CHFUS）和超高频超声（ultrahigh-frequency ultrasound，UHFUS）可替代 ICG 淋巴造影，即使是受淋巴水肿严重影响的四肢也可以进行[8-11]。超声检查对于 LVA 的术前计划具有更大的实用性，并且超声引导检测淋巴管淋巴水肿可使 LVA 手术更有效。

（一）使用常规高频超声检测和选择淋巴管

使用常规高频超声（CHFUS）检查淋巴管最重要的是将其与血管和神经区分开来。淋巴管、血管和神经都有特定的形状、回声结构和彩色多普勒模式（图 8-2）。最好在超过 15MHz 的频率下使用彩色多普勒模式的线性探头来精确区分它们。淋巴管在 CHFUS 下表现为间歇性均匀、低回声和镜面畸形图像。但如果淋巴管过细（＜0.3mm），可能会被误认为是皮下静脉和神经，因为即使使用彩色多普勒模式也很难判断小血管的形状。

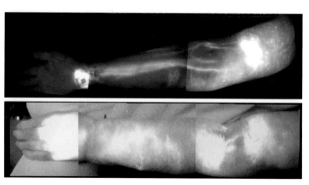

▲ 图 8-1 运用吲哚菁绿（ICG）淋巴造影确定皮肤切口位置（上方图片的病例），但是对于下方图中患者不适合

ICG 淋巴造影有深度限制，只能检测到体表 1.5～2cm 的淋巴管。大腿和上臂区域的一些淋巴管距离皮肤表面 2～3cm。因此，使用 ICG 淋巴造影很难检测这些区域的淋巴管。这些区域的淋巴管有时位于深层丰富的脂肪组织中，所以对于外科医生这些区域淋巴管的检测一直很具有挑战性。由于这些区域的 LVA 切口主要根据外科医生的经验确定，因此在部分切口未找到淋巴管是常有的

事。淋巴管的术前超声检测解决了这种不确定性，即使在富含脂肪组织的深层，也能显示淋巴管的确切位置（图 8-3）。

是否存在大口径的淋巴管并且具有丰富的淋巴液流量是决定 LVA 治疗肢体淋巴水肿患者疗效的重要因素。通过使用 CHFUS，外科医生可以在术前使用超声检查和选择管腔扩张的淋巴管。超声显示管腔扩张的淋巴管仍具有瓣膜功能和高流量。

（二）使用超高频超声检测和选择淋巴管

上限频率为 15～20MHz 的 CHFUS 系统的缺点是它高度依赖于超声检查者的经验，并且当淋巴管<0.3mm 时，很难将淋巴管与皮下静脉或神经区分开来。CHFUS 通常难以对小口径的解剖结构进行精确成像。超高分辨率超声系统的最新技术可提供高达 70MHz 的频率和精细至 30μm 的分辨率能力，这可以对小口径解剖结构进行更精确的成像（图 8-4）。UHFUS 可以更准确地对淋巴管进行成像，为淋巴管的检测提供有价值的新信息。UHFUS 相较 CHFUS，在检测淋巴管和周围组织时具有更清晰的图像。当超声探头被推到检查部位的皮肤上时，静脉会塌陷，而淋巴管在相同条

	形状	回声结构	彩色多普勒模式
淋巴管	针刺状畸形	低回声	−
血管	圆形	低回声	+/−
神经	• 蜂巢 • 椭圆状（浅表神经）	• 合并低回声束的亮回声结构 • 一个低回声束（浅表神经）	−

▲ 图 8-2 淋巴管、血管，以及神经的超声波影像特点

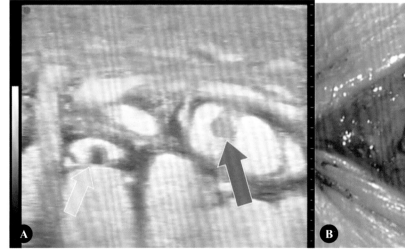
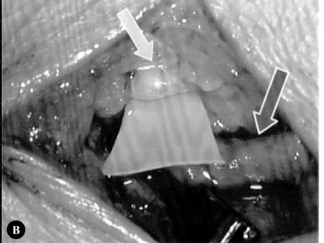

▲ 图 8-3 A. 运用传统高频超声（CHFUS）对膝部的淋巴管（黄箭）和静脉（绿箭）进行检查，膝部的淋巴管位于深部含脂肪组织丰富的层次；B. 在 CHFUS 引导下确定膝部切口，在富含脂肪的组织层中分离淋巴管（黄箭）和静脉（绿箭）

件下塌陷的可能性较小。可以看到在管腔内移动的淋巴液，以及功能瓣膜。此外，根据最近的影像学表现与组织学分析的对比研究发现，低回声区域周围的高回声区域表明平滑肌细胞的退化状态和淋巴管中胶原纤维的增生（图 8-5）。因此，外科医生可以在术前使用 UHFUS 来选择最佳的淋巴管。

UHFUS 的缺点之一是其有限的成像深度，它可以获得距离皮肤表面最深 10mm 的组织图像。前臂和小腿的淋巴管位于较浅的组织层次，通过 UHFUS 可以清楚地看到，但上臂和大腿的淋巴管位于更深的层次，所以无法看到该处的淋巴管。如果要检测距离皮肤表面超过 10mm 的淋巴管，

建议使用 48 MHz 的超声探头（最大图像深度为23.5mm）。UHFUS 的推荐检查方案如下。

- 手和前臂：70MHz。
- 上臂：70MHz → 48MHz。
- 脚和小腿：70MHz → 48MHz。
- 大腿：48MHz → CHFUS。

（三）使用超声波检测和选择小静脉

在术中找到适合与检测到的淋巴管作吻合的小静脉也很困难并且要求较高。外科医生经常面临这样的情况，即有适合的淋巴管但没有适合行LVA 的小静脉，尤其是在前臂区域。在这种情况下，外科医生试图扩大切口以找到合适的静脉，

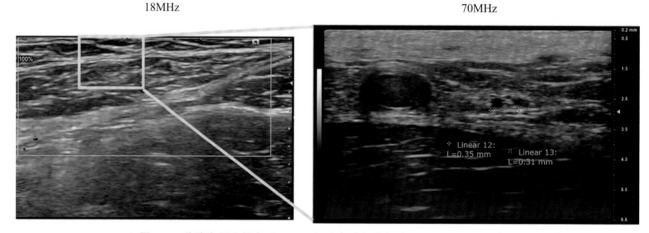

▲ 图 8-4　传统高频率超声（CHFUS）和超高频率超声（UHFUS）的图像对比

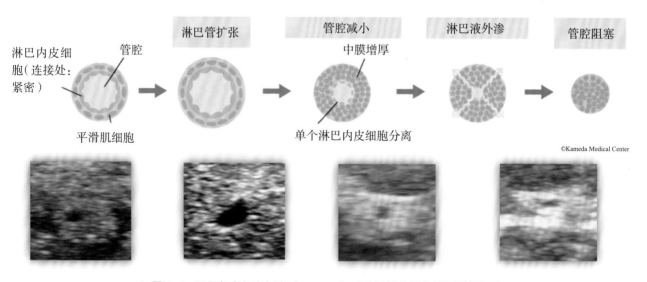

▲ 图 8-5　运用超高频率超声（UHFUS）对淋巴管的退化情况进行评估

这会留下很长的瘢痕，对治疗结果没有任何帮助。超声波不仅可以检测淋巴管，还可以检测小静脉。外科医生可以很容易地选择适合淋巴管直径大小的小静脉，并确定小静脉的位置。外科医生还可以在淋巴管 – 静脉分流术前使用超声彩色多普勒模式下的"推放技术"选择回流较少的小静脉，以预防静脉回流。术前超声检测技术的这些优点减少了解剖血管用于 LVA 所需的时间，也提高了术后肢体体积缩小率。

LVA 的静脉选择策略在 UEL 和 LEL 的患者之间有所不同。在 UEL 患者中，选择 LVA 的泵静脉对于获得好的治疗效果至关重要[12]。然而，为 LEL 患者选择理想的 LVA 静脉似乎与 UEL 不同；仅仅为 LEL 选择 LVA 中的泵静脉可能没有临床优势。在 LEL 患者中，重力效应相较静脉泵功能来说有更明显的影响。良好的静脉瓣膜功能可以防止血液反流到吻合的淋巴管以抵抗站立位或坐位时重力的影响，这在 LVA 中对于 LEL 更为重要[13, 14]。

参考文献

[1] Yamamoto T, Yoshimatsu H, Narushima M, et al. Indocyanine green lymphography findings in primary leg lymphedema. Eur J Vasc Endovasc Surg. 2015;49:95–102.

[2] Mangialardi ML, Lorenzano V, Pagliara D, et al. Indocyanine green lymphography, lymphoscintigraphy, and genetic analysis in nonsyndromic primary lymphedema: the distal dermal backflow grading system and the print sign. J Reconstr Microsurg. 2019;36(3):157–64. https://doi.org/10.1055/s-0039– 1698748.

[3] Hara H, Mihara M, Ohtsu H, et al. Indication of lymphaticovenous anastomosis for lower limb primary lymphedema. Plast Reconstr Surg. 2015;136:883–93.

[4] Yamamoto T, Yamamoto N, Yamashita M, et al. Efferent lymphatic vessel anastomosis: supermicrosurgical efferent lymphatic vessel-to- venous anastomosis for the prophylactic treatment of subclinical lymphedema. Ann Plast Surg. 2016;76:424–7.

[5] Yamamoto T, Matsuda N, Doi K, et al. The earliest finding of indocyanine green lymphography in asymptomatic limbs of lower extremity lymphedema patients secondary to cancer treatment: the modified dermal backflow stage and concept of subclinical lymphedema. Plast Reconstr Surg. 2011;128:314e–21e.

[6] Seki Y, Yamamoto T, Kajikawa A. Lymphaticovenular anastomosis for breast cancer treatment-related lymphedema: three-line strategy for optimal outcome. J Plast Reconstr Aesthet Surg. 2018;71(6):e13–4.

[7] Ogata F, Narushima M, Mihara M, et al. Intraoperative lymphography using indocyanine green dye for near-infrared fluorescence labeling in lymphedema. Ann Plast Surg. 2007;59:180–4.

[8] Hayashi A, Yamamoto T, Yoshimatsu H, et al. Ultrasound visualization of the lymphatic vessels in the lower leg. Microsurgery. 2016;36:397–401.

[9] Hayashi A, Hayashi N, Yoshimatsu H, et al. Effective and efficient lymphaticovenular anastomosis using preoperative ultrasound detection technique of lymphatic vessels in lower extremity lymphedema. J Surg Oncol. 2018;117:290–8.

[10] Hayashi A, Giacalone G, Yamamoto T, et al. Comparative study of ultra high-frequency ultrasonographic imaging with 70 MHz scanner for visualization of the superficial lymphatic vessels in extremities. Plast Reconstr Surg Glob Open. 2019;7(1):e 2086. https://doi.org/10.1097/GOX.0000000000002086.

[11] Visconti G, Yamamoto T, Hayashi N, et al. Ultrasound-assisted lymphaticovenular anastomosis for the treatment of peripheral lymphedema. Plast Reconstr Surg. 2017;139:1380e–1e.

[12] Seki Y, Kajikawa A, Yamamoto T, et al. The dynamic-lymphaticovenular anastomosis method for breast cancer treatment-related lymphedema: creation of functional lymphaticovenular anastomoses with use of preoperative dynamic ultrasonography. J Plast Reconstr Aesthet Surg. 2019;72:62–70.

[13] Yang JC, Wu SC, Chiang MH, Lin WC. Targeting reflux-free veins with a vein visualizer to identify the ideal recipient vein preoperatively for optimal lymphaticovenous anastomosis in treating lymphedema. Plast Reconstr Surg. 2018;141:793–7.

[14] Visconti G, Salgarello M, Hayashi A. The recipient venule in supermicrosurgical lymphaticovenular anastomosis: flow dynamic classification and correlation with surgical outcomes. J Reconstr Microsurg. 2018;34:581–9.

第9章　步骤精析：淋巴管静脉吻合术 *

Step-by-Step Instruction: Lymphaticovenular Anastomosis (LVA) Techniques

Takumi Yamamoto　Jose Ramon Rodriguez　著

李海磊　译　　张福先　吴勇金　校

淋巴管静脉吻合术（LVA）是一种淋巴 – 静脉分流手术。历史上，各种淋巴 – 静脉分流术已被用于治疗阻塞性淋巴水肿，包括淋巴结 – 静脉分流术、显微外科手术淋巴 – 静脉植入或经典的淋巴管静脉吻合术，以及超显微外科手术 LVA[1-7]。由于淋巴本来在静脉角流入静脉循环，淋巴 – 静脉分流手术绕过阻塞的淋巴进入静脉循环，解决了阻塞性淋巴水肿的病理生理学问题[1-3, 6-10]。与将淋巴结或淋巴管插入相对较大静脉的其他淋巴静脉分流不同，在 LVA 中，淋巴管以内膜到内膜的接合方式与微静脉或小静脉吻合（图 9-1）[1, 3-6, 11-13]。由于显微淋巴管静脉吻合术中，吻合口由内皮细胞覆盖，而其他淋巴 – 静脉分流术在吻合部位显露了外膜或其他组织，因此显微外科手术 LVA 吻合部位血栓形成的风险较低，未见严重并发症的报道[4, 12-14]。

一、患者选择与术前评估

淋巴管静脉吻合术是一种搭桥手术，适用于阻塞性淋巴水肿，以及因淋巴回流障碍引起的乳糜性疾病，如乳糜胸和乳糜腹[3-9, 14-16]。对于阻塞性淋巴水肿，适用于经保守治疗无效的患者；所有患者均接受至少 3 个月的保守治疗，如弹力袜压力治疗、淋巴引流或弹力绷带压力治疗，但无明显临床改善。LVA 对某些类型的原发性淋巴水肿无效[5, 17-19]。随着淋巴水肿的进展，淋巴管出现

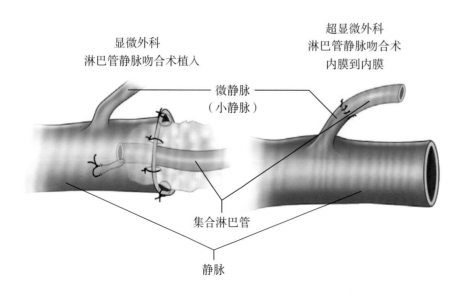

图 9-1　显微外科淋巴管静脉吻合术或植入术及超显微外科淋巴管静脉吻合术（LVA）
当静脉反流发生时，在显微外科植入术中血栓形成是不可避免的，而超显微外科 LVA 可以防止血栓形成

*. 第 9 章配有视频，可登录网址 https://doi.org/10.1007/978-3-030-93039-4_9 观看。

硬化，淋巴流量减少，因此 LVA 对伴有严重淋巴硬化的晚期淋巴水肿无效（表 9-1）[4, 7, 20-23]。为了最大限度地提高 LVA 的治疗效果，充分的术前评估和适当的患者选择非常重要。轻度硬化的 "S1" 淋巴管是 LVA 的最佳选择[3, 6, 10, 14, 19]。由于 LVA 术后即刻的加压治疗至关重要，患者应对压力治疗有很好的依从性：下肢采用 3 级压力，上肢采用 2 级压力[13, 14, 19]。

淋巴回流显像是评估淋巴水肿的最重要方面。在各种评估中，如淋巴造影和磁共振淋巴造影（MRL）、吲哚菁绿（ICG）淋巴造影在淋巴水肿的严重程度分期中具有最强的证据基础，可以预测预后、术前淋巴定位、术中导航和 LVA 手术的术后随访[6, 10, 13-16, 24-30]。双期观察 ICG 淋巴造影被称为动态 ICG 淋巴造影，可通过一次 ICG 注射评估病理生理学严重程度和适合 LVA 的淋巴管定位[19, 29, 30]。第一次观察是在注射 ICG 后的早期短暂阶段立即进行的，此时标记线性图案（线性荧光图像）以定位集合淋巴管。第二次观察是在注射 ICG 后的 2h 或更长时间内进行的，此时评估了真皮回流（DB）图案（飞溅、星尘和弥漫图案）的扩展（图 9-2）[19, 29, 30]。

对于继发性淋巴水肿，根据动态 ICG 淋巴造影结果确定 ICG 分期（表 9-2；图 9-3）[20-25]。LVA 最适合用于 ICG Ⅱ～Ⅳ 期淋巴水肿，其中 ICG 淋巴造影显示线性图案和真皮回流图案（通

常为星尘图案）。ICG Ⅰ 期为亚临床淋巴水肿，可进行预防性 LVA。在 ICG Ⅴ 期，由于严重的淋巴硬化，不存在线性图案，LVA 无效。因此，血管化淋巴结移植（VLNT）更适合于 ICG Ⅴ 期患者[6, 18, 20]。

对于原发性淋巴水肿，ICG 分类是根据 ICG 淋巴造影结果确定的，包括近端真皮回流（proximal DB，PDB）、远端真皮回流（distal DB，DDB）、低增强（less enhancement，LE）和无增强（no enhancement，NE）类型（表 9-3，图 9-4）[17, 19]。PDB 型和 DDB 型为阻塞性淋巴水肿，适合淋巴管静脉吻合术；当淋巴管静脉吻合术无效时考虑血管化淋巴结移植[17, 19]。低增强型通常与淋巴泵功能恶化或浅表淋巴系统发育不良有关，建议进行严格的压力治疗。无增强型为局部淋巴管发育不全或严重发育不全，不建议使用 LVA；通常只发现纤维索，没有任何适合 LVA 的集合淋巴管；因此，血管化淋巴结移植或抽脂更适合无增强型原发性淋巴水肿。

二、切口位置设计

LVA 的切口位置应设计在明显的凹陷性水肿、有适合吻合的淋巴管的地方；淋巴管虽是病理性的，但仍有功能。尽管许多显微外科手术医生误解了在 ICG 淋巴造影显示完整淋巴管的线性图案时进行 LVA，但如表 9-1 所示，在有轻微硬化的 "S1" 淋巴管的情况下进行 LVA 的治疗效果最

表 9-1　淋巴硬化症的严重程度分级			
严重程度		术中所见的淋巴管[a]	
	壁厚	外观	壁可扩展性	管腔
S0	非常薄	半透明	可扩展	可识别
S1	薄	白色	可扩展	可识别
S2	厚	白色	不可扩展	可识别
S3	非常厚	白色	不可扩展	不可识别

a. 在手术显微镜下进行评估

经许可转载，引自 Yamamoto 等[20]

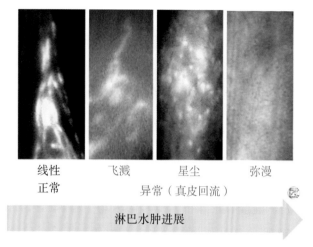

线性　　飞溅　　星尘　　弥漫
正常
异常（真皮回流）

淋巴水肿进展

▲ 图 9-2　晚期稳定阶段观察的典型吲哚菁绿（ICG）淋巴造影结果。正常的线性图案和异常的真皮回流（DB）图案（飞溅、星尘和弥漫）

表 9-2　继发性淋巴水肿的吲哚菁绿（ICG）分期	
ICG 分期	ICG 淋巴造影结果
0 期	仅线性图（无真皮回流图案）
I 期	线性图案 + 飞溅图案 [a]
II 期	线性图案 + 星尘 / 弥漫图案（1 个区域）[b]
III 期	线性图案 + 星尘 / 弥漫图案（2 个区域）[b]
IV 期	线性图案 + 星尘 / 弥漫图案（3 个区域）[b]
V 期	仅星尘 / 弥漫图案（无线性图案）

ICG. 吲哚菁绿
a. 飞溅图案通常出现在腋窝 / 腹股沟周围
b. 上肢 / 下肢分为 3 个区域，包括上臂 / 大腿、前臂 / 小腿和手 / 脚

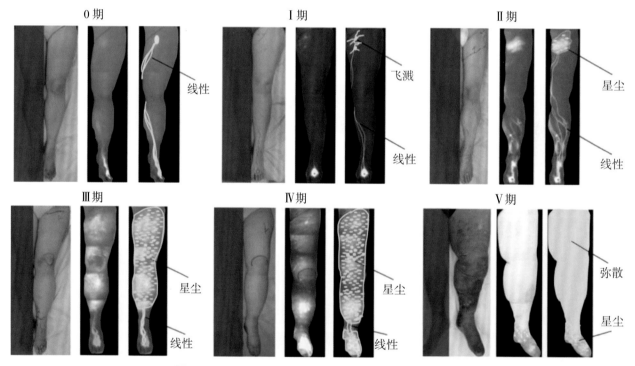

0 期　　　　　　　　　I 期　　　　　　　　　II 期
线性　　　　　　飞溅　　　线性　　　　　星尘　　　线性
III 期　　　　　　　　IV 期　　　　　　　　V 期
星尘　　　线性　　　星尘　　　线性　　　弥散　　　星尘

▲ 图 9-3　继发性淋巴水肿的吲哚菁绿（ICG）淋巴造影分期

大 [3-11, 18, 20, 23]。使用完整的"S0"淋巴管进行 LVA 甚至可能是有害的，因为每个吻合口都有阻塞的风险，导致额外的淋巴回流阻塞和进一步进展的淋巴水肿；完整的淋巴管，如 ICG 淋巴造影显示的线性图案，应予以保留。相反，真皮回流型淋巴管对 LVA 可能更适合；LVA 通过挽救受影响但仍有功能的淋巴管来改善淋巴循环 [19-21, 23]。

为了定位最适合 LVA 的可挽救淋巴管，动态 ICG 淋巴造影是最有用的成像方式 [19, 29, 30]。通过双阶段观察，确定 LVA 的"重叠"区域并将其作为目标。在这些区域，ICG 淋巴造影在早期短暂阶段显示线性图案，而在晚期稳定阶段显示 DB 图案，通常是星尘图案（图 9-5）[19, 24-30]。重叠区域代表轻微病理和仍有功能的淋巴管，当 ICG 淋巴造影短暂显示线性图案时，外科医生可以很容易地找到淋巴管。更重要的是，淋巴管有一定程度的硬化，大部分具有高淋巴流量[19, 20, 23]。弥漫型淋巴管通常严重硬化，不适合 LVA。

上 / 下肢分为 3 个区域，包括上臂 / 大腿、前臂 / 小腿和手 / 脚[14, 19-23]。在动态 ICG 淋巴造影显示重叠的区域中设计至少一个切口。例如，当患者患有大腿和小腿淋巴水肿时至少要设计两个切口。当出现明显的周向水肿时还应处理次要的通路，如外侧通路和后方通路。

静脉定位对于设计皮肤切口部位也很重要。无红外光发射的近红外相机将浅静脉可视化为黑线[6, 15, 16, 24-28]。虽然浅静脉有时有用，但深静脉更适合用作 LVA 受体血管。它们内部通常有完整的瓣膜，防止静脉反流。超声对检测合适的受体静脉更有用。在经验丰富的手上，超声还可以定位

表 9-3 原发性淋巴水肿的吲哚菁绿（ICG）分型	
ICG 分型	**ICG 淋巴造影结果**
PDB 型	DB 图案主要在近端区域
DDB 型	DB 图案主要在远端区域
LE 型	仅远端区域呈线性图案（无 DB 图案）
NE 型	无增强（无线性或 DB 图案）

ICG. 吲哚菁绿；DB. 真皮回流；PDB. 近端真皮回流；DDB. 远端真皮回流；LE. 增强程度低；NE. 无增强

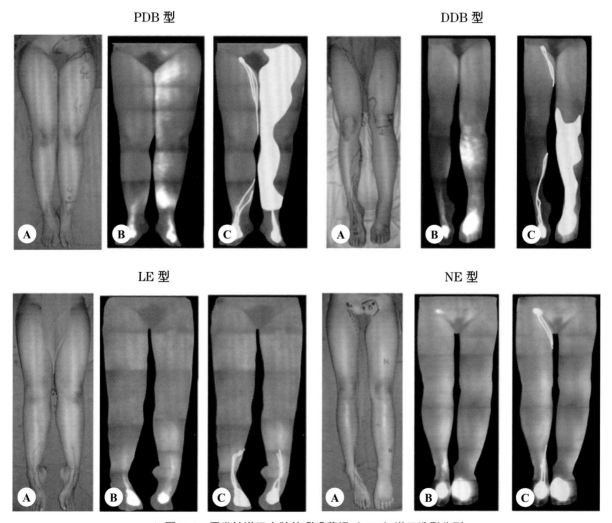

▲ 图 9-4 原发性淋巴水肿的吲哚菁绿（ICG）淋巴造影分型
PDB. 近端真皮回流；DDB. 远端真皮回流；LE. 增强程度较低；NE. 无增强（经许可转载，引自 Yamamoto 等[17]）

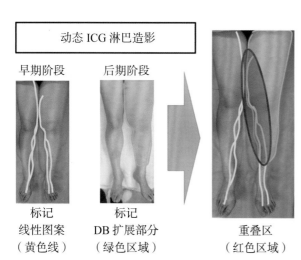

▲ 图 9-5 吲哚菁绿（ICG）淋巴造影显示重叠区
DB. 真皮回流

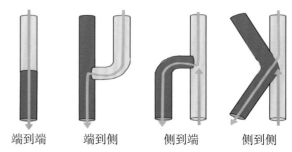

▲ 图 9-6 淋巴管静脉吻合术（LVA）的 4 种基本吻合构型

适合 LVA 的淋巴管[13, 14, 19]。

当没有可用的术前定位仪器时，根据解剖标志设计切口位置[3, 4, 8, 10, 19]。对于下肢淋巴水肿，建议沿着隐静脉的前后路径。特别是大腿远端和小腿中端是具有合适淋巴管和受体静脉的可靠部位，大腿上缘的内侧、髌骨内侧缘和内踝内侧缘之间的中点也是如此。对于上肢淋巴水肿，建议从手的第二指蹼到肘窝外 1/3 到腋窝，以及从手腕的掌侧中线到肘窝内 1/3 再到腋窝。

三、吻合构型的考虑

有 4 种基本吻合构型，包括端到端（end-to-end，EE）、端到侧（end-to-side，ES）、侧到端（side-to-end，SE）和侧到侧（side-to-side，SS）吻合（图 9-6）[4, 7-9, 19]。从淋巴动力学的角度来看，侧端吻合和侧侧吻合更好，它们通过一个吻合引导双向淋巴流动[7-9]。然而，SE 和 SS 吻合需要有技术要求的淋巴切开术，当淋巴管硬化时尤其困难[7, 9, 20]。远期通畅率是吻合构型中最重要的考虑因素。在 4 种基本吻合中，EE 吻合通畅率最高，ES 吻合通畅度最低[13, 14, 19]。EE 吻合是最基本、技术要求最低的。因此，大多数情况下建议采用 EE 吻合术[4, 8, 19]。一个淋巴管的理想吻合构型是双 EE 吻合；切断淋巴管，然后以 EE 方式将两个残余部

分与两个静脉吻合[4, 19]。本章介绍了用于单 EE 吻合的 LVA 技术。

四、淋巴管静脉吻合术的分步技术（见本章视频）

第一步：皮肤切口及牵开

整个手术，包括注射局部麻醉药，都是在手术显微镜下进行的。用 1% 利多卡因和 1 : 100 000 肾上腺素沿设计的皮肤切口线浸润局部麻醉后，用手术刀切开真皮层。尽管有些报道使用蓝色染料注射来寻找淋巴管，但我们不使用手术野远端的染料注射；如果外科医生仅依靠染料注射，许多未染色的淋巴管可能会受损伤。系统的解剖游离对于安全可靠的 LVA 至关重要。游离过程的大多数部分使用功率设置为 5-7 的电刀；解剖器或尖的蚊式血管钳有时用于深层血管解剖。完全切开真皮层后，应用 2~3 个皮肤牵开器以获得最佳的手术视野便于游离；当手术区域位于肢体的内侧或外侧时应用第 3 个牵开器，以使手术区域水平[19]。

第二步：游离受体静脉

游离表层脂肪层以寻找受体静脉。真皮下方的皮下静脉可以用作受体，但首选稍深些的皮下静脉分支，如隐静脉、头静脉和贵要静脉，因为它们可能具有完整的瓣膜以防止静脉反流。在整个游离过程中不应破坏脂肪小叶，小叶间解剖很重要（图 9-7）[14, 19]。在所有的患者中受体静脉位于浅筋膜的浅面。在解剖淋巴管之前应先解剖受体静脉。尽可能远端切开静脉，以包括尽可能多

的内部瓣膜。当发现的静脉相对较大时，应在近端和远端解剖，以寻找适合 LVA 的较小分支。一旦找到合适的静脉并在足够远的位置游离，则在静脉远端残端结扎的情况下尽可能远地切断静脉（图 9-8）。

第三步：显露及切开浅筋膜

获得受体静脉后，下一步是解剖浅筋膜（图 9-9）；重点应该放在细致的无血小叶间解剖上，在这个阶段不要试图寻找淋巴管。浅筋膜应在整个手术区域广泛显露，然后用电刀仔细切开；集合淋巴管位于浅筋膜的正下方。

第四步：集合淋巴管的解剖

浅筋膜切开完成后，用钝性游离切开小叶之间的深脂肪层；解剖器的头端插入脂肪小叶之间，打开头端解剖小叶间的深层脂肪组织。如有集合淋巴管，则其位于浅筋膜的正下方，因此不应进行太深的解剖[19]。如在解剖所有小叶间间隙后未发现淋巴管，则应延长皮肤切口以探查附近的其他小叶间间隙，或者改变手术区域。如果那里没有淋巴管，外科医生就不应该进行更深的解剖。当发现淋巴管时，在其下方放置一根 3-0 尼龙线，以防淋巴管丢失（图 9-10），然后尽可能在近端切开淋巴管。

第五步：LVA 血管准备

静脉和淋巴管的外膜要像传统显微外科手术一样被仔细修剪。用肝素生理盐水冲洗静脉管腔，以清除可能的微凝块并检查静脉反流。在解剖过程中可能会出现微凝块，应将其冲洗干净。当静脉出现反流时，应使用血管夹以保持静脉在吻合过程中不出血。吻合应完全无张力，不像在传统微血管吻合中，扭转带来的问题不大。不应修剪静脉以调整吻合部位的位置，静脉应尽可能长以包含尽可能多的瓣膜。只有当有太严重的扭转时才应修剪淋巴管。

第六步："内膜与内膜接合"吻合

吻合前立即通过静脉残端再次用肝素盐水

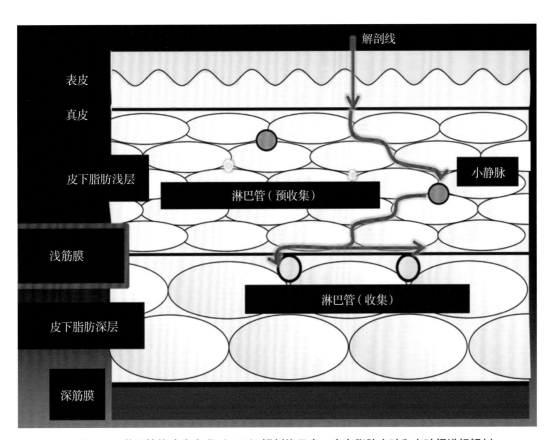

▲ 图 9-7　淋巴管静脉吻合术（LVA）解剖线示意，应在脂肪小叶和小叶间进行解剖

冲洗。为防止吻合部位血栓形成，吻合部位处不应显露除内皮外的其他组织。吻合使用超微缝合线，0.5～1.0mm 血管采用 11-0（65μm 针），0.2～0.5mm 血管采用 12-0（505μm 针），而 12-0（30μm 针）则用于 0.1～0.3mm 血管[6, 10, 13, 14, 19]。从淋巴管上开始缝合在大小和位置上对外科医生来说更容易。如果管腔难以识别，则静脉到淋巴的缝合顺序可能是有用的，因为静脉的管腔通常更容易识别。血管内支架也可用于在吻合过程中保持管腔开放[4, 19]，根据血管直径，将几毫米长的 3-0 至 7-0 尼龙线插入淋巴管。针头插入血管壁和血管内支架之间的空间并从中取出，从而显著促进了手术过程。对于端端吻合，最后 1～2 针要

松开，以便从游离血管两端之间的空间取出尼龙支架。通常一个端端吻合术需要 6 针，只有当血管<0.2mm 时，4 针可能足够。通过远端压迫后静脉扩张和半透明淋巴的存在，以及术中 ICG 淋巴造影（图 9-11）来确认通畅性[4, 6, 15, 16]。

第七步：血管及吻合部位的保护

吻合完成后，破坏浅筋膜上下方的脂肪组织以便放置血管及其下方的吻合部位。血管应放置在尽可能深的地方，以保护其在术后压力治疗时免受剪切力（图 9-12）。

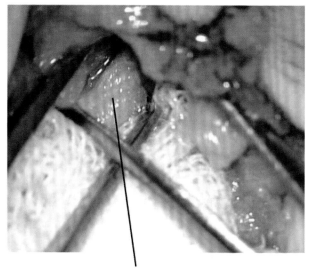

集合淋巴管（在浅筋膜下方发现）

▲ 图 9-10　通过小叶间解剖在浅筋膜下方的脂肪小叶之间发现淋巴管

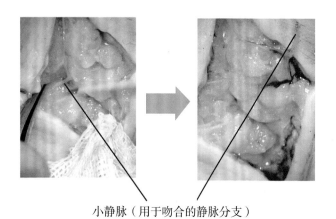

小静脉（用于吻合的静脉分支）

▲ 图 9-8　游离受体静脉。应尽可能远地游离和切断静脉，以便于更深层的解剖

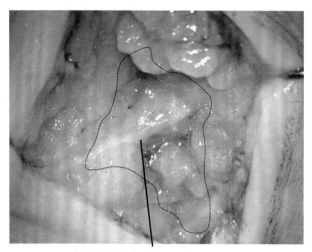

浅筋膜（静脉游离后的广泛显露）

▲ 图 9-9　浅筋膜的广泛显露

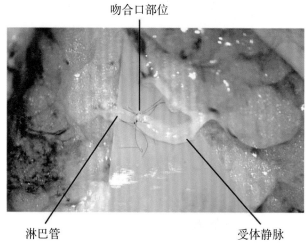

吻合口部位

淋巴管　　　　　　　　　　受体静脉

▲ 图 9-11　超显微外科端端（EE）吻合术，采用内膜到内膜的接合方式

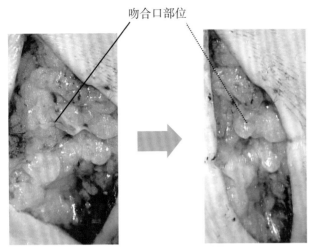

吻合口部位

▲ 图 9-12　用脂肪组织覆盖以保护血管和吻合口

第八步：小心缝合皮肤

皮肤也在手术显微镜下缝合。外科医生须特别注意静脉，因为静脉通常位于最表层。使用 4-0 PDS 的缝线缝合真皮，注意不要触及或影响血管。手术胶带通常在皮肤缝合后使用。如果伤口有明显渗出，可使用 6-0 尼龙线缝合皮肤表面。

五、术后管理与随访

LVA 后应立即使用术前穿的压力服[13, 14, 19]。在没有外部压迫的情况下，淋巴压力和静脉压力相似，LVA 后的淋巴流可能来回流动，这可能引起吻合部位血栓形成。由于淋巴系统是淋巴水肿肢体的封闭系统，因淋巴流阻塞，因此淋巴压力在外部压迫下会升高。此外，静脉系统是开放的系统，静脉压力在外部压迫下不发生变化。静脉血只是向近端移动而没有压力变化。因此，外部压迫产生了淋巴到静脉的压力梯度和持续的淋巴到静脉流动，防止了吻合部位血栓形成[19]。

超微缝合线显露于吻合部位，通常在 1～2 周被内皮覆盖[12, 19]。LVA 后 2 周内建议 24h 穿加压服，只有在淋浴或洗澡时才能脱掉。LVA 后 2 周后，仅在白天穿着加压服，夜间不穿。术后第一天和术后 2 周检查伤口。当使用皮肤表面缝合线时，在术后 2 周将其拆除。每 3 个月对患者进行

一次随访，评估主观症状的严重程度、蜂窝织炎的发生情况，并进行计算肢体淋巴水肿体积的周向测量[6-10, 28]。加压服每 6 个月更换一次。每年进行 ICG 淋巴造影和 MR 成像，分别评估淋巴循环和脂肪 / 液体比值。

LVA 术后，加压服至少穿着 1 年。当满足以下标准时压力可以逐渐减少：①无紧张感；②无蜂窝织炎发作；③持续的体积减少；④ ICG 淋巴造影显示淋巴循环改善[13, 19]。即使在完全解除了压力（所谓的"治愈"状态）后，患者每年也应进行淋巴回流影像检查，如 ICG 淋巴造影。如果 ICG 淋巴造影显示再次恶化，则应恢复压力。当 LVA 术后体积部分减少但仍有明显肿胀时，可考虑再次进行 LVA。当 LVA 根本无效时，应考虑进行更进一步的手术，如 VLNT[8, 10, 18, 19]。

六、并发症

根据资深作者（T.Y.）的超过 10 000 多例淋巴吻合术的经验，未观察到严重并发症。然而 LVA 术后仍有可能发生并发症的风险，已有一些报道显示术后出现轻微并发症[3, 7, 13, 14, 19]。通过常规的术前消毒、术中使用抗生素（皮肤切开前 30min）和术后皮肤护理，可以预防手术部位感染和可能的继发蜂窝织炎[4, 5, 10, 13, 19]。当因年老或长期类固醇治疗导致皮肤脆弱时，可能会发生压力治疗导致的压力性溃疡，应通过仔细观察皮肤和适当使用压力服来避免[14, 19]。显微镜光照可能会导致热烧伤，术中应监控皮肤状况，不允许过度干燥[3]。LVA 伴静脉反流后可见紫色皮肤颜色变化，颜色变化是由于逆行血液灌注到真皮毛细淋巴管[5, 7]。颜色变化通常在 3～4 周消失，可以通过严格的术后压力治疗来预防和减少。

七、经验与教训

• 动态 ICG 淋巴造影对于确定 LVA 是否有适应证，以及在重叠区域定位适合 LVA 的淋巴管非常重要。

- 应保留完整的淋巴管，在非水肿区域的 ICG 淋巴造影中显示为线性图案不应进行 LVA。
- 解剖上的逐层小叶间游离是安全快速发现受体静脉和淋巴管的关键。浅筋膜是解剖淋巴管的标志，淋巴管位于浅筋膜之下。
- 应尽可能远地游离受体静脉，包含许多瓣膜，

以防止静脉反流和随后的吻合部位血栓形成。不应修剪静脉，相反，当预期有太多的扭转时应该修剪淋巴管。

- 使用 11-0（65μm 针）或 12-0（30μm 针）缝合线确保内膜与内膜的吻合对于成功的超显微外科吻合至关重要。

参考文献

[1] Degni M. Surgical management of selected patients with lymphedema of the extremities. J Cardiovasc Surg. 1984;25(6):481–8.

[2] Campisi C, Davini D, Bellini C, et al. Lymphatic microsurgery for the treatment of lymphedema. Microsurgery. 2006;26(1):65–9. https://doi.org/10.1002/micr.20214.

[3] Yoshida S, Koshima I, Imai H, et al. Microscope-induced thermal burns during lymphaticovenular anastomosis. Ann Plast Surg. 2020;84(5):e24–6.

[4] Yamamoto T, Narushima M, Kikuchi K, Yoshimatsu H, Todokoro T, Mihara M, Koshima I. Lambda-shaped anastomosis with intravascular stenting method for safe and effective lymphaticovenular anastomosis. Plast Reconstr Surg. 2011;127(5):1987–92.

[5] Yamamoto T, Koshima I, Yoshimatsu H, Narushima M, Mihara M, Iida T. Simultaneous multi-site lymphaticovenular anastomoses for primary lower extremity and genital lymphoedema complicated with severe lymphorrhea. J Plast Reconstr Aesthet Surg. 2011;64(6):812–5.

[6] Yamamoto T, Narushima M, Yoshimatsu H, Seki Y, Yamamoto N, Oka A, Hara H, Koshima I. Minimally invasive lymphatic supermicrosurgery (MILS): indocyanine green lymphography-guided simultaneous multi-site lymphaticovenular anastomoses via millimeter skin incisions. Ann Plast Surg. 2014;72(1):67–70.

[7] Yamamoto T, Yoshimatsu H, Yamamoto N, Narushima M, Iida T, Koshima I. Side-to-end lymphaticovenular anastomosis through temporary lymphatic expansion. PLoS One. 2013;8(3):e59523.

[8] Yamamoto T, Yoshimatsu H, Narushima M, Seki Y, Yamamoto N, Shim TWH, Koshima I. A modified side-to-end lymphaticovenular anastomosis. Microsurgery. 2013;33(2):130–3.

[9] Yamamoto T, Yoshimatsu H, Narushima M, Yamamoto N, Shim TWH, Seki Y, Kikuchi K, Karibe J, Azuma S, Koshima I. Sequential anastomosis for lymphatic supermicrosurgery: multiple lymphaticovenular anastomoses on one venule. Ann Plast Surg. 2014;73(1):46–9.

[10] Yamamoto T, Yamamoto N, Yamashita M, Furuya M, Hayashi A, Koshima I. Efferent lymphatic vessel anastomosis (ELVA): supermicrosurgical efferent lymphatic vessel-to-venous anastomosis for the prophylactic treatment of subclinical lymphedema. Ann Plast Surg. 2016;76(4):424–7.

[11] Yamamoto T, Yamamoto N, Hayashi A, Koshima I. Supermicrosurgical deep lymphatic vessel-to-venous anastomosis for a breast cancer-related arm lymphedema with severe sclerosis of superficial lymphatic vessels. Microsurgery. 2015;37(2):156–9.

[12] Ishiura R, Yamamoto T, Siato T, Mito D, Iida T. Comparison of lymphovenous shunt methods in rat model: Supermicrosurgical lymphaticovenular anastomosis versus microsurgical lymphaticovenous implantation. Plast Reconstr Surg. 2017;139(6):1407–13.

[13] Yamamoto T, Yamamoto N, Kageyama T, Sakai H, Fuse Y, Tsuihiji K, Tsukuura R. Supermicrosurgery for oncologic reconstructions. Glob Health Med. 2020;2(1):18–23. https://doi.org/10.35772/ ghm.2019.01019.

[14] Yamamoto T. Onco-reconstructive supermicrosurgery. Eur J Surg Oncol. 2019;45(7):1146–51.

[15] Yamamoto T, Yamamoto N, Azuma S, Yoshimatsu H, Seki Y, Narushima M, Koshima I. Near-infrared illumination system-integrated microscope for supermicrosurgical lymphaticovenular anastomosis. Microsurgery. 2014;34(1):23–7.

[16] Yamamoto T, Yamamoto N, Numahata T, Yokoyama A, Tashiro K, Yoshimatsu H, Narushima M, Kohima I. Navigation lymphatic supermicrosurgery for the treatment of cancer-related peripheral lymphedema. Vasc Endovasc Surg. 2014;48(2):139–43.

[17] Yamamoto T, Yoshimatsu H, Narushima M, Yamamoto N, Hayashi A, Koshima I. Indocyanine green lymphography findings in primary leg lymphedema. Eur J Vasc Endovasc Surg. 2015;49:95–102.

[18] Yamamoto T, Yoshimatsu H, Yamamoto N. Complete lymph flow reconstruction: a free vascularized lymph node true perforator flap transfer with efferent lymphaticolymphatic anastomosis. J Plast Reconstr Aesthet Surg. 2016;69(9):1227–33.

[19] Yamamoto T, Yamamoto N, Kageyama T, Sakai H, Fuse Y, Tsuihiji K, Tsukuura R. Technical pearls in lymphatic supermicrosurgery. Glob Health Med. 2020;2(1):29–32. https://doi.org/10.35772/ ghm.2019.01010.

[20] Yamamoto T, Yamamoto N, Yoshimatsu H, Narushima M, Koshima I. Factors associated with lymphosclerosis: an analysis on 962 lymphatic vessels. Plast Reconstr Surg. 2017;140(4):734–41.

[21] Yamamoto T, Yamamoto N, Fuse Y, Narushima M, Koshima I. Optimal sites for supermicrosurgical lymphaticovenular anastomosis: an analysis of lymphatic vessel detection rates on 840 surgical fields in lower extremity lymphedema. Plast Reconstr Surg. 2018;142(6):924e–30e.

[22] Yamamoto T, Yamamoto N, Yoshimatsu H, Narushima M, Koshima I. Factors associated with lower extremity dysmorphia caused by lower extremity lymphedema. Eur J Vasc Endovasc Surg. 2017;54(1):69–77.

[23] Yamamoto T, Narushima M, Koshima I. Lymphatic vessel diameter in female pelvic cancer-related lower extremity lymphedematous limbs. J Surg Oncol. 2018;117(6):1157–63.

[24] Yamamoto T, Narushima M, Doi K, Oshima A, Ogata F, Mihara M, Koshima I, Mundinger GS. Characteristic indocyanine green lymphography findings in lower extremity lymphedema: the generation of a novel lymphedema severity staging system using dermal backflow patterns. Plast Reconstr Surg. 2011;127(5):1979–86.

[25] Yamamoto T, Yamamoto N, Doi K, Oshima A, Yoshimatsu H, Todokoro T, Ogata F, Mihara M, Narushima M, Iida T, Koshima I. Indocyanine green (ICG)–enhanced lymphography for upper extremity lymphedema: a novel severity staging system using dermal backflow (DB) patterns. Plast Reconstr Surg. 2011;128(4):941–7.

[26] Yamamoto T, Matsuda N, Doi K, Oshima A, Yoshimatsu H, Todokoro T, Ogata F, Mihara M, Narushima M, Iida T, Koshima I. The earliest

finding of indocyanine green (ICG) lymphography in asymptomatic limbs of lower extremity lymphedema patients secondary to cancer treatment: the modified dermal backflow (DB) stage and concept of subclinical lymphedema. Plast Reconstr Surg. 2011;128(4):314e–21e.

[27] Yamamoto T, Yamamoto N, Yoshimatsu H, Hayami S, Narushima M, Koshima I. Indocyanine green lymphography for evaluation of genital lymphedema in secondary lower extremity lymphedema patients. J Vasc Surg Venous Lymphat Disord. 2013;1(4):400–5.

[28] Yamamoto T, Matsuda N, Todokoro T, Yoshimatsu H, Narushima M, Mihara M, Uchida G, Koshima I. Lower extremity lymphedema index: a simple method for severity evaluation of lower extremity lymphedema. Ann Plast Surg. 2011;67(6):637–40.

[29] Yamamoto T, Narushima M, Yoshimatsu H, Yamamoto N, Oka A, Seki Y, Todokoro T, Iida T, Koshima I. Indocyanine green velocity: lymph transportation capacity deterioration with progression of lymphedema. Ann Plast Surg. 2013;71(5):59–594.

[30] Yamamoto T, Narushima M, Yoshimatsu H, Yamamoto N, Kikuchi K, Todokoro T, Iida T, Koshima I. Dynamic indocyanine green lymphography for breast cancer-related arm lymphedema. Ann Plast Surg. 2014;73(6):706–9.

第 10 章　步骤精析：单部位多个淋巴管静脉吻合术 *

Step-by-Step Instruction: Single Site Multiple Lymphatic-Venous Anastomosis Technique

Corrado Cesare Campisi　Lidia Molinari　Pietro Giovanni di Summa　Corradino Campisi　著

李海磊　孙金剑　译　张福先　黄建华　校

上肢和下肢原发性和继发性淋巴水肿仍然是一种经常被忽视的疾病。在晚期患者中，由于身体活动受限、感染风险和严重危及生命的情况，这种疾病会导致严重的病症[1, 2]。慢性淋巴水肿与纤维化组织变化和脂肪组织形成有关（"非凹陷性"水肿），如果不治疗或处理不当，这些变化是不可逆的[3, 4]。保守治疗耗时且昂贵，在阻止疾病进展方面可能无效[2, 5]。

在过去的 50 年中，恢复淋巴回流的外科技术的发展提供了治疗方法，不仅可以缓解症状，还可以对淋巴液淤积的潜在问题进行功能性修复。最初的手术涉及淋巴结静脉分流，但由于淋巴结髓进入静脉脉管系统的血栓形成效应和（或）淋巴结表面的再内皮化，这些手术失败率高[6, 7]。技术改进改善了淋巴显微手术的长期效果，但在体积减少和长期稳定性方面其疗效在世界各地的手术中心之间仍存在很大差异[8-11]。

在本章中，作者的经验来源于 1973—2021 年临床登记的 5046 例患者，这些患者均通过淋巴显微手术治疗早期和晚期原发性和继发性上肢和下肢淋巴水肿（图 10-1）。这一经验演变过程中的一个关键技术改进是，淋巴管静脉吻合术在手臂中段掌面或腹股沟 – 腿区的单个部位进行。浅淋巴管和深淋巴管都与靠近静脉瓣膜的主静脉侧支

吻合，以避免血液反流和由此引起的吻合部位闭合[11]。该显微外科手术的计划包括术前浅表和深部核素淋巴造影或淋巴造影，结合运输指数（TI）的计算[12-14]。术中结合了通畅蓝紫（patent blue violet，PBV）淋巴染色试验和荧光吲哚菁绿（ICG）微淋巴造影试验，以选择浅层和深层淋巴收集管。单个部位手术是策略性地基于解剖和功能考虑，同时也最大限度地减少了开刀的手术切口，从而减少了潜在的感染部位。

一、典型适应证

- "单部位多个淋巴管静脉吻合术"（single site multiple lymphatic-venous anastomosis, ss-

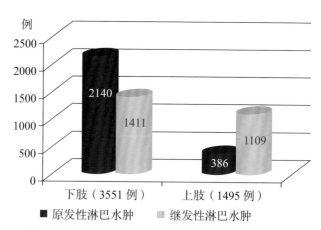

▲ 图 10-1　1973—2021 年 Genoa 临床登记，有 5046 例患者接受了淋巴显微手术

---

* . 第 10 章配有视频，可登录网址 https://doi.org/10.1007/978–3–030–93039–4_10 观看。

MLVA）技术是一种多功能手术，适用于早期和晚期上肢和下肢淋巴水肿的治疗，包括原发性和继发性病因（表 10-1 和表 10-2）。

- 上肢淋巴水肿的单一部位是上肢的中部掌面，下肢淋巴水肿的是腹股沟 - 腿区域。

- 通过术前浅表和深部同位素淋巴造影，以及 TI 的计算（Kleinhans 方法），计划和指导 ss-MLVA 显微外科手术，TI<9 为正常，TI>9 为病理[12-14]。

- 术中使用皮内、皮下和皮下局部注射的 PBV 淋巴染色试验和皮内局部注射的荧光 ICG 微淋巴造影来选择浅层和深层淋巴收集器。

- 分步手术方法包括浅层和深层细胞外间质基质、淋巴结、浅层和深层传入和传出淋巴收集器及筋膜的取样，用于组织病理学 - 免疫组织化学评估，以及诊断、分期和预后目的[15]。

- 尽管用于治疗已确诊的淋巴水肿，但 ss-MLVA 显微外科手术在淋巴结切除术时的预防性手术中也有作用[16]。

二、解剖

上肢和下肢的血管结构包括丰富的浅淋巴结和深淋巴结通路网络，这些通路相互连通并具有大量的解剖变异。由于先天畸形导致的原发性淋巴水肿和淋巴结切除术和（或）放射治疗后的继发性淋巴水肿，这些排列更为复杂。因此，解决改变或受损的局部淋巴血管系统的最方便的手术方法是瞄准解剖交叉点，该交叉点位于上肢沿着肱二头肌肉和相应的肱神经血管束的中部表掌面（图 10-2），以及下肢位于腹股沟 - 脚区域（图 10-3）。

在显微外科游离过程中，使用 PBV 和 ICG 测试的组合来识别浅淋巴管和深淋巴管，从所有 3 个解剖层面（浅真皮下、浅筋膜上和筋膜下）识别和选择用于多重吻合的淋巴收集器；具有小静脉分支的多个淋巴管的伸缩端对端吻合术，这些小静脉分支具有有效且功能良好的瓣膜装置，允许更多的淋巴流过吻合术，从而产生长期的正淋巴 - 静脉单向压力梯度，无论是在斜卧位还是在直立位，都具有恒定的解剖和功能通畅性，从而避免了潜在的静脉淋巴回流重力现象导致吻合口的血栓闭塞。ss-MLVA 技术还有一个额外的优势，通过在受体静脉中的瓣膜附近建立吻合，瓣膜泵产生吸力，经吻合口抽吸淋巴液体，因此，通过结合这种"颤振阀微泵引流机制"，以及多个淋巴管与单个静脉吻合所产生的正淋巴静脉单向压力梯度，可以防止血栓形成。

三、患者选择与术前评估

淋巴手术 - 显微手术的主要适应证是对非手

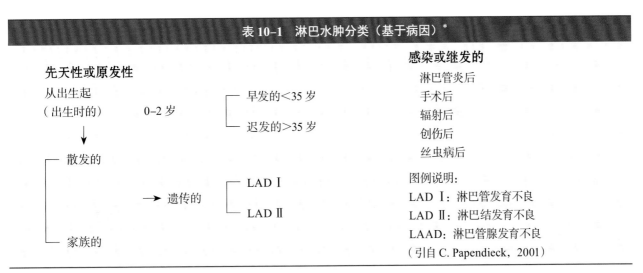

表 10-1　淋巴水肿分类（基于病因）*

先天性或原发性			感染或继发的
从出生起（出生时的）	0-2 岁	早发的<35 岁	淋巴管炎后
		迟发的>35 岁	手术后
			辐射后
散发的		LAD I	创伤后
	遗传的	LAD II	丝虫病后
家族的			图例说明： LAD I：淋巴管发育不良 LAD II：淋巴结发育不良 LAAD：淋巴管腺发育不良 （引自 C. Papendieck, 2001）

*. 引自 C.Campisi, 2001.

表 10-2　淋巴水肿分期 *	
Ⅰ期	A. 潜伏性淋巴水肿：无水肿的临床证据，但淋巴运输能力受损（可通过淋巴造影证实），伴有淋巴结、淋巴管和细胞外基质的免疫组织化学初步改变
	B. 初始淋巴水肿：因休息和引流位置而完全或部分减少，淋巴运输能力受损，伴有淋巴收集器、淋巴结和细胞外基质的免疫组织化学改变恶化
Ⅱ期	A. 淋巴水肿加重：淋巴运输能力"消失"，淋巴管炎复发，皮肤纤维化改变，发展成能力丧失
	B. "柱状"肢体纤维淋巴水肿：伴有淋巴静止性皮肤变化，淋巴输送能力受到抑制，能力丧失恶化
Ⅲ期	A. 恰当地称为象皮病，伴有硬化性硬皮病、乳头瘤性淋巴结瘤疣、无淋巴输送能力和危及生命的能力丧失
	B. 极度象皮病，伴完全能力丧失

*. 国际淋巴学会（ISL）共识文件，改编自 C. Campisi，2009

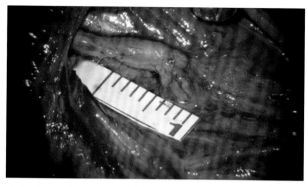

▲ 图 10-2　用于治疗上肢淋巴水肿的单部位多个淋巴管静脉吻合术（ss-MLVA）。单个手术部位位于上肢中部掌侧的解剖交叉点，沿着肱二头肌脊和相应的肱神经血管束

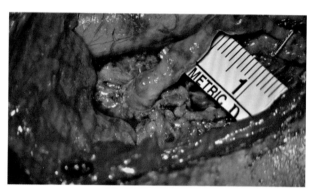

▲ 图 10-3　用于治疗原发性下肢淋巴水肿的单部位多（浅部和深部）淋巴管静脉吻合术（ss-MLVA）。单个手术部位位于左侧腹股沟 – 腿区域的解剖交叉处；图示大隐静脉和吻合部位

术保守治疗无效或仅部分有效的患者[17]［热那亚协议，根据"综合物理治疗（combined physical therapy，CPT）系统"进行手动和机械淋巴引流，间歇负压治疗，结合创新的技术物理生物电路，为每位患者进行数字化个性化治疗，适当的多层绷带，以及紧身衣或长裤］。机械淋巴引流指的是使用均匀、连续的蠕动式气动装置。此外，通过定制方案（LPG®Endermologie 系统）进行手工淋巴引流（MLD）。"完整淋巴水肿功能治疗"（completed lymphedema function therapy，CLyFT）方案分 3 个阶段实施，第一阶段，强化 / 次强化的术前阶段，维持 6～12 个月；第二阶段，1 周的手术阶段；第三阶段，术后康复和随访至少 5 年（图 10-4）。

由于外周淋巴疾病可能与其他部位未发现的病理或其他众所周知的疾病有关，每一个受上肢和下肢淋巴水肿影响的患者都需要详细的临床病史、全身检查和特定的局部客观体检，以及临床测量（包括肢体水容量、周长、点痕试验和 Stemmer 征）。除了这些临床参数外，使用同位素淋巴造影或淋巴造影对浅层和深层淋巴通路进行对比评估，并附加计算 TI[12-14]，在需要时获取全身成像。必要时系统地进行静脉和动脉回声彩色多普勒成像，包括超声回声成像、磁共振淋巴造影（MRL）和 CT。特别是必须对所有患者进行多普勒扫描，以确定可能导致水肿的任何静脉疾病。对大多数患者，可以在进行显微外科手术的同时纠正因瓣膜功能不全而导致的静脉功能障碍，例如进行外瓣膜成形术（使用 6/0～7/0 尼龙缝线）。

在少数患者中，与淋巴水肿相关的非手术可纠正或不可控制的静脉病理可以作为 MLVA 的禁忌证。然而，在这些选定的患者中，通过采用

C.Campisi 的自体插入静脉移植技术，可以在淋巴流阻塞部位上方和下方确定的淋巴管之间重建新的淋巴通路[18]（图 10-5）。该手术最初被命名为"多淋巴 – 静脉 – 淋巴吻合术""淋巴 – 静脉 – 淋巴成形术"，可以从同一手术部位或前臂（通常是头静脉）获得自体静脉移植物。移植物的长度可以从 7～15cm，收集若干淋巴管并将它们（数量高于近端切断端）与静脉段的远端切断端进行吻

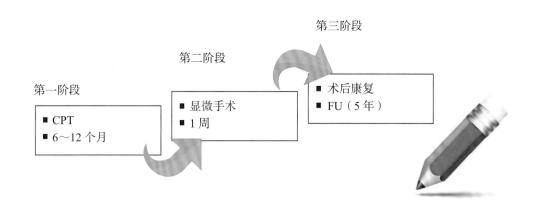

▲ 图 10-4　分期指导的完全淋巴水肿功能治疗（CLyFT）
CPT. 联合物理治疗；FU. 随访（引自 Corradino Campisi & Coll., 2007）

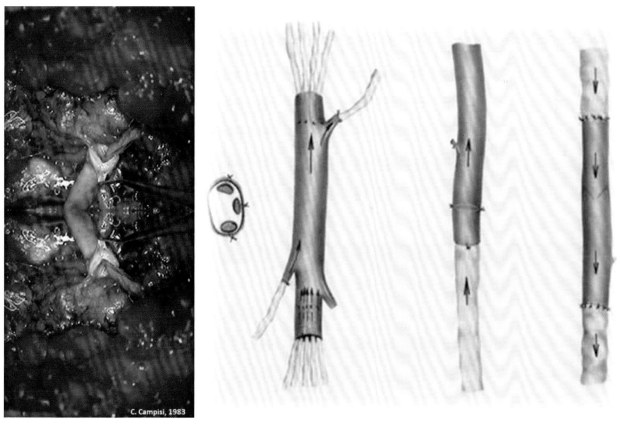

▲ 图 10-5　自体原位静脉移植
在手术显微镜下（15×），将静脉移植物放置在淋巴流障碍物上方和下方的淋巴管之间。作者的原始示意图：静脉淋巴水肿伴稳定和持续性静脉高压病例的替代显微外科选择

合，用瓣膜确保移植物充满淋巴液，从而通过正压力梯度实现反重力方向的流动。在静脉移植物的两个切断端所使用的技术与以下用于 ss-MLVA 手术的伸缩式端对端吻合技术相同。

淋巴显微外科手术的相对禁忌证很少，尽管具体包括淋巴结发育不全或缺失（非常罕见）、弥漫性转移癌、极晚期淋巴水肿或象皮病（Campisi ⅢB 期），或对不依从保守治疗而无效的淋巴水肿。在淋巴显微外科手术的适应证中，患者的年龄不是一个绝对的考虑因素。这种手术通常使用局部脊椎麻醉治疗下肢淋巴水肿，并使用神经阻滞或喉罩麻醉治疗上肢淋巴水肿。因此，在控制良好的条件下，淋巴显微外科手术和微创麻醉技术通常可用于大多数患者，即使是患有重要常见并发症的患者，前提是控制好并发症。

在术前对患者进行优化，坚持最大限度的药物治疗和保守措施是至关重要的。此外，在临床评估的术前阶段，必须与患者详细达成准确的知情同意，明确规定所有信息，这是一份不仅从医学法律角度，而且从临床、心理、伦理和道义角度都极其重要的基本书面文件。

四、手术技术

原则

为淋巴显微外科手术，特别是为 ss-MLVA 组织的配有正确设备的手术室包括以下设施（图 10-6）。

- 一台操作显微镜。
- 完整的外科和显微外科设备（两个特定的边桌）。
- 正确的荧光 ICG 微淋巴造影设备，以监测手术的所有阶段。
- 手术室应定期配备专门的技术人员，以确保上述所有技术的机械工作。
- 两台宽屏电视。
- 现场直播和程序录制的补充技术；如果可能，包括使用预先安排的技术进行电话会议、Skype 或流媒体观看，或者通过 Zoom 平台进行在线直播传输来进行外科教育。

五、麻醉

- 对于上肢淋巴水肿，最好使用臂丛神经阻滞或喉罩全身麻醉，除非需要气管内全身麻醉。
- 对于下肢淋巴水肿，通常进行局部脊椎麻醉。

六、患者体位

- 对于上肢淋巴水肿，最方便的体位是手臂外展，显露掌面。
- 对于单侧下肢淋巴水肿，最方便的体位是肢体外展，显露出腹股沟 – 腿区域，腿部分屈曲。
- 对于双侧下肢淋巴水肿，最方便的体位是肢体呈"青蛙腿"位。

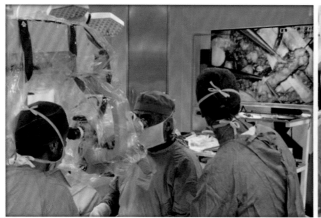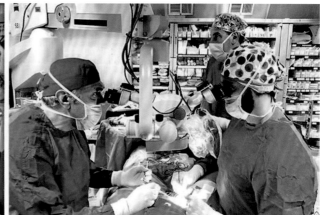

▲ 图 10-6　淋巴显微外科手术室和技术设备

七、受区准备

在术前淋巴造影的引导下，辅以多普勒超声绘制局部静脉树，在手臂掌侧表面的中间 1/3 处或在大腿前内侧表面的中间 / 上 1/3 处通过注射 1.5~2.5ml BPV 染料（皮内、皮下和筋膜下）和皮内注射 1ml ICG 溶液（25 mg 粉末，用 5ml 5% 葡萄糖溶液稀释）完成受区准备。在进行皮肤切口前，沿着肱二头肌嵴（手臂）或腹股沟皱襞（大腿）的正下方，使用荧光 ICG 微淋巴造影探查手术区域，以绘制浅表（真皮下和皮下）淋巴通路。

八、放大镜和手术显微镜手术步骤（见本章视频）

在放大倍数（3~4 倍）下进行初步游离，同时轻轻游离淋巴结构和相邻静脉血管。为更好地识别淋巴结构，在手术过程中多次"特别"重复 ICG 微淋巴造影（尤其适用于浅表淋巴通路），同时使用 BPV 淋巴染色试验（也适用于深淋巴管）进行额外评估。同时，对细胞外（间质）浅表基质、淋巴管周围组织和静脉周围组织，以及淋巴结结构进行组织病理学免疫组织化学显微取样，包括输入和输出浅表和深部收集器、筋膜和细胞外深层基质。该评估对明确诊断、分期和预后评估非常有帮助（参与的解剖组织病理学家应在这病理学领域具有适当的技能）。

接下来的手术在手术显微镜下进行（通常放大 25 倍）。发现的淋巴管被收集成束（浅淋巴管和深淋巴管），然后与之前解剖的受体小静脉分支吻合。这种精细解剖必须在外膜周围间隙保留"滋养血管""血管和神经淋巴管"，以避免对吻合淋巴管中淋巴管单元的解剖营养性和规律性运动造成任何可能的损伤[17]。多淋巴 - 静脉分流术采用端对端伸缩吻合进行，最初仅用一个 U 形 8/0-9/0-10/0 聚丙烯缝合线进行吻合。通过环状外膜周围间断缝合完成吻合，将静脉"口裂"固定在吻合的淋巴蒂的外膜周围组织上。最后，去掉最初的 U 形缝合。根据已识别和分离的淋巴管的数量以及它们与受体静脉之间的间隙，可以进行多次 MLVA。通过这种方式，吻合的淋巴管数量为 3~30 个。BPV/ICG 试验验证了吻合的通畅性，特别是通过 ICG 试验观察到进入静脉的荧光淋巴流量逐渐增加（图 10-7 和图 10-8）。

经过严密的止血控制，用庆大霉素和罗哌卡因生理盐水溶液轻轻冲洗瘢痕床，在低吸压下放置小管引流管，并用可吸收的皮下和皮内缝合线缝合伤口，手术就结束了。采用低压医用敷料，然后用多层功能性绷带覆盖肢体。

九、术后护理

- 通常进行抗生素短期预防，通过 10 天内每日皮下注射低分子肝素（low molecular weight heparin，LMWH）预防血栓栓塞。
- 为避免对吻合口造成任何可能的创伤，在下肢淋巴水肿手术后患者应卧床休息 2~3 天，同时进行被动和主动的轻柔运动，在这几天内可以使用导尿管。对于上肢淋巴水肿，患者可在术后几小时站起来活动。
- 术后 1 周，取下绷带，换上合适的弹性衣服或长裤。

十、术前和术后保守治疗

根据热那亚在 2007 年制订的阶段指导 CLyFT 方案对患者进行治疗（图 10-4）。CLyFT 方案的强化术前第一阶段的目标是在手术入路前尽可能减小患肢的大小，随后是温和的术后阶段，在该阶段随着愈合的继续，淋巴引流压力逐渐增加。最后为长期维持阶段，每天（通常是自我管理的）手动 - 机械淋巴引流，配合体育锻炼和活动，随着时间的推移巩固吻合部位。坚持最佳的生活方式、皮肤护理、美容和量身定制的饮食习惯，以及以科学为基础的功能性食品[19]。治疗方案的时间取决于疾病的术前阶段，但一般来说，在患者开始维持阶段之前术前有 1~2 周的 CLyFT，然后进行手术，术后是 1~2 周的 CLyFT。

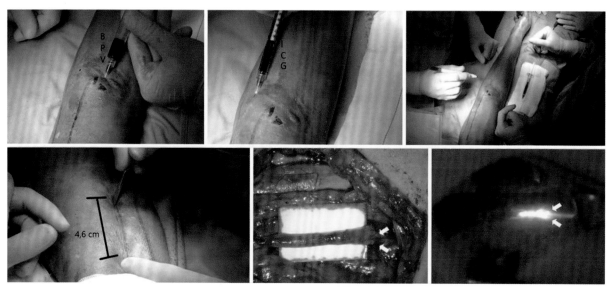

▲ 图 10-7　上肢乳腺癌相关淋巴水肿（**BCRL**），单部位多淋巴管静脉吻合术（**ss-MLVA**），吲哚菁绿（**ICG**）微淋巴造影（白箭）显示吻合部位通畅

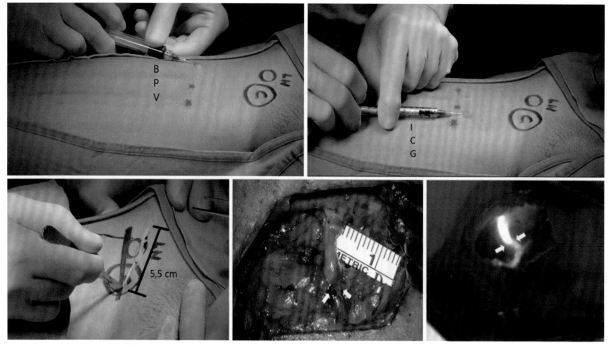

▲ 图 10-8　下肢原发性淋巴水肿，单部位多淋巴管静脉吻合术（**ss-MLVA**），吲哚菁绿（**ICG**）微淋巴造影（白箭）显示吻合部位通畅

十一、附加辅助微创手术

从 2012 年开始，C.C.Campisi 在热那亚开发了另一种选择性抽脂的连续性微创技术［命名为"纤维脂质－淋巴抽吸"（fibro-lipoLymph-aspiration）和"保留淋巴管手术"（lymph vessel sparing procedure）（FLLA-LVSP）］，已被应用于晚期淋巴水肿（ⅡB～Ⅲ期），之前通过淋巴显微外科手术治疗，仅部分改善了疾病[20, 21]（图 10-9 和图 10-10）。

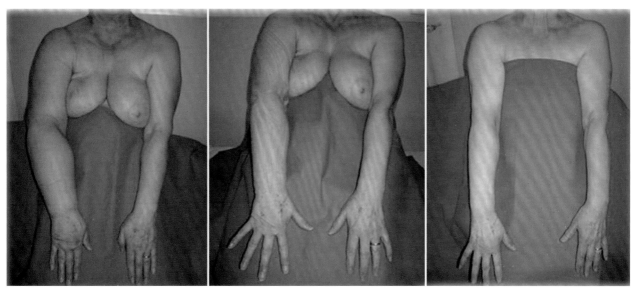

▲ 图 10-9 单部位多淋巴管静脉吻合术（ss-MLVA）治疗晚期乳腺癌相关右上肢淋巴水肿（BCRL）后，采用保留淋巴管手术（FLLA-LVSP）进行纤维脂质 – 淋巴抽吸

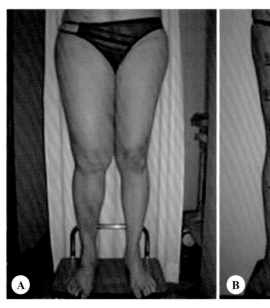

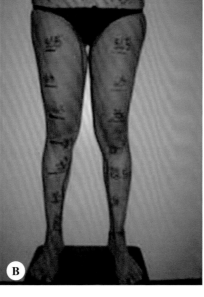

◀ 图 10-10 单部位多淋巴管静脉吻合术（ss-MLVA）和保留淋巴管的纤维脂质 – 淋巴抽吸手术（FLLA-LVSP）治疗子宫颈癌所致的右下肢晚期淋巴水肿

十二、并发症

在作者的临床登记中，除平均 3% 依从性差的患者外，在近期、中期和长期随访期间，没有发生明显的术后并发症。

十三、结果

在疾病的早期阶段，淋巴管壁和周围组织中没有（或很少）纤维硬化组织变化，这些显微外科技术可用于治疗周围淋巴水肿，具有良好的临床效果。与术前相比，超过 90% 的患者肢体多余体积（excess limb volume，ELV）明显减少，通过肢体水容量和周长测量平均减少了 75%。这些结果在平均 10 年的随访中保持稳定。超过 96% 的疾病早期（Ⅰ期或ⅡA 期）患者在随访期间逐渐停止使用保守疗法。在更晚期的淋巴水肿（ⅡB 和Ⅲ期）患者中，之前接受或淋巴显微外科手术治疗，但改善有限，随后又接受了连续的 FLLA-LVSP 治疗（从 2012—2020 年上半年进行；总计 387 名患者），超过 80% 的患者明显减少了物理治疗的频率，并停止使用加压服或压力袜（图 10–11）。

在所有患者中，蜂窝织炎发作的频率与术前相比显著降低了 95% 以上。术后无立即明显的并发症，如术后感染、淋巴漏或水肿恶化。在过去 5 年中，术后还进行了荧光 ICG 微淋巴造影，以确认吻合口通畅。这种方法可以显示浅表淋巴通路，有助于确认显微外科手术后皮肤淋巴回流的显著减少。当术后立即使用 ICG 微淋巴造影时，可以验证显微外科手术的通畅性，并确保吻合口无血栓形成。淋巴造影也用于通过直接和间接方法验证微吻合口的长期通畅性（图 10–12 和图 10–13）。这些包括：①示踪剂的皮肤回流减少，

出现了术前未发现的优先淋巴通路；②淋巴管静脉吻合术处（MLVA）示踪剂消失，表明淋巴进入静脉系统，或可见置自体静脉移植物（MLVLA）；③与术前相比，早期肝脏摄取示踪剂，被视为血管系统中淋巴通过的间接证据。长期来看，随着时间的推移，ELV 的持续减少，以及后续的淋巴造影，提供了吻合口通畅和无血栓形成的证据。符合 CLyFT 方案的患者均未出现淋巴水肿恶化的情况。有确凿证据表明患者对所取得的临床结果有明显的满意度，这是由绝大多数患者完成了至少 5 年随访方案这一事实所支持的。

十四、经验与教训

- ss- MVLA 技术是一种高度通用的手术，可用于治疗原发性和继发性上肢和下肢淋巴水肿。根据淋巴造影前评估和静脉回声彩色多普勒超声检查结果，该方法可根据每个临床患者

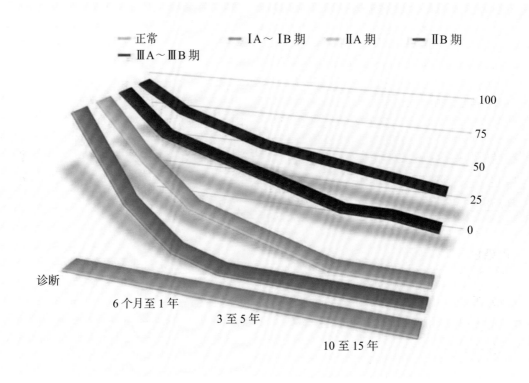

▲ 图 10–11　分期引导的上下肢淋巴水肿手术治疗，长期临床结果
引自 C. Campisi, C. C. Campisi et al.

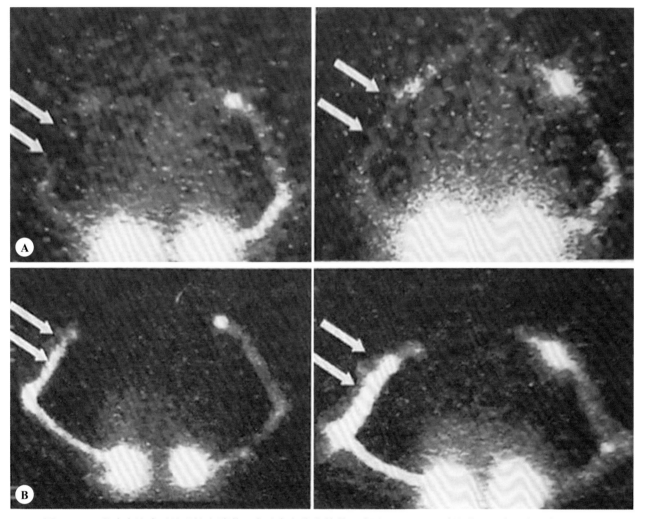

▲ 图 10-12　乳腺癌治疗后继发性右臂淋巴水肿患者的术前淋巴造影，可见沿手臂的淋巴运输不良，皮肤回流（白箭）（左）。术后淋巴造影显示优先淋巴途径的出现和皮肤回流的消失（白箭）（右）

的分期指导要求进行调整，从而允许在同一手术时间在一个有针对性的、策略性的单一解剖部位处理浅层和深层淋巴通路，手臂的中掌表面，或者下肢的腹股沟 – 脚区域。

- BPV 淋巴染色试验和荧光 ICG 微淋巴造影试验是手术计划和策略的重要术中检查。
- 为取得更好的长期临床结果，根据淋巴水肿的分期，该技术可以随后与其他重建显微外科手术相结合。例如，淋巴水肿与严重的慢

性静脉病理相关，或者在出现晚期象皮样淋巴水肿的情况下，则可以与选择性个体化抽脂术相结合。

- 根据热那亚实施的 CLyFT 协议，非手术治疗对于手术准备和患者随访非常重要。
- 坚持自我管理保守治疗的维持阶段的长期随访非常重要，在手术治疗后至少 5 年，依从性好的患者的 MLVA 长期通畅率和有效率达到 95%。

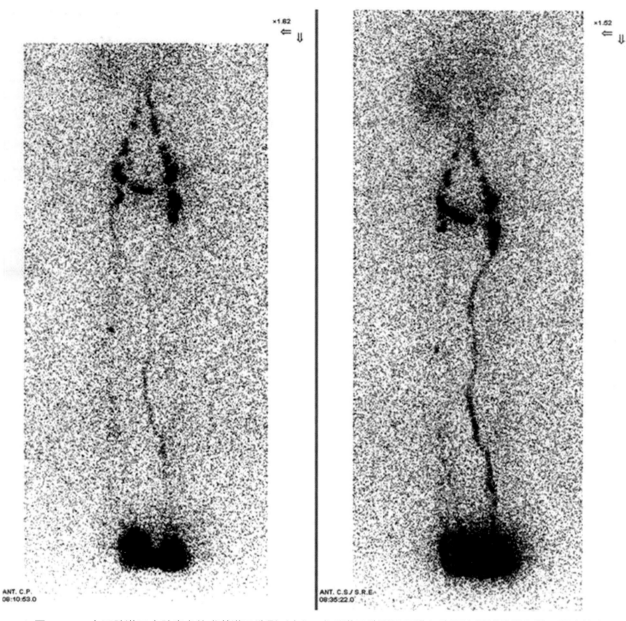

▲ 图 10–13　左下肢淋巴水肿患者的术前淋巴造影（左）。术后淋巴造影显示进入腹股沟区域的优先淋巴通路的出现（右）

参考文献

[1] Morgan PA, Murray S, Moffatt CJ, Honnor A. The challenges of managing complex lymphoedema/chronic oedema in the UK and Canada. Int Wound J. 2012;9(1):54–69.

[2] Rutkowsky JM, Davis KE, Scherer PE. Mechanisms of obesity and related pathologies: the macro-and microcirculation of adipose tissue. FEBS J. 2009;276(20):5738–46.

[3] Dixon JB. Lymphatic lipid transport: sewer or subway? Trends Endocrinol Metab. 2010;21(8):480–7.

[4] Schneider M, Conway EM, Carmeliet P. Lymph makes you fat. Nat Genet. 2005;37(10):1023–4.

[5] Lee BB, Laredo J, Neville RF. Current dilemmas and controversy. In:

Lee BB, Bergan J, Rockson S, editors. Lymphedema. London: Springer; 2011. p. 381–5.

[6] Campisi C, Boccardo F. Lymphedema and microsurgery. Microsurgery. 2002;22(2):74–8.

[7] Mehrara BJ, Zampell JC, Suami H, Chang DW. Surgical management of lymphedema: past, present, and future. Lymphat Res Biol. 2011;9(3):159–67.

[8] O'Brien BM. Replantation and reconstructive microvascular surgery. Part II. Ann R Coll Surg Engl. 1976;58(3):171–82.

[9] Cormier JN, Rourke L, Crosby M, Chang D, Armer J. The surgical treatment of lymphedema: a systematic review of the contemporary

literature (2004–2010). Ann Surg Oncol. 2012;19(2):642–51.

[10] Penha TR, Ijsbrandy C, Hendrix NAM, et al. Microsurgical techniques for the treatment of breast cancer-related lymphedema: a systematic review. J Reconstr Microsurg. 2013;29(2):99–106.

[11] Campisi CC, Ryan M, Boccardo F, Campisi C. A single-site technique of multiple lymphatic-venous anastomoses for the treatment of peripheral lymphedema: long-term clinical outcome. J Reconstr Microsurg. 2016;32(1):42–9.

[12] Kleinhans E, Baumeister RGH, et al. Evaluation of transport kinetics in lymphoscintigraphy: follow-up study in patients with transplanted lymphatic vessels. Eur J Nucl Med. 1985;10:349–52.

[13] Campisi CC, Villa G, Campisi C, et al. Rationale for the study of deep subfascial lymphatic vessels during lymphoscintigraphy for the diagnosis of peripheral lymphedema. Clin Nucl Med. 2019;44:91–8.

[14] Villa G, Campisi CC, Campisi C, et al. Procedural recommendations for lymphoscintigraphy in the diagnosis of peripheral lymphedema: the Genoa protocol. Nucl Med Mol Imaging. 2019;53:47–56.

[15] Dellachà A, Boccardo F, Zilli A, Napoli F, Fulcheri E, Campisi C. Unexpected histopathological findings in peripheral lymphedema. Lymphology. 2000;33(Suppl 1):62–4.

[16] Campisi CC, Larcher L, et al. Microsurgical primary prevention of lymphatic injuries following breast cancer treatment. Plast Reconstr Surg. 2012;130(5):749e–50e. author reply 750e-751e

[17] Földi M, Földi E, editors. Földi's textbook of lymphology. 2nd ed. Munich: Elsevier GmbH, Urban & Fischer Verlag; 2006.

[18] Campisi C. Microvenous grafts in reconstructive lymphatic microsurgery: 7 years' clinical results. Vasc Surg. 1991;25(5):345–52.

[19] Campisi CC, Ryan M, et al. Inclusion of targeted skin products in the pre-surgical treatment regimen of peripheral lymphedema & lipedema. Lymphology. 2019;52:194–201.

[20] Campisi CC, Ryan M, Boccardo F, Campisi C. Fibro-Lipo-lymph-aspiration with a lymph vessel sparing procedure to treat advanced lymphedema after multiple lymphatic-venous anastomoses. The complete treatment protocol. Ann Plast Surg. 2017;78(2):184–90.

[21] Campisi CC, Ryan M, Campisi C. Multiple lymphatic-venous anastomoses and multiple lymphatic-venous-lymphatic anastomoses. Fibro-lipo-lymph-aspiration with the lymph vessel-sparing procedure. In: Neligan PC, Masia J, Piller NB, editors. Lymphedema: complete medical and surgical management. Boca Raton: CRC Press Taylor & Francis Group; 2015. p. 447–62.

第11章　反向淋巴示踪在血管化淋巴结皮瓣移植中的应用
Reverse Lymphatic Mapping for Vascularized Lymph Node Transplant

Joseph H. Dayan　著

吴科敏　译　黄建华　校

在 Becker 临床首次提出血管化淋巴结移植（VLNT）后的早几年，人们对其安全性感到兴奋的同时也对其存有质疑和担忧[1]。一方面，此项富有远见的技术使用了熟悉的显微外科技术来治疗可能致残和持续进展的疾病。另一方面，大众被收集淋巴结有可能导致医源性淋巴水肿的概念误导了。我记得关于 VLNT 的争论是"供体部位淋巴水肿尚未报告"，直到医源性淋巴水肿的报告开始浮出水面[2]。对于具有重大不确定性和重大风险的手术，风险 / 收益方程明显地偏离了标准。VLNT 手术推出以来 20 年都没有获得关注，直到有更高的安全性和令人满意的疗效被证实。

第一个重要的举措是通过对引流肢体的淋巴结和引流躯干的淋巴结进行差异化定位来提高 VLNT 的安全性。在"VLNT"提出的几年里，乳腺外科界正在探索降低腋窝淋巴结活检和清扫后淋巴水肿风险的方法。Klimberg 描述了一种使用蓝色染料注入上臂和锝注射进行前哨淋巴结活检的技术[3, 4]。这项技术能够识别为上肢提供引流的淋巴结，且能降低淋巴水肿的风险。Hultborn 等于 1971 年首次描述了上肢和胸背部引流淋巴结的差异映射[5]。Dayan 和同事提出了这一概念，并将其应用于腹股沟和腋窝供区的血管化淋巴结采集[6]。最初我们使用蓝色染料，但该方法存在一个明显的局限性，直到直接接触淋巴结，才能识别到排出蓝色染料的关键淋巴结，这可能会损伤

输出和输入淋巴管以及淋巴循环，从而损伤淋巴结。我们对该技术进行了改进，将过滤后的锝注入肢体（手或脚），并将吲哚菁绿（ICG）染料注入躯干。锝的优点包括：①提供了一个类似 GPS 的系统，可以在切开前和整个清扫过程中定位目标淋巴结，以实现最高的安全性；②任何淋巴结的摄取都可以通过 10s 计数进行量化。这一量化可以评估切除得到的淋巴结与保留的肢体前哨淋巴结相比，锝摄取的百分比。自此之后，对上肢注射 ICG，提供了一种更方便、更具成本效益的选择[7]。作者仍然更喜欢锝，因为其摄取量可以量化，并且能够早期识别，不同于 ICG，ICG 要么"开"，要么"关"。作者虽然常规使用 VLNT 进行反向淋巴定位，但在随访时间 1～10 年，200 多名患者未观察到供体部位淋巴水肿。虽然数据证实了其可靠的安全性，但所有患者都清楚地了解到供体部位淋巴水肿的风险。此外，引流肢体的前哨淋巴结和引流躯干的前哨神经结之间存在共同引流的风险，在这种情况下，无法安全完成淋巴结皮瓣的切除。手术前应与患者讨论这种潜在情况（本系列中 5%），并在同意书中包括备选方案。最常见的情况是，我们将列出第二个可选择的供区。在这种情况下，大网膜和锁骨上淋巴结是替代选择，消除了供体部位淋巴水肿的风险，但并不总是可行的，取决于供体部位是否缺陷。

随着反向定位和可替代的低风险供区的安全

性显著提高，该方法的疗效很快得到改善。随着越来越多的淋巴外科中心开始提供数据，改进患者选择和技术迅速发展。自此之后，在患者选择适当的方法时，倾向于 VLNT。

一、适应证

- 腹股沟或腋窝淋巴结皮瓣切除。
- 既往无肢体肿胀或淋巴损害。

二、手术技术

（一）原则

每当采集腋窝淋巴结（包括侧胸／胸背部淋巴结）或腹股沟淋巴结进行 VLNT 时，都会使用反向淋巴定位。理想情况下，在手术当天早上将过滤后的锝 -99 硫胶体注射到邻近肢体，因为颗粒大小和吸收的关系更为一致。然而，如果不可行，可以在手术前一天使用未经过滤的锝，这会在淋巴系统中停留更长时间。然后在手术室使用伽马探头来识别和避免关键部位。在主干内注射 ICG 可用于确认收集的淋巴结引流主干。

了解引流上肢和下肢的前哨淋巴结的一般位置至关重要。在上肢，这些前哨淋巴结始终位于胸大肌上外侧边缘的正后方[8, 9]。在下肢，引流下肢的前哨淋巴结总是沿着股血管位于腹股沟皱襞下方。收获的目标腹股沟节点位于腹股沟皱褶上方的腹壁下浅静脉（superfcial inferior epigastric vein，SIEV）和旋髂浅静脉（superficial iliac circumflex vein，SCIV）的交汇处。应注意穿过筛网的中间[10]。

（二）反向淋巴定位的算法

可以在腋窝［侧胸和（或）胸背淋巴结］和腹股沟供区的任何地方使用反向淋巴定位。为了提供方法背景，包括了我们目前的实践，但方法总是在不断发展，因此我们并不打算将目前的算法作为一个严格的法则。我们只对腋窝淋巴结使用反向定位，因为与腹股沟淋巴结相比，腋窝淋巴结提供了更多的淋巴结、更结实的蒂和更大的软组织。大多数情况下，我们首选的 VLNT 是网膜。然而，在某些情况下，大网膜不可用，或者并非首选。例如，既往有腹部手术或卵巢癌病史，也有需要替换皮肤的情况，这是大网膜的主要不足。正如我们之前的实践一样，在常规使用锁骨上淋巴结的实践中，这种供区并不理想。例如，右上肢淋巴水肿，在这种情况下，将使用左锁骨上供区，但也存在胸导管损伤或淋巴漏的风险。

（三）腋窝淋巴结皮瓣切除的反向淋巴标测技术（图 11-1）

- 手术当天早晨，将过滤后的锝 -99 硫胶体 0.2ml 注射到供体部位附近的手部的第一指蹼和第三指蹼。
- 通过伽马探针在该区域皮肤上标记上肢的引流淋巴结。
- 可选：将 0.1ml 吲哚菁绿染料注射在腋折痕下方 15cm 处，穿过侧胸壁；然后使用近红外摄像机定位淋巴管和穿过皮肤的淋巴结。
- 腋下横向切口，皮下皮瓣抬高，露出锁骨胸筋膜。
- 接下来，解剖进行到胸大肌后方的侧胸壁。
- 识别淋巴结的远端，并分离远端胸外侧动静脉。如果动脉不存在，解剖继续至远端胸背

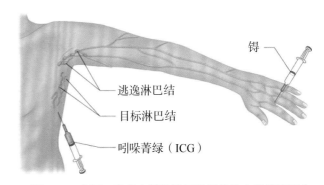

▲ 图 11-1　侧胸／胸背血管化淋巴结采集的上肢腋窝反向淋巴映射。过滤后的锝被注入手的第一指蹼和第三指蹼。将吲哚菁绿（ICG）皮内注射到穿过侧胸壁和背部的 4 个区域，使靶淋巴结包含在皮瓣内

血管，然后将其分开。

- 标记被燃料染色的淋巴结的最上方区域，并直接向下进行解剖至近端椎弓根。

- 通常，上肢引流的淋巴结位于前部。一旦清除这些淋巴结，就可以从后方和上方获得更多淋巴结。

- 在整个解剖过程中持续使用伽马探头，以确保不采集关键淋巴结。切勿直接接触热淋巴结，以免影响淋巴引流。

- 切取皮瓣后，记录皮瓣和腋窝内残留前哨淋巴结的 10s 计数，以量化皮瓣内上肢淋巴引流量。这通常低于 2%。

- 在一个封闭的吸入口上分层关闭至皮肤。

（四）腹股沟淋巴结采集的反向淋巴标测（图 11-2）

- 手术当天早晨，将过滤后的锝-99 硫胶体 0.2ml 注射到供体部位附近的手部的第一指蹼和第三指蹼。

- 通过伽马探针在该区域皮肤上标记下肢的引流淋巴结。

- 请注意，伽马探头若在切开皮肤之前检测到沿着髂骨引流肢体的较深处淋巴结，将在皮肤褶皱上方显示热信号。一旦抬高腹股沟浅层淋巴结，则在伽马探头上保持相对安静状态。

- 在腹股沟上方沿旋髂浅蒂行切开。

- 下一步，表皮皮瓣会被抬高，露出下面的淋巴结，或者如果需要的话，还可以包括一块皮岛。

- 然后从外侧提到内侧，首先拉开缝匠肌，然后迅速观察和分离蒂部。如果伽马探头显示浅表淋巴结包中有热结节，则中止手术，并在淋巴管上关闭皮肤。

- 如果皮瓣内的摄取量很小或伽马刀很安静，则将皮瓣分离下来并留置闭式引流管后缝合皮肤。

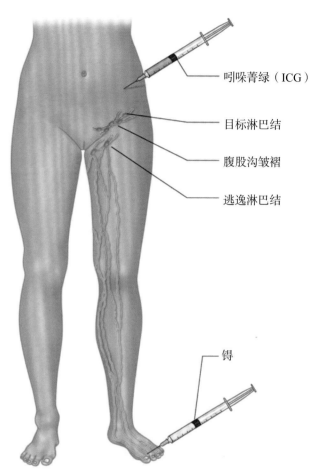

吲哚菁绿（ICG）

目标淋巴结

腹股沟皱褶

逃逸淋巴结

锝

▲ 图 11-2 腹股沟浅血管化淋巴结皮瓣采集的下肢腹股沟反向淋巴映射。过滤后的锝被注射到脚的第一指蹼和第三指蹼。吲哚菁绿（ICG）经皮注入下腹部的 4 个区域，以帮助将腹股沟淋巴结包含在皮瓣中

- 记录皮瓣和腹股沟左侧前哨淋巴结的 10s 计数。四肢和躯干之间的淋巴结在腹股沟区重合程度略高；与前哨结节相比，皮瓣中的这种摄取百分比通常是 5% 或更少。

- 使用可吸收缝合线可显著降低浆液瘤的风险。

三、术后护理

- 当每天引流液少于 20ml 时，拔除引流管。

- 穿紧缩弹力短裤至少压迫腹股沟手术区 3 周。

- 术后护理取决于淋巴供区的位置，但一般情况下，术后 2 周开始加压包扎，并伴随着正常的四肢活动。

- 对于下肢获取供区淋巴的部位，在 2 周内避免负重。

- 移植淋巴区域的上肢和下肢分别给予 7 天和 30 天的深静脉血栓预防。

四、并发症

- 供体部位肢体淋巴水肿（尽管使用谨慎的技术时发生风险最小）。
- 需要中止或更换供体部位（5%）。

五、经验与教训

- 过滤的锝更适合于一致性、安全性和定量摄取。
- 如果在手术过程中目标节点是热信号，则取得患者或家属的知情同意并制订替代方案。
- 避免直接在显示热信号的淋巴结附近进行解剖分离，以保持其完整性和功能。

参考文献

[1] Becker C, Assouad J, Riquet M, Hidden G. Postmastectomy lymphedema: long-term results following microsurgical lymph node transplantation. Ann Surg. 2006;243(3):313–5.

[2] Vignes S, Blanchard M, Yannoutsos A, Arrault M. Complications of autologous lymph-node transplantation for limb lymphoedema. Eur J Vasc Endovasc Surg. 2013;45(5):516–20.

[3] Tummel E, Ochoa D, Korourian S, Betzold R, Adkins L, McCarthy M, Hung S, Kalkwarf K, Gallagher K, Lee JY, Klimberg VS. Does axillary reverse mapping prevent lymphedema after lymphadenectomy? Ann Surg. 2017;265(5):987–92.

[4] Thompson M, Korourian S, Henry-Tillman R, Adkins L, Mumford S, Westbrook KC, Klimberg VS. Axillary reverse mapping (ARM): a new concept to identify and enhance lymphatic preservation. Ann Surg Oncol. 2007;14(6):1890–5.

[5] Hultborn A, Hultén L, Roos B, Rosencrantz M, Rosengren B, Ahrén C. Topography of lymph drainage from mammary gland and hand to axillary lymph nodes. Acta Radiol Ther Phys Biol. 1971;10(1):65–72.

[6] Dayan JH, Dayan E, Smith ML. Reverse lymphatic mapping: a new technique for maximizing safety in vascularized lymph node transfer. Plast Reconstr Surg. 2015;135(1):277–85.

[7] Pons G, Abdelfattah U, Sarria J, Duch J, Masia J. Reverse lymph node mapping using indocyanine green lymphography: a step forward in minimizing donor-site morbidity in vascularized lymph node transfer. Plast Reconstr Surg. 2021;147(2):207e–12e.

[8] Coroneos CJ, Woodward WA, Wong FC, Caudle AS, Shaitelman SF, Kuerer HM, Schaverien MV. Anatomy and physiology of the sentinel lymph nodes of the upper extremity: implications for axillary reverse mapping in breast cancer. J Surg Oncol. 2021;123(4):846–53.

[9] Nos C, Clough KB, Bonnier P, Lasry S, Le Bouedec G, Flipo B, Classe JM, Missana MC, Doridot V, Giard S, Charitansky H, Charles-Nelson A, Bats AS, Ngo C. Upper outer boundaries of the axillary dissection. Result of the SENTIBRAS protocol: multicentric protocol using axillary reverse mapping in breast cancer patients requiring axillary dissection. Eur J Surg Oncol. 2016;42(12):1827–33.

[10] Dayan JH, Dayan E, Kagen A, Cheng MH, Sultan M, Samson W, Smith ML. The use of magnetic resonance angiography in vascularized groin lymph node transfer: an anatomic study. J Reconstr Microsurg. 2014;30(1):41–5.

第 12 章　关键话题：血管化淋巴结移植与受体部位选择

Key Topic: Vascularized Lymph Node Transplant and Recipient Site Selection

Mark V. Schaverien　Joseph H. Dayan　著

蔡　舟　译　　黄建华　校

血管化淋巴结移植（VLNT）可用于治疗晚期淋巴水肿，其有效性已被多个前瞻性比较研究和一项随机对照试验证实[1-5]。晚期淋巴水肿主要表现为节段性的或分支区域性的真皮层组织液反流，其主要特点为淋巴管在淋巴造影上显示很少或没有显影，淋巴组织无法提供足够的生理功能。血管化淋巴结（VLN）可取自局部腋窝[6, 7]、腹股沟[8-11]或颈部[12-16]，也可取自腹腔内，包括网膜或空肠肠系膜淋巴结[17-19]，以及其他部位的淋巴结[20]。

目前已经被实验室及临床证实了的 VLNT 作用机制有两种[21-25]，分别是"桥接"机制和"泵入"机制。"桥接"机制是指将淋巴结与淋巴管植入受体部位后，受体部位周围产生新生的传入和传出淋巴管，以恢复淋巴引流；这一过程是由移植淋巴结分泌的淋巴管生成生长因子介导的，包括 VEGF-C[26, 27]。"泵入"机制是指通过新生成的淋巴管将移植的淋巴结与受体部位的淋巴管连接起来，在动脉流入和静脉流出之间的灌注梯度驱动下，移植淋巴结内产生新的淋巴管引流[24, 28]。因此，"桥接"机制支持在肢体内原位近端行血管化淋巴结移植（VLNT），"泵送"机制支持异位远端转移的临床疗效。

根据对比显像（尤其是 ICG 荧光淋巴造影）上真皮回流的严重程度和分布得出的淋巴水肿分期标准。目前普遍认为，较轻的淋巴水肿的特征是真皮层组织液反流仅限于肢体近端，而晚期淋巴水肿的特征是反流包含肢体远端。深层淋巴系统受累的时候，手和足部亦会受到影响。晚期淋巴水肿的主要病因为淋巴管平滑肌细胞收缩能力下降，导致淋巴水肿在肢体远端呈重力依赖性分布，而凹陷性水肿的分布特点，特别是在增强淋巴造影上的真皮回流特点，可能有助于决定是在近端原位还是远端异位行血管化淋巴结（VLN）皮瓣植入。

虽然比较上肢原位[5, 10, 29]和异位[8, 11, 22, 30]血管化淋巴结（VLN）皮瓣移植结果的研究显示了相似的结果，但这可能是混淆的结果。在这些研究中，关于皮瓣移植近端与远端的临床决策可能会受到淋巴水肿的临床分布的影响。

在同一研究中对受体部位进行了比较，对于晚期淋巴水肿[8]，远端皮瓣移植的结果更好。未来的比较结果研究将更好地定义手术治疗方法，特别是最近引入的血管化淋巴结移植（VLNT）技术和联合手术方法［联合 VLNT 和淋巴静脉转流（LVB），双重 VLNT］。

对于解剖部位和非解剖部位，在选择特定的受体位置和受体血管，以及选择上肢和下肢这些各自位置的 VLN 图谱方面有特殊的考虑（图 12-1）。

一、手术适应证

对于未经治疗或无法控制的癌症（原发、局部复发或转移性疾病）的患者，全身麻醉手术禁忌者，最好采用非手术治疗。如果患者有严重的内科并发症，且此并发症有可能导致患者增加手

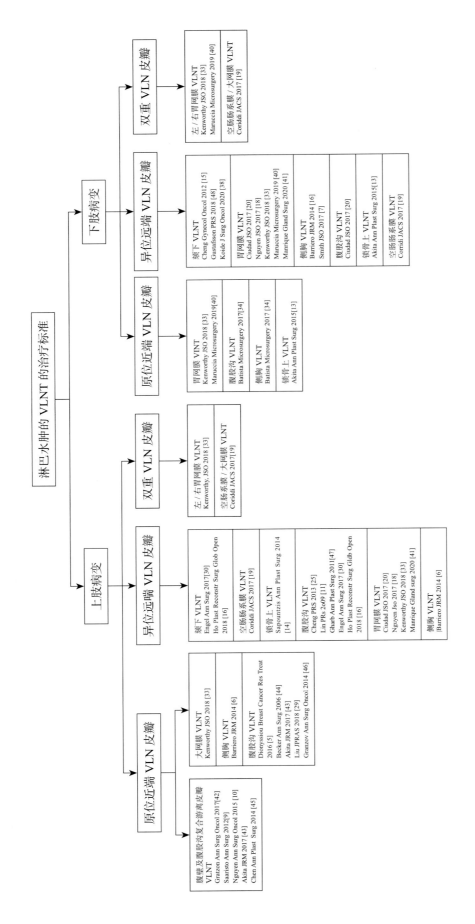

▲ 图 12-1 带血管淋巴结皮瓣移植手术的循证决策。血管化淋巴结皮瓣的选择应综合考虑临床表现、分期影像学、体型、供区可用性和质量等因素

术并发症的风险，应在术前进行内科治疗调整好后再考虑手术。

对于活动期蜂窝织炎的患者，手术是禁忌。因此，那些最近频繁发生蜂窝织炎的患者可能受益于术前预防性抗生素。

二、近端解剖（原位）与远端非解剖（异位）血管化淋巴结移植（VLNT）的决策

决定是否采用原位或异位 VLNT 取决于病史、体格检查结果，以及淋巴造影真皮回流的分布和严重程度。通过集中提问，患者通常可以确定自己的体重和肿胀症状；对于那些有蜂窝织炎病史的患者，其发病部位可以提供额外的信息。

选择近端解剖型（原位）与远端非解剖型（异位）血管化淋巴结移植（VLNT）是根据病史、症状、临床检查结果，以及淋巴造影中真皮回流的分布特点和严重程度来决定的。通过仔细提问，患者通常可以确定自己的体重和肿胀症状；对于那些有疏松结缔组织炎病史的患者，其发病部位可以为治疗提供额外的有用信息。

体格检查可定位凹陷性水肿或肿胀的部位。对比增强显像，特别是 ICG 荧光淋巴造影，可以显示真皮回流的分布情况，以及真皮回流阶段（点状 / 弥漫）的荧光强度最高的部位。淋巴造影或磁共振淋巴造影（MRL）也可以帮助定位真皮回流分布和指导受体部位的选择。

对于上肢，在腋窝淋巴结切除术后上臂和躯干受影响最严重的地方，VLNT 应放在近端。腋窝原位 VLNT 可进行瘢痕切除和对压迫腋窝静脉的瘢痕带进行松解。由此产生的瘢痕（通常是先前腋窝淋巴结切除术瘢痕的延伸）和皮瓣块被很好地隐藏在腋窝内，并消除了死腔以防止瘢痕复发。如果前臂受影响程度较轻，且 ICG 成像发现淋巴管阻塞，可在腋窝原位 VLNT 时在前臂行淋巴静脉转流（LVB）治疗全肢，肘部区域作为淋巴分水岭[31]。

如果晚期淋巴水肿对前臂和手部的影响程度

与上臂相似，且此前已行腋窝淋巴结切除术，则需要进行双重移植（同时原位近端 VLNT 到腋窝，异位远端 VLNT 到前臂），因为影像学上显示的淋巴管通常很少（如果有的话），通常是硬化的，因此淋巴静脉转流（LVB）后不太可能实现长期通畅。

在前臂，特别是远端和（或）手，异位移植的位置取决于淋巴回流受影响最大的地方。淋巴运输严重受损的部位和肢体最依赖重力吸收积水的位置通常作为远端移植的位点[8, 15, 22]。

在整个上肢受累的晚期淋巴水肿中，肘部是一个分水岭。因此，双重移植可以通过增强受累肢体的淋巴引流来改善临床结果；腹膜内的供区非常适合这一要求，因为可以从一个供区获得多个皮瓣，以减少并发症的发病率[19, 32, 33]。最终，VLN 皮瓣的选择取决于患者的个人选择，需要考虑影像学结果、体格检查结果、身体状况、供区皮瓣可用性和皮瓣质量，以及患者和外科医生的偏好等。

对于下肢的病变，如果患者既往有腹股沟浅表淋巴结切除术或大腿中部的淋巴结清扫手术病史，患者受病变影响的主要区域通常为腹股沟或大腿部位。对于这类病变，建议行近端原位移植，同时行瘢痕松解术。如果下肢和（或）足部受影响较大（通常是盆腔淋巴结切除术后），则建议行远端异位移植。ICG 显像发现淋巴管阻塞的部位，可以同步在下肢行 LVB。对于原发性淋巴水肿，建议行远端移植，因为近端切开可能破坏已有淋巴结 / 淋巴管的功能。对于腹股沟浅表淋巴结切除术后整个下肢都受到影响的晚期淋巴水肿患者，膝关节是该类患者治疗的一个分水岭，因此，双水平转移（同时原位近端 VLNT 到腹股沟区域和异位远端 VLNT 到下肢）可以通过增强整个受累肢体的淋巴引流来取得比较好的临床效果。

三、解剖（原位）转移的血管化淋巴结移植（VLNT）与受体位置的选择

在乳房切除术后乳房再造术术中，当淋巴水

肿主要影响上臂时，原位移植通常使用腹壁下动脉穿支皮瓣（DIEP），复合腹股沟 VLNT，或者乳腺内血管灌注的 DIEP，并在旋髂浅静脉 / 动脉（SCIV/SCIA）和肩胛下系统分支之间附加吻合。

背阔肌肌皮瓣可以作为治疗失败时的挽救措施，可以比喻为救生船或救生艇，在胸壁症状复发时也可以使用。因而在考虑取皮瓣部位时，应避免使用胸背阔肌肌皮瓣，除非背阔肌肌皮瓣已经用于乳房再造术，此时可以使用胸背阔肌肌皮瓣作为 VLN 瓣蒂。

根治性腋窝瘢痕松解术通过消除任何压迫腋窝静脉的瘢痕带（可能导致静脉功能不全）来为淋巴结皮瓣创造空间，皮瓣体积消除了由此产生的 3D 死区，并最大限度地与受体床接触从而促进淋巴管生成（图 12-2）。

如果患者之前做过乳房再造术，或者做过保乳手术，或者因其他原因（如黑色素瘤）做过淋巴结切除术，大网膜淋巴瓣是原位转移到腋窝的最佳选择。这种皮瓣可以通过腹腔镜（或机器人）或通过小切口开腹手术获得。对于有禁忌证或不希望进行腹股沟（下腹部）浅淋巴结转移的患者，可以在乳房再造术的同时行 DIEP。

对于先前接受过 DIEP ＋乳房再造术或腹部成形术的患者，或者希望进行腹部成形术的患者，这些已有的切口可用于取网膜的小切口或腹腔镜入路。另一种选择是胸外侧 VLN 皮瓣，它可以用可变体积的软组织来消除死腔，腹股沟 VLN 皮瓣也可以用于原位移植。

如果腋窝由于严重的瘢痕和（或）放射治疗的影响而无法安全地提供受体血管，或者肩胛下受体血管之前已经结扎过，可以使用上臂内侧作为替代供体，使用臂血管分支作为受体。该方法只需要很小体积的皮瓣，皮瓣的选择标准类似于异位远端移植。胃网膜皮瓣因为其体积可以根据受体部位要求而调整，只要选择合适，一般都可以采用。腹股沟、颏下、锁骨上和胸外侧的 VLN 皮瓣同样均可以采用[30]。

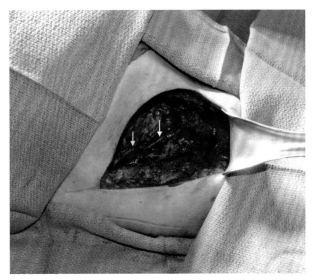

▲ 图 12-2 腋窝行肩胛下近端原位（解剖）血管化淋巴结移植（VLNT）的手术显露。大幅度的腋窝瘢痕松解术可以为淋巴结皮瓣创造空间，并最大限度地扩大接触面积，同时松解任何压迫腋窝静脉的瘢痕带（此瘢痕带可能导致静脉功能不全）。胸背阔肌肌皮瓣（白箭）应尽可能保留，除非背阔肌肌皮瓣已经用于乳房再造术。如果使用背阔肌肌皮瓣重建乳房，可以使用胸背阔肌肌皮瓣作为淋巴结瓣蒂。锯齿状分支（黄箭）是最常使用的通道。如果腋窝部位由于严重的瘢痕和（或）放射治疗的影响而无法安全地提供受体血管，或者肩胛下受体血管曾经结扎过，上臂内侧可以作为替代受体位置使用，该位置使用的受体血管为肱血管的分支

下肢的病变，如果患者之前接受过腹股沟淋巴结切除术，近端转移既可以通过髂周浅受体血管或腹壁下浅受体血管进行到腹股沟区域，也可以偶尔进行到腹壁下深血管[34]；或者，对于已经进行了盆腔淋巴结清扫术的患者，可以使用股环内侧血管或股深血管穿支进行转移到大腿内侧（图 12-3）。也可使用股旋外侧血管分支转移到股前移位。大网膜/胃网膜瓣适合转移到大腿，因为体积可以很好地隐藏在大腿上[33]，胸侧 VLN 皮瓣也是如此。腹股沟和锁骨上的 VLN 皮瓣由于其体积较小[34]，更适合转移到腹股沟区。

四、非解剖（异位）淋巴结转移的受体位置选择与血管化淋巴结移植

小体积的远端 VLNT 既可以获得比较好的美容效果，又可以降低翻修手术的风险。在可能

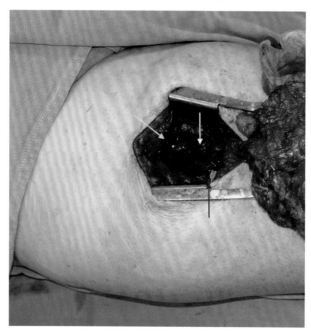

▲ 图 12-3　大腿内侧近端股血管系统用于下肢近端原位（解剖）血管化淋巴结移植（VLNT）的手术显露，使用股内侧环股血管或股深血管穿支（白箭）。深动脉穿支穿过向内侧反射的大收肌（黄箭）。大隐静脉的浅静脉分支也可用于额外的静脉吻合（蓝箭）。在这种情况下，右胃网膜淋巴结皮瓣转移到大腿的第二股深穿支，体积隐藏在大腿近端

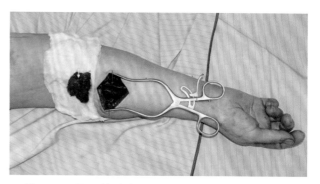

▲ 图 12-4　用于前臂掌侧近端异位（非解剖性）血管化淋巴结移植（VLNT）的手术显露，前臂桡侧血管（红箭）和头静脉（蓝箭）。受体血管通常是桡动脉，端侧或端端吻合取决于选择的淋巴结皮瓣的动脉解剖结构。静脉流出道可选择头静脉（或另一浅静脉）和（或）桡静脉。尺侧血管也可以类似的方式使用，可使用基底静脉（或另一浅静脉）或尺静脉。在前臂近端掌侧，皮瓣体积可以很好地隐藏；局部脂肪软组织（黄箭）和典型增厚的深筋膜为淋巴结皮瓣提供了一个口袋，可以实现无张力的初级皮肤闭合。在可能的情况下，应避免使用皮瓣移植，以减少移植相关并发症和不良美容结果的风险

的情况下，应避免使用皮肤移植，以减少移植相关并发症和不良美容结果的风险。皮瓣通常转移到前臂近端，在那里皮瓣块可以很好地隐藏（图 12-4）。

　　纤维脂肪软组织的局部剥离和典型增厚的深筋膜为 LN 皮瓣提供了一个口袋，可以实现无张力的初级皮肤闭合。受者静脉周围的血管周围瘢痕必须小心切除，以避免静脉流出道阻塞。低容量皮瓣为最理想皮瓣，包括颏下、空肠肠系膜和锁骨上 VLN 皮瓣[14, 19, 30]。在脂肪软组织充足的情况下，进行局部修整后，可采用腹股沟皮瓣、胸侧皮瓣、右侧胃网膜皮瓣等体积较大的皮瓣[6, 8, 17]。受者血管一般为桡动脉，根据所选择的 VLN 皮瓣的动脉解剖结构，决定是端侧还是端端吻合，流出道通常选择头静脉或桡静脉，或者其他浅静脉。

　　尺侧血管也可以以类似的方式使用，但在调动尺神经区域的血管时需要注意，可以使用基底

静脉（或另一种浅静脉）或与尺静脉作为静脉流出道。在前臂背侧有凹陷性水肿的地方，可以使用桡动脉背侧支和[35]头静脉分支在前臂远端背侧放置皮瓣。在肘前窝置入皮瓣时，尺前再发动脉可与伴行静脉和（或）基底静脉分支一起使用。

　　将远端皮瓣放置在小腿内侧区域可以达到比较好的美容外观效果[7]。可以取胫后动脉的端侧或端端吻合，也可以采用腓肠内侧血管（图 12-5）。如果有明显的软组织过剩，修整后的胃网膜或侧胸的 VLN 皮瓣也是可以考虑[6, 7, 32]。如果需要低容量皮瓣，可选择颏下、腹股沟、锁骨上和空肠肠系膜 VLNT[8, 13, 19, 20]。皮瓣也可以端对端放置在胫前血管的前方，然而，美容外观差，皮瓣可能会影响穿鞋。

五、双水平淋巴结转移受体的选择与血管化淋巴结移植

　　当整个肢体都有淋巴水肿时，应考虑同时行双水平正位 VLNT 和异位 VLNT。在这种情况下，腹膜腔通常是淋巴结皮瓣的来源，因为可以从单个供体处获得多个皮瓣，而不会增加并发症的发

病率；大网膜皮瓣是原位转移的最佳选择，该皮瓣可根据胃网膜左右血管分为两部分[32, 33]。

对于上肢，可能最常见的方法是在腋窝淋巴结切除术后，采用以胃网膜左血管为基础的网膜

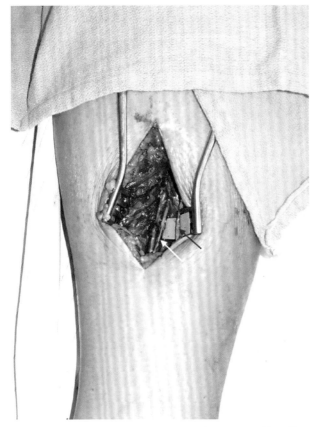

▲ 图 12-5　在小腿内侧进行异位（非解剖性）血管化淋巴结移植（VLNT）的手术显露，小腿胫后血管（白箭）和大隐静脉的一支（蓝箭）。在这个区域，远端皮瓣放置可以达到可接受的美容结果。吻合方式可以是端侧至胫后动脉，也可以是端端吻合至腓肠内侧血管。在可能的情况下应避免使用皮肤移植，如果实在需要皮肤移植，建议尽量避免压迫皮瓣，移植的皮肤如果可以后期祛除的话效果更佳

淋巴瓣进行原位近端转移，或者使用右侧胃网膜 VLN 皮瓣进行远端前臂掌侧转移。网膜瓣可以通过腹腔镜（或机器人）或开放入路获得，特别是通过腹部 DIEP 切口。另一种方法是采胃网膜右血管的网膜淋巴管皮瓣原位转移和空肠肠系膜 LN 皮瓣，用于前臂掌侧，这种皮瓣通常通过微创开腹入路获得[19]。另外，在接受 DIEP 乳房再造术的患者中，可以对腋窝进行复合 DIEP/ 腹股沟 VLNT，通过这种手术显露，可以使用开放式小开腹或腹腔镜入路进行右侧胃网膜到掌侧前臂的 VLNT，或者开放入路获取空肠肠系膜 VLNT。

对于下肢，大网膜皮瓣是双水平转移的首选方法，因为其皮瓣体积甚至可以用于远端转移：基于胃网膜左血管的大网膜淋巴皮瓣可用于原位转移到大腿内侧（之前腹股沟淋巴结切除部位），而右侧胃网膜 VLN 皮瓣可用于胫骨后或腓肠内侧受体血管移植到小腿内侧。

六、血管化淋巴结移植的术后处理

术后将四肢抬高以减少肿胀和辅助皮瓣静脉引流。远端下肢皮瓣通常需要术后悬吊。原位移位至腋窝时，手臂与身体侧面保持 45°，以避免压迫或牵引皮蒂；术后 2～4 周恢复压迫治疗，特别是仅在前臂同步进行 LVB 的地方。对于前臂异位转移和下肢 VLNT，术后 4 周重新进行压迫治疗[5, 7, 9, 33]。抽吸辅助脂切除术以减少剩余的多余软组织，可分阶段进行，并在需要时使用加压包扎[36, 37]（见第 7 章）。

参考文献

[1] Chang DW, Masia J, Garza R 3rd, Skoracki R, Neligan PC. Lymphedema: surgical and medical therapy. Plast Reconstr Surg. 2016;138:209–18.

[2] Schaverien MV, Coroneos CJ. Surgical treatment of lymphedema. Plast Reconstr Surg. 2019;144(3):738–58.

[3] Carl H, Walia G, Bello R, et al. Systematic review of the surgical treatment of extremity lymphedema. J Reconstr Microsurg. 2017;33:412–25.

[4] Ozturk CN, Ozturk C, Glasgow M, et al. Free vascularized lymph node transfer for treatment of lymphedema: a systematic evidence based review. J Plast Reconstr Aesthet Surg. 2016;69:1234–47.

[5] Dionyssiou D, Demiri E, Tsimponis A, et al. A randomized control study

of treating secondary stage II breast cancer-related lymphoedema with free lymph node transfer. Breast Cancer Res Treat. 2016;156:73–9.

[6] Barreiro GC, Baptista RR, Kasai KE, et al. Lymph fasciocutaneous lateral thoracic artery flap: anatomical study and clinical use. J Reconstr Microsurg. 2014;30:389–96.

[7] Smith ML, Molina BJ, Dayan E, et al. Heterotopic vascularized lymph node transfer to the medial calf without a skin paddle for restoration of lymphatic function: proof of concept. J Surg Oncol. 2017;115:90–5.

[8] Cheng MH, Chen SC, Henry SL, et al. Vascularized groin lymph node flap transfer for postmastectomy upper limb lymphedema: flap anatomy,

recipient sites, and outcomes. Plast Reconstr Surg. 2013;131:1286. .

[9] Saaristo AM, Niemi TS, Viitanen TP, Tervala TV, Hartiala P, Suominen EA. Microvascular breast reconstruction and lymph node transfer for postmastectomy lymphedema patients. Ann Surg. 2012;255:468–73.

[10] Nguyen AT, Chang EI, Suami H, Chang DW. An algorithmic approach to simultaneous vascularized lymph node transfer with microvascular breast reconstruction. Ann Surg Oncol. 2015;22:2919–24.

[11] Lin CH, Ali R, Chen SC, et al. Vascularized groin lymph node transfer using the wrist as a recipient site for management of postmastectomy upper extremity lymphedema. Plast Reconstr Surg. 2009;123:1265–75.

[12] Mardonado AA, Chen R, Chang DW. The use of supraclavicular free flap with vascularized lymph node transfer for treatment of lymphedema: a prospective study of 100 consecutive cases. J Surg Oncol. 2017;115:68–71.

[13] Akita S, Mitsukawa N, Kuriyama M, et al. Comparison of vascularized supraclavicular lymph node transfer and lymphaticovenular anastomosis for advanced stage lower extremity lymphedema. Ann Plast Surg. 2015;74:573–9.

[14] Sapountzis S, Singhal D, Rashid A, et al. Lymph node flap based on the right transverse cervical artery as a donor site for lymph node transfer. Ann Plast Surg. 2014;73:398–401.

[15] Cheng MH, Huang JJ, Huang JJ, et al. A novel approach to the treatment of lower extremity lymphedema by transferring a vascularized submental lymph node flap to the ankle. Gynecol Oncol. 2012;126:93–8.

[16] Ho OA, Lin CY, Pappalardo M, Cheng MH. Comparisons of submental and groin vascularized lymph node flaps transfer for breast cancer-related lymphedema. Plast Reconstr Surg Glob Open. 2018;6(12):e1923.

[17] Ciudad P, Maruccia M, Socas J, et al. The laparoscopic right gastroepiploic lymph node flap transfer for upper and lower limb lymphedema: technique and outcomes. Microsurgery. 2017;37:197–205.

[18] Nguyen AT, Suami H, Hanasono MM, Womack VA, Wong FC, Chang EI. Long-term outcomes of the minimally invasive free vascularized omental lymphatic flap for the treatment of lymphedema. J Surg Oncol. 2017;115:84–9.

[19] Coriddi M, Wee C, Meyerson J, Eiferman D, Skoracki R. Vascularized jejunal mesenteric lymph node transfer: a novel surgical treatment for extremity lymphedema. J Am Coll Surg. 2017;225:650–7.

[20] Ciudad P, Agko M, Perez Coca JJ, et al. Comparison of long-term clinical outcomes among different vascularized lymph node transfers: 6–year experience of a single center's approach to the treatment of lymphedema. J Surg Oncol. 2017;116:671–82.

[21] Huang JJ, Gardenier JC, Hespe GE, et al. Lymph node transplantation decreases swelling and restores immune responses in a transgenic model of lymphedema. PLoS One. 2016;11:0168259.

[22] Patel KM, Lin CY, Cheng MH. From theory to evidence: long-term evaluation of the mechanism of action and flap integration of distal vascularized lymph node transfers. J Reconstr Microsurg. 2015;31:26–30.

[23] Suami H, Scaglioni MF, Dixon KA, Tailor RC. Interaction between vascularized lymph node transfer and recipient lymphatics after lymph node dissection-a pilot study in a canine model. J Surg Res. 2016;204:418–27.

[24] Ito R, Zelken J, Yang CY, Lin CY, Cheng MH. Proposed pathway and mechanism of vascularized lymph node flaps. Gynecol Oncol. 2016;141:182–8.

[25] Cheng MH, Huang JJ, Wu CW, et al. The mechanism of vascularized lymph node transfer for lymphedema: natural lymphaticovenous drainage. Plast Reconstr Surg. 2014;133:192–8.

[26] Viitanen TP, Visuri MT, Hartiala P, et al. Lymphatic vessel function and lymphatic growth factor secretion after microvascular lymph node transfer in lymphedema patients. Plast Reconstr Surg Glob Open. 2013;1:1–9.

[27] Aschen SZ, Farias-Eisner G, Cuzzone DA, et al. Lymph node transplantation results in spontaneous lymphatic reconnection and restoration of lymphatic flow. Plast Reconstr Surg. 2014;133:301–10.

[28] Yan A, Avraham T, Zampell JC, Aschen SZ, Mehrara BJ. Mechanisms of lymphatic regeneration after tissue transfer. PLoS One. 2011;6:17201.

[29] Liu HL, Pang SY, Lee CC, Wong MM, Chung HP, Chan YW. Orthotopic transfer of vascularized groin lymph node flap in the treatment of breast cancer-related lymphedema: clinical results, lymphoscintigraphy findings, and proposed mechanism. J Plast Reconstr Aesthet Surg. 2018;71:1033–40.

[30] Engel H, Lin CY, Huang JJ, Cheng MH. Outcomes of lymphedema microsurgery for breast cancer-related lymphedema with or without microvascular breast reconstruction. Ann Surg. 2018;268(6):1076–83.

[31] Beederman M, Garza RM, Agarwal S, Chang DW. Outcomes for physiologic microsurgical treatment of secondary lymphedema involving the extremity. Ann Surg. 2020.

[32] Ciudad P, Manrique OJ, Date S, et al. Double gastroepiploic vascularized lymph node transfers to middle and distal limb for the treatment of lymphedema. Microsurgery. 2017;37:771–9.

[33] Kenworthy EO, Nelson JA, Verma R, Mbabuike J, Mehrara BJ, Dayan JH. Double vascularized omentum lymphatic trans- plant (VOLT) for the treatment of lymphedema. J Surg Oncol. 2018;117:1413–9.

[34] Batista BN, Germain M, Faria JC, Becker C. Lymph node flap transfer for patients with secondary lower limb lymphedema. Microsurgery. 2017;37:29–33.

[35] Aljaaly HA, Fries CA, Cheng MH. Dorsal wrist placement for vascularized submental lymph node transfer significantly improves breast cancer-related lymphedema. Plast Reconstr Surg Glob Open. 2019;7(2):e2149.

[36] Agko M, Ciudad P, Chen HC. Staged surgical treatment of extremity lymphedema with dual gastroepiploic vascularized lymph node transfers followed by suction-assisted lipectomy-A prospective study. J Surg Oncol. 2018;117:1148–56.

[37] Nicoli F, Constantinides J, Ciudad P, et al. Free lymph node flap transfer and laser-assisted liposuction: a combined technique for the treatment of moderate upper limb lymphedema. Lasers Med Sci. 2015;30:1377–85.

第13章 步骤精析：腹股沟浅表血管化淋巴结移植术 *

Step-by-Step Instruction: Superficial Inguinal (Groin) Vascularized Lymph Node Transplant Procedure

Ketan M. Patel 著

欧阳洋 译 黄建华 校

早在 1935 年，Gillie 等在文献中最先提出了利用手臂来源的含淋巴管软组织作为皮瓣的理念，尝试治疗下肢淋巴水肿[1]。1979 年，Shesol 等在大鼠模型上成功地通过移植带蒂腹股沟淋巴结皮瓣实现了腘区病变淋巴的功能恢复[2]。随后 Clodius 等首次报道了将腹股沟淋巴结皮瓣应用于人体试验的观察结果。1982 年，2 名患者首次应用带血管蒂腹股沟淋巴结（vascularized groin lymph node，VGLN）皮瓣，取得部分成功[3]。这项具有里程碑意义的临床研究为更深入地在动物模型中研究血管化淋巴结移植（VLNT）做了开创性的可行性研究[4, 5]。

Chen 等于1990年成功地在犬模型中应用VLNT治疗阻塞性淋巴水肿[5]，将犬正常后肢的腹股沟浅表淋巴组织作为带血管蒂的游离皮瓣移植至淋巴水肿患肢的腘窝区。与此同时，Becker 等也提出功能性的 VLNT 可以引流乳房切除术后上肢淋巴水肿患者的淋巴液[4]。Cheng 等描述，用带皮岛的 VLNT 皮瓣移植到远端淋巴水肿部位，是很有希望改善症状的，这为淋巴引流提供了新的途径，同时也提出了一种供区部位无张力的闭合方法和以外部指标检测皮瓣血管完整性的方法[6, 7]。

VLNT 的作用机制基于两个主要的生理假说[7-10]。第一种观点认为，淋巴引流的改善仅仅是由于健康淋巴组织移植降低了病变区域内的组织间隙压力，从而实现更有效的引流。第二种观点基于淋巴管新生假说，其认为继发于健康淋巴组织皮瓣移植的患肢淋巴管通路新生是患肢功能改善的原因[11]。第一种观点通过使用荧光来检测淋巴摄取情况，目前已经在动物实验和人类试验研究中得到证实[7, 8]。

VGLN 皮瓣可以被独立地移植到腋窝、肘部或手腕，以改善上肢淋巴引流。一些临床实践表明，在以上部位的 VGLN 皮瓣移植使得 80% 以上的继发性淋巴水肿患者的情况得到了改善[6, 12]。VGLN 皮瓣也可以在其他移植术时被一同移植。例如，其可在腹壁下动脉穿支皮瓣（DIEP）乳房再造术时作为独立的游离皮瓣被一同移植，或者与含淋巴结和筋膜的改良 DIEP 皮瓣一同移植[13]。VGLN 皮瓣亦可以移植至对侧下肢。腹股沟皮瓣有大量淋巴结且此处淋巴静脉引流连接丰富，同时腹股沟皱褶也有助于隐藏供体部位的瘢痕[14, 15]。尽管它有可能导致下肢术后医源性淋巴水肿的可能性，但是通过仔细的解剖，以及反向淋巴通畅检测可以避免这种术后并发症的发生[16]。鉴于以上良好特性，VGLN 皮瓣已经被国际淋巴学会推荐为 Ⅱ～Ⅲ 期乳腺癌相关淋巴水肿的首选，同时也是治疗原发性和继发性淋巴水肿的最常用的供体部位[17]。

---

*. 第13章配有视频，可登录网址 https://doi.org/10.1007/978-3-030-93039-4_13 观看。

一、典型适应证

- 虽然早期淋巴水肿可以通过单纯的淋巴静脉转流（LVB）来治疗，但在长病程淋巴水肿患者中，因淋巴管硬化、淋巴管活性与功能性丧失的影响，LVB 不能提供长期且持续的病症改善。因此在这类患者中，VLNT 被作为一种能使这类患者重获生理功能方法[14]。

- 在 LVB 手术候选患者中，VLNT 提示或许能改善这些患者的长期结果[18]。

- 在延迟乳房再造术合并上肢淋巴水肿的情况下，VGLN 皮瓣移植可与下腹皮瓣移植同时进行以治疗上肢淋巴水肿[13]。

- 腹股沟是所有 VLNT 供区中最为隐蔽的，因此亦适用于期望手术瘢痕最小化的患者。

- 乳房切除术后上肢淋巴水肿的患者最合适的移植部位是腕部或腋窝，特别是在疾病早期[19]。

- 适用于乳房切除术后上肢淋巴水肿的治疗[20]。

- 适用于下肢淋巴水肿的治疗，可以将健侧皮瓣移植至患侧下肢以达治疗目的。

- VGLN 皮瓣有着丰富的周围软组织，因此其也适用于需要中到大型皮岛移植以闭合受体处伤口的情况[21]。

二、解剖学

在腹股沟区域内，腹股沟浅表淋巴结位于腹股沟韧带下方、缝匠肌内侧、内收长肌外侧的 Scarpa 股三角内（图 13-1）。根据 Assouad 等的解剖学研究，下腹淋巴液主要由腹股沟浅层淋巴结引流，同时腹股沟深部淋巴结也有参与此处淋巴引流[22]。因此，腹股沟浅表淋巴结可以作为血管化的皮瓣进行移植，且其不会造成严重的供区病变（图 13-1）。

Zeltzer 等基于尸体研究发现在腹股沟韧带和腹股沟皱褶之间平均有 6.5 个可存活且相当大（>0.5mm）的可采集的表浅淋巴结，平均大小为 7.8mm[23]。这些淋巴结分布为两组，一组位于旋髂浅动脉（superficial circumflex iliac artery, SCIA）之上，另一组则位于股总动脉的内侧动脉

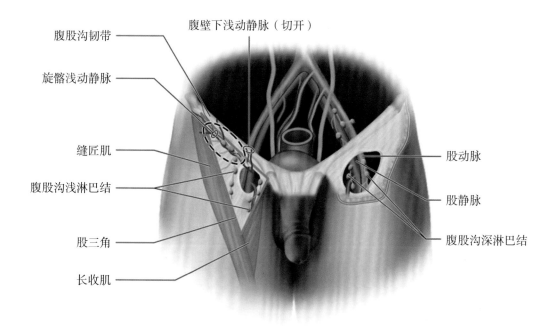

腹壁下浅动静脉（切开）
腹股沟韧带
旋髂浅动静脉
缝匠肌
腹股沟浅淋巴结
股三角
长收肌
股动脉
股静脉
腹股沟深淋巴结

▲ 图 13-1　腹股沟区域的解剖。腹股沟浅淋巴结位于以腹股沟韧带、缝匠肌和长内收肌（灰色三角）的边界为标志的股三角内，深至 Scarpa 筋膜（患者右侧）。腹股沟深淋巴结沿股血管分布于深筋膜深处，必须注意在剥离时不要破坏这些淋巴结（患者左侧）

图片由 Springer 提供

次内侧。Dayan 等进一步研究了腹股沟淋巴结，发现腹股沟韧带下方 3cm 至腹股沟皱褶上方的范围内平均有 8.2 个淋巴结，这些淋巴结集中于耻骨结节外侧前 1/3 的距离内，沿腹股沟韧带方向分布[24]。大多数淋巴结位于腹壁下浅静脉（SIEV）和旋髂浅静脉（SCIV）交界处（67%）、SCIV 内侧（19%）或 SCIV 下部（14%）。总体而言，这些研究为下至腹股沟韧带、深至 Scarpa 筋膜、浅至深筋膜的精细化淋巴结采集技术取提供了支持。

三、患者选择

VGLN 皮瓣适用于 ISL I ～ III 期淋巴水肿患者，甚至象皮病患者。它适用于伴有疼痛和瘫痪的淋巴水肿患者，复发性或慢性感染的淋巴水肿患者，希望同时重建乳房的患者，或者有明显纤维组织和腋窝瘢痕的淋巴水肿患者。在过度纤维化的情况下，通过脂肪移植以减少瘢痕提高患者的生活质量[25]。

VGLN 皮瓣转移治疗上肢淋巴水肿的适应证，包括淋巴核素造影或磁共振淋巴造影（MRL）显示淋巴近端完全闭塞；复杂性充血消除术或减瘤术失败；复发性蜂窝织炎超过 6 个月[26]。VGLN 瓣移植的唯一绝对禁忌证是局部肿瘤复发或存在肿瘤远处转移[6, 7]。虽然臂丛神经炎是一个相对禁忌证，但将腋窝减压术与皮瓣转移术合用仍可显著提高这些患者的生活质量。

四、手术技术

（一）原则

使用腹股沟 VGLN 皮瓣移植治疗上肢淋巴水肿时，可用且性能可靠的腹股沟浅淋巴结总数的多少是影响预后的因素之一。双功超声检查或计算机体层成像血管造影（computed tomography angiography，CTA）可用于检测直径＞0.5mm 的淋巴结（图 13-2）[27]。磁共振成像（MRI）可用于更为完整详细地检查腹股沟区域的淋巴结。术前

亦可使用反向淋巴映射以最大限度地减少采集到术肢深部引流淋巴结的概率[16]。根据以上这些术前检查的情况，选择确定供体部位。设计皮瓣时，有或没有皮岛都是可行的。

（二）受体部位

据文献报道，VGLN 皮瓣成功移植的最常见的 3 个受体部位为腋窝、肘部和手腕，其中以腋窝移植最为常用，可以经由先前的腋窝淋巴结切除术瘢痕进行操作。与此同时，针对锁骨下静脉周围的任何瘢痕挛缩情况应进行根治性瘢痕松解术。松解血管周围瘢痕组织准备肩胛下动静脉分支，尽可能保留胸背血管蒂，必要时保留背阔肌肌皮瓣。准备两条静脉用于受体吻合，要格外注意与肩胛下系统的解剖连续性，并选择没有明显静脉回流的静脉。在大多数情况下，需要准备一条受体动脉和两条静脉（最好一条来自浅表系统，另一条来自伴行静脉）与带血管蒂的皮瓣吻合。在前臂中，可以使用桡动脉或尺动脉。

对于下肢淋巴水肿的患者，切除患肢对侧的皮瓣并移植到小腿，胫后动脉是典型的受体血管。由于原发性淋巴水肿患者的胫后动脉的存在、口径、流量和走行可能存在解剖学变异，故最好使用 CTA 进行术前下肢血管成像。

（三）皮瓣获取：皮岛（见本章视频）

- 在手术前一晚或手术当天进行锝淋巴造影以确定主要的引流通道。手术前适当确定下肢引流通道是至关重要的。将吲哚菁绿（ICG）等分物（0.01ml）通过分成 4～6 个点注射到下腹。然后，将 ICG 染料按摩进入组织，以便被浅表淋巴系统捕获，并最终携带到腹股沟浅表淋巴结。
- 利用近红外摄像机确认 ICG 染料在第一次切口前已被这些淋巴结吸收。
- 可以利用铅笔式窄波束多普勒技术对 SCIA 的穿孔部位进行检测。
- 患者取仰卧位，标出位于髂前上棘与耻骨结

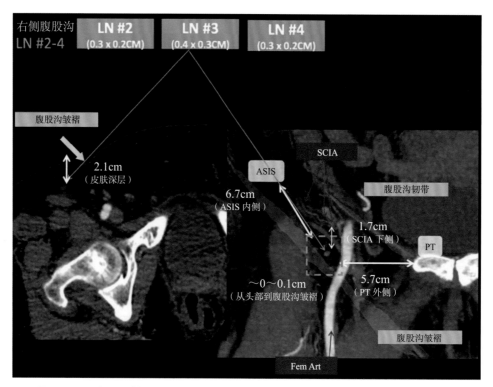

▲ 图 13-2　预规划计算机体层成像血管造影（CTA）识别可获取节点的数量和血管解剖
LN. 淋巴结；ASIS. 髂前上棘；SCIA. 旋髂浅动脉；PT. 耻骨结节；Fem Art. 股动脉

节之间的腹股沟韧带，以及腹股沟皱褶，目标淋巴结位于两标志之间的 Scarpa 筋膜深面。

- 在先前的两个标志之间标记一个椭圆形皮肤区域，因为 SCIA 系统的分支直接存在于股动脉之外（图 13-3），故标记区域的内侧边缘可触及股动脉搏动。

- 依次做上切口，外侧切口和内侧切口，剪断 SCIA 和 SCIV 并剥离至深筋膜水平。在外侧和上方做切口，在内侧进行解剖（图 13-4）。

- 沿 Scarpa 平面向股血管上方的筋膜缺损进行解剖，显现来自 SCIA 系统穿支。

- 在解剖内侧的过程中，再次使用近红外摄像机和伽马探针来识别和获取浅表淋巴结。

- 仔细进行内侧解剖以分离 SCIA 主干，注意避免解剖更多浅表的结构以防淋巴结和皮瓣失活。

- 解剖静脉时要格外小心，淋巴结主要通过 SIEV 和 SCIV 系统引流，而更多的外侧淋巴结往往通过 SCIV 系统引流，故解剖此结构非常重要（图 13-4）。

- 大量近端解剖病例揭示了不同的分支模式。值得注意的是，SCIV 和 SIEV 可能共同起源于隐静脉，也可能有不同的起源，因此需要谨慎决定获取静脉的位置。共同起源静脉的直径往往＞3mm，故在选择时需要考虑受体静脉的匹配度。

- 过度剥离隐静脉与股静脉的汇合处可能破坏来自下肢的轴性淋巴，因此建议谨慎对待该区域的操作。

- 典型情况下，存在于隐球区的淋巴结具有引流下肢淋巴的倾向，并会引发伽马探针的放射性。

- 通常首选双静脉引流法，SCIA 的伴行静脉非常细小，但与末梢肢体受体部位吻合良好。浅表静脉尺寸明显较大，因此选择受体区域的浅表静脉或较大的静脉更适于匹配尺寸。

- 由于大隐静脉不是腹股沟浅淋巴结的主要引流途径，因此尽可能保留大隐静脉。

- 辨认并解剖血管蒂后，取一大小与受体部位

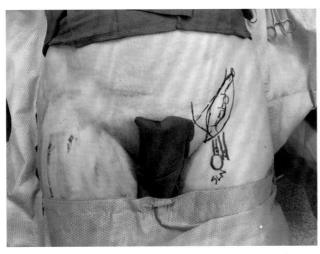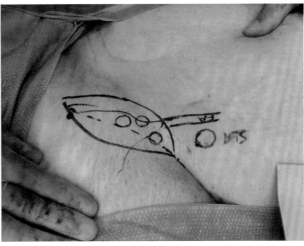

▲ 图 13-3　腹股沟韧带标记与腹股沟皱褶之间的皮肤呈椭圆形（左），内侧边缘覆盖股动脉搏动（右）
SLN. 前哨淋巴结

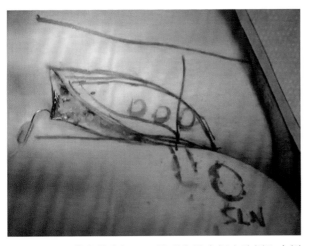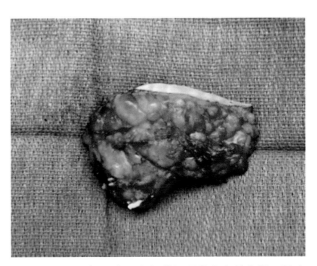

▲ 图 13-4　首先做上切口，然后在图中标出外侧和内侧切口
SLN. 前哨淋巴结

▲ 图 13-5　平行于腹股沟韧带切开带有血管化淋巴结皮瓣的软组织皮岛（上）

相符的软组织皮岛，平行于腹股沟韧带抬起（图 13-5）。

- 由于上部淋巴结通常位于 SCIV 和 SIEV 的交界处，故皮瓣可包含大多数淋巴结。
- 尽可能使用双极电灼术和血管夹谨慎剥离皮瓣，以尽量减少对血管蒂或周围任何其他重要的淋巴管和淋巴结的损伤。

在使用上述方法的所有患者中，术者均优先采用皮岛获取 VGLN 皮瓣，术后不需要时可丢弃，去上皮化处理，或者用于皮瓣的术后监测。获取额外带有 VGLN 的软组织和皮肤可以通过几

种不同的技术来完成。皮瓣的血液灌注支持可来自 SCIA 系统、SIEA 系统或股动脉系统最内侧分支。由于每种系统都会影响皮瓣的最终方向，故在选择使用系统时，考虑皮岛的期望方向非常重要。其中，SCIA 和 SIEA 系统最为常用，这两种系统允许从下腹部腹股沟韧带水平获取皮肤和皮下组织，作者倾向于使用 SCIA 系统。股动脉系统或其他技术的使用将皮肤岛置于较低的位置，远低于腹股沟韧带。解剖来自 SCIA 和腹壁下浅动脉（superfcial inferior epigastric artery, SIEA）的血管，最终可获得一个位于下腹部的横向皮岛，这一标

准的解剖方法可以获得额外的带有浅表淋巴结的皮下组织。就像在没有皮岛的情况下采集 VGLN 皮瓣一样，接近 SCIV 和 SIEV 持续解剖至两者交汇处，可使皮岛包含更多的上层淋巴结。因为皮肤和皮下丛有着丰富和可靠的血液供应，故在受体部位呈轴向时，资深术者倾向于使用去上皮化皮岛，并将其固定于近端手臂。

在乳房再造术术中，VGLN 皮瓣经修饰后也可以与任何可用的腹部皮瓣相结合，如腹直肌肌皮瓣（transverse rectus abdominis musculocutaneous，TRAM）、保留肌肉的（ms-）TRAM、DIEP 或 SIEA[28]。

五、术后护理

VGLN 移植的术后处理与其他带血管蒂皮瓣移植的显微外科手术非常相似。决定患者住院时间最重要的因素之一是皮岛监测。皮岛的应用不仅可以使受体部位（通常是手腕或肘部）无张力闭合，而且还可以更准确地监测皮瓣灌注。鉴于存在灌注良好的皮瓣，在保证淋巴结活力的基础上，这使得皮瓣成功移植的评估更可预测。然而，当选择腋窝作为受体部位时，VGLN 常采取埋入移植，而不利用皮瓣使外观更美观。在这种情况下，术后血管损伤往往无法发现，但住院时间通常较短。

VGLN 皮瓣的术后复查比其他微血管皮瓣更为频繁，这可能是由于患肢经常并发静脉病变，需要针对淋巴水肿进行手术治疗。淋巴液的显著转移和移植皮瓣的快速吸收造成即刻和非本质性的微循环改变，也会导致一些并发症的形成。及时和早期识别灌注损伤随后立即再次探查和手术处理，可以预防皮瓣失活。

六、并发症

鉴于文献中报道的医源性下肢淋巴水肿的高发病率，供体部位的发病率是 VGLN 皮瓣采集中最受关注的问题。Viitanen 等的一项研究报道了 13 名因上肢淋巴水肿接受 VGLN 采集的患者的供区发病率结果[29]。虽然患者的下肢围没有明显变化，但有一些患者的术后淋巴造影和供体肢体淋巴转运指数发生了病理变化。此外，Vignes 等的最新研究发现，接受 VGLN 皮瓣移植的患者中有 38% 出现了术后并发症，其中最常见的并发症为医源性供体肢体淋巴水肿[30]。该研究调查的 26 名患者中有 4 名出现了术后淋巴囊肿。然而，这种情况往往无须进一步干预就可自行缓解。

如果术后患者担心同侧供体肢体肿胀，多普勒超声、淋巴显像或 MRI 可用于评估供体部位残留的浅表和深部腹股沟淋巴结引流情况[15]。因此，避免从腹股沟切除任何可能引流下肢的前哨淋巴结，并避免切除任何更深层的腹股沟淋巴结是至关重要的。作者强烈建议使用术前淋巴显像，术中辅以伽马探针引导，以检测放射性核素示踪剂积聚部位，从而尽量减少采集引流下肢的前哨淋巴结的风险。

参考文献

[1] Gillies H, Fraser F. Treatment of Lymphoedema by plastic operation:(a preliminary report). Br Med J. 1935;1(3863):96.

[2] Shesol BF, Nakashima R, Alavi A, Hamilton RW. Successful lymph node transplantation in rats, with restoration of lymphatic function. Plast Reconstr Surg. 1979;63(6):817–23.

[3] Clodius L, Smith P, Bruna J, Serafin D. The lymphatics of the groin flap. Ann Plast Surg. 1982;9(6):447–58.

[4] Becker C, Hidden G. Transfert de lambeaux lymphatiques libres. Microchirurgie et étude anatomique. J Mal Vascul. 1988;13:199–22.

[5] Chen H-C, O'Brien BM, Rogers I, Pribaz J, Eaton C. Lymph node transfer for the treatment of obstructive lymphoedema in the canine model. Br J Plast Surg. 1990;43(5):578–86.

[6] Cheng M-H, Chen S-C, Henry SL, Tan BK, Lin MC-Y, Huang J-J. Vascularized groin lymph node flap transfer for postmastectomy upper limb lymphedema: flap anatomy, recipient sites, and outcomes. Plast Reconstr Surg. 2013;131(6):1286–98.

[7] Cheng M-H, Huang J-J, Wu C-W, et al. The mechanism of vascularized lymph node transfer for lymphedema: natural lymphaticovenous drainage. Plast Reconstr Surg. 2014;133(2):192e–8e.

[8] Ito R, Zelken J, Yang C-Y, Lin C-Y, Cheng M-H. Proposed pathway and mechanism of vascularized lymph node flaps. Gynecol Oncol. 2016;141(1):182–8.

[9] Patel KM, Lin C-Y, Cheng M-H. From theory to evidence: long-term evaluation of the mechanism of action and flap integration of distal vascularized lymph node transfers. J Reconstr Microsurg. 2015;31(01):026–30.

[10] Yan A, Avraham T, Zampell JC, Aschen SZ, Mehrara BJ. Mechanisms of lymphatic regeneration after tissue transfer. PLoS One. 2011;6(2):e17201.

[11] Aschen SZ, Farias-Eisner G, Cuzzone DA, et al. Lymph node transplantation results in spontaneous lymphatic reconnection and restoration of lymphatic flow. Plast Reconstr Surg. 2014;133(2):301.

[12] Lin C-H, Ali R, Chen S-C, et al. Vascularized groin lymph node transfer using the wrist as a recipient site for management of postmastectomy upper extremity lymphedema. Plast Reconstr Surg. 2009;123(4):1265–75.

[13] Akita S, Tokumoto H, Yamaji Y, et al. Contribution of simultaneous breast reconstruction by deep inferior epigastric artery perforator flap to the efficacy of vascularized lymph node transfer in patients with breast cancer-related lymphedema. J Reconstr Microsurg. 2017;33(08):571–8.

[14] Schaverien MV, Badash I, Patel KM, Selber JC, Cheng M-H. Vascularized lymph node transfer for lymphedema. Paper presented at: Seminars in plastic surgery 2018.

[15] Liu H-L, Pang S-Y, Lee C-C. Donor limb assessment after vascularized groin lymph node transfer for the treatment of breast cancer-related lymphedema: clinical and lymphoscintigraphy findings. J Plast Reconstr Aesthet Surg. 2019;72(2):216–24.

[16] Dayan JH, Dayan E, Smith ML. Reverse lymphatic mapping: a new technique for maximizing safety in vascularized lymph node transfer. Plast Reconstr Surg. 2015;135(1):277–85.

[17] Committee E. The diagnosis and treatment of peripheral lymphedema: 2016 consensus document of the International Society of Lymphology. Lymphology. 2016;49(4):170–84.

[18] Chang DW, Masia J, Garza R III, Skoracki R, Neligan PC. Lymphedema: surgical and medical therapy. Plast Reconstr Surg. 2016;138(3S):209S–18S.

[19] Scaglioni MF, Suami H. Lymphatic anatomy of the inguinal region in aid of vascularized lymph node flap harvesting. J Plast Reconstr Aesthet Surg. 2015;68(3):419–27.

[20] Poortmans PJTL. Postmastectomy radiation in breast cancer with one to three involved lymph nodes: ending the debate. Lancet. 2014;383(9935):2104–6.

[21] Chang EI, Chu CK, Hanson SE, Selber JC, Hanasono MM, Schaverien MV. Comprehensive overview of available donor sites for vascularized lymph node transfer. Plastic Reconstruct Surg Global Open. 2020;8(3):e2675.

[22] Assouad J, Becker C, Hidden G, Riquet M. The cutaneo-lymph node flap of the superficial circumflex artery. Surg Radiol Anat. 2002;24(2):87–90.

[23] Zeltzer AA, Anzarut A, Braeckmans D, et al. The vascularized groin lymph node flap (VGLN): anatomical study and flap planning using multi-detector CT scanner. The golden triangle for flap harvesting. J Surg Oncol. 2017;116(3):378–83.

[24] Dayan JH, Dayan E, Kagen A, et al. The use of magnetic resonance angiography in vascularized groin lymph node transfer: an anatomic study. J Reconstr Microsurg. 2014;30(01):041–6.

[25] Maruccia M, Elia R, Ciudad P, et al. Postmastectomy upper limb lymphedema: combined vascularized lymph node transfer and scar release with fat graft expedites surgical and patients' related outcomes. A retrospective comparative study. J Plast Reconstr Aesthet Surg. 2019;72(6):892–901.

[26] Fumiere E, Leduc O, Fourcade S, et al. MR imaging, proton MR spectroscopy, ultrasonographic, histologic findings in patients with chronic lymphedema. Lymphology. 2007;40(4):157–62.

[27] Patel KM, Chu S-Y, Huang J-J, Wu C-W, Lin C-Y, Cheng M-H. Preplanning vascularized lymph node transfer with duplex ultrasonography: an evaluation of 3 donor sites. Plast Reconstr Surg Glob Open. 2014;2(8).

[28] Nguyen AT, Chang EI, Suami H, Chang DW. An algorithmic approach to simultaneous vascularized lymph node transfer with microvascular breast reconstruction. Ann Surg Oncol. 2015;22(9):2919–24.

[29] Viitanen TP, Mäki MT, Seppänen MP, Suominen EA, Saaristo AM. Donor-site lymphatic function after microvascular lymph node transfer. Plast Reconstr Surg. 2012;130(6):1246–53.

[30] Vignes S, Blanchard M, Yannoutsos A, Arrault M. Complications of autologous lymph-node transplantation for limb lymphoedema. Eur J Vasc Endovasc Surg. 2013;45(5):516–20.

第14章 步骤精析：微血管化乳腺重建与腹股沟淋巴结血管化联合移植术

Step-by-Step Instruction: Combined Microvascular Breast Reconstruction and Groin Vascularized Lymph Node Transplant Procedure

Jaume Masia Gemma Pons Cristhian Pomata 著

王宪伟 译 黄建华 校

2012 年，Saaristo 等发表了使用自体复合皮瓣同时进行乳房和淋巴重建的第一篇描述 [1]。该技术涉及从下腹部转移组织以及从腹股沟转移的血管化淋巴结（vascularized lymph nodes，VLN）。此后，几个小组发表了他们使用这种组合程序的经验，包括皮瓣设计的变体和皮瓣血管化的优化 [2-6]。

尽管已经为自体乳房再造术和 VLNT 描述了几个潜在的供体部位，但从下腹壁采集这两个组件可以"整体"转移单个复合皮瓣。此外，这种方法不仅消除了额外瘢痕的需要，而且还改善了腹部的形状。这种联合方法的主要优点是它提供了美观、明确的全乳房解剖修复（total breast anatomy restoration，TBAR），同时在单次手术中治疗或预防上肢淋巴水肿 [7]。

一、适应证

• 延迟乳房再造和乳腺癌相关上肢淋巴水肿（BCRL）的治疗。
  – 既往接受过乳房切除术和腋窝淋巴结清扫术（axillary lymph node dissection，ALND）的患者寻求延迟乳房再造，并出现以下情况：①上肢淋巴水肿的临床表现；②吲哚菁绿（ICG）淋巴造影评估发现的亚临

床上肢淋巴水肿（皮肤回流区域呈线性模式）。
• 即刻乳房再造和预防乳腺癌相关上肢淋巴水肿（BCRL）。
  – 接受 ALND 乳房切除术的患者。

二、解剖

下腹部组织的血液供应来自腹壁下动脉 / 静脉（deep inferior epigastric artery/vein，DIEA/V）的穿支。DIEA 起源于髂外动脉的内侧，在腹股沟韧带上方 1cm。它从腹直肌的外侧上升，在横筋膜和腹膜之间。然后它穿透腹直肌的后部，再以不同的方式分支出来，平均有 5（±2）个穿支供应皮肤。最后，DIEA 与脐上方的上腹壁血管形成吻合（图 14-1）[8, 9]。

腹股沟区域由旋髂浅动脉 / 静脉（SCIA/V）或腹壁下浅动脉 / 静脉（SIEA/V）和股总动脉的未命名分支供应（图 14-1）[10]。负责腹部淋巴引流的腹股沟淋巴结位于腹股沟韧带的下边缘（直至 3cm 以下）[11]。为了保持这些淋巴结的功能，它们必须与周围的宽条脂肪筋膜组织一起采集，其中包含淋巴系统的 3D 结构，VLN 皮瓣通常基于 SCIA。

获取 VLN 皮瓣时，不能使淋巴结和血管蒂骨

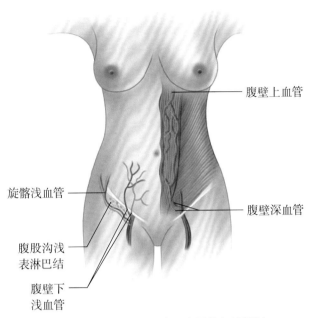

▲ 图 14-1　下腹部和腹股沟区的血管解剖

骼化，因为必须避免将淋巴结血供完全切断。需要特别注意确保负责下肢淋巴引流的腹股沟深部淋巴系统不受损害。如果解剖过度，供区下肢淋巴水肿的风险很大[12]。因此，在解剖过程中，必须使用 ICG 淋巴造影对下肢进行反向淋巴标测以识别和保留深部腹股沟淋巴结[13]。

复合瓣膜通常设计为 VLNT 对侧 DIE 血管，以促进复合瓣膜插入腋窝和胸部（图 14-2）。然而，如果来自单个半腹的组织量足以进行乳房再造术，则可以从同侧腹股沟区域抬高 VLNT。

关于受体血管，内乳血管通常是 DIEP 蒂的首选，胸背血管是 VLNT 蒂的首选受体血管。当胸背血管因大面积瘢痕不适宜时，可使用环肩胛骨、前锯肌支或胸外侧血管作为受体血管。

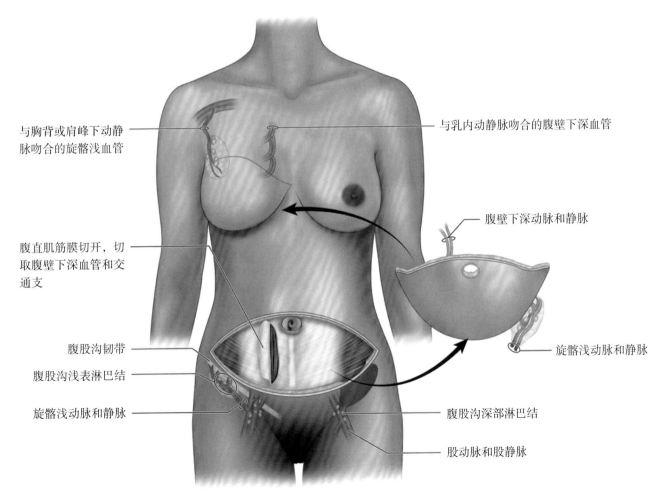

▲ 图 14-2　使用复合腹壁下动脉穿支瓣和对侧腹股沟浅表（腹股沟）血管化淋巴结移植的延迟乳房再造术
图片由 Springer 提供

三、患者选择与术前评估

当乳房切除术后和 ALND 后的患者返院寻求延迟乳房再造时，必须进行同侧上肢的临床评估。如果患者已经表现出临床表现，应进行上肢淋巴水肿、ICG 淋巴造影和淋巴造影评估，以评估浅层和深层淋巴系统的结构和功能。如果患者没有上肢淋巴水肿的临床表现，建议使用 ICG 淋巴造影进行评估，以发现或排除亚临床淋巴水肿。一旦决定进行 VLNT 联合微血管乳房再造术（见适应证），术前计算机体层成像血管造影（CTA）将评估联合皮瓣所基于的腹壁血管解剖结构并确定腹股沟区域浅表和深部淋巴结的数量和位置[14, 15]。

当延迟 TBAR 的候选者表现出淋巴管近端变性且具有远端功能的淋巴管时，建议进行远端淋巴管静脉吻合术（LVA）。为了计划 LVA 手术，可能需要磁共振淋巴造影（MRL）来提供有关淋巴系统的更精确信息[16, 17]。在消融手术后计划立即进行 TBAR 时，还应考虑使用靶向腋窝淋巴修复（targeted lymphatic axillary restoration，TLAR）方法来预防乳腺癌相关上肢淋巴水肿（BCRL）。TLAR 方法涉及在 ALND 后立即进行的多个腋窝淋巴管静脉吻合术。

这种联合重建的绝对禁忌证，包括整体医疗状况不佳、无法切除的胸壁疾病、无法控制的转移性疾病，以及之前的腹部手术导致腹部不适合作为供区。相对禁忌证包括以前的腹部吸脂术、腹部多处瘢痕、活动性疏松结缔组织炎和受影响的上肢淋巴管炎。吸烟不是游离皮瓣的禁忌证，但要求患者在手术前至少 1 个月停止吸烟，并警告相关并发症的高风险。

四、术前标记

（一）胸部

- 从胸骨上切迹到剑突有一条垂直线。
- 曲线标记在两个乳房下皱襞的水平，必要时

校正位置。

- 标记第二或第三肋间，指示受体血管的位置。
  - 如果计划对健康乳房同时进行对称手术（乳房固定术或缩小乳房成形术），则设计一个 Wise（倒 T）模式（图 14-3）。

（二）腹部

- 在站立位，标记耻骨上线。
- 在仰卧位，绘制脐周 1cm 网格系统（笛卡尔平面），脐为 X 轴和 Y 轴的"零点"。
- 根据 CTA 通知的坐标，在患者腹部标记 DIEA 穿支位置，并通过多普勒超声确定位置。根据 CTA 信息中的位置、轨迹和大小选择和标记优势穿支。同样，双侧 SIEA 和 SCIA 位于腹股沟区域，使用多普勒超声，分别从内侧到外侧和从外侧到内侧。
- 位于 SIE 和 SCI 血管之间的腹股沟淋巴结根据 CTA 通知的坐标进行标记。腹部皮肤裂的下限由一条连接左右髂前上棘（ASIS）的曲线标记，在之前标记的耻骨上线下方 1~2cm 处交叉。当腹部皮肤裂的上限由一条连接左右 ASIS 穿过脐部的曲线标记时，就完成了

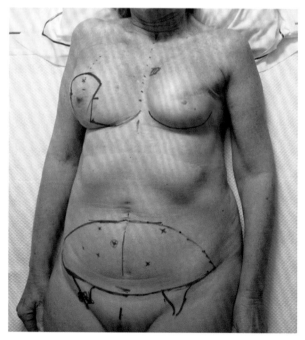

▲ 图 14-3 术前标记

Fusi 形式设计（图 14-3）。

– 当同时进行上肢远端 LVA 计划时，要进行术前 ICG 淋巴造影以标记浅表淋巴系统。根据 MRL 提供的坐标，还可以定位和标记最合适的功能淋巴管。两项研究相遇的位置代表了 LVA 的最佳位置。

五、手术技术

患者取仰卧位，手臂外展。两个团队的方法可以同时开始手术。一个团队开始准备胸部区域的受体血管，而另一个团队则收集腹部脂肪瓣。在手术开始前，在足部第二和第四趾间蹼间隙皮下注射 0.1～0.2ml ICG 对预先选择的腹股沟区域进行反向淋巴结映射。随后，将 0.2～0.4ml 的 2.5% 专用蓝色染料皮内注射到腹股沟区域上方的 2～3 个点（图 14-4）[13]。

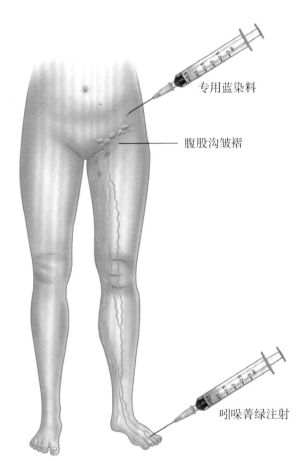

专用蓝染料

腹股沟皱褶

吲哚菁绿注射

▲ 图 14-4　用吲哚菁绿（ICG）逆行标记腹股沟淋巴结，并在腹股沟上方的下腹部注射专用蓝染料

皮瓣收获技术

- 脐部沿圆周切开至腹壁。
- 切开下腹部腹板的上边缘，从一侧到另一侧，一直到筋膜。
- 上腹部皮瓣向上翻转，以便在静态头侧回缩时通过拉动上腹部皮肤 / 脂肪来缝合皮肤边缘（图 14-5）。
- 小心地从一侧到另一侧切开下腹部皮瓣的下边缘，保持在非常浅的皮下平面，以免损伤浅表血管。
- 在耻骨上水平，将皮瓣的下边缘切开至筋膜，以检查皮瓣的厚度。在这个部分，没有损伤任何浅表血管的风险。
- 从耻骨上切口，向两侧横向进行解剖，直到找到 SIE 血管。
- 在将收获 VLNT 的一侧，从外侧到内侧，沿着皮瓣下缘仔细解剖，直到识别出 SCI 血管。
- 一旦定位了 SIE 和 SCI 血管，将腹板从外侧向内侧抬起，在筋膜上平面上，直至同侧腹直肌的外侧边缘。
- 要采集的 VLN 组织位于浅表系统的中心。在朝向腹股沟区域的皮下平面进行钝性解剖。浅表系统之间的宽脂肪筋膜组织基部在接近浅表血管的起源时逐渐变细。应注意避免损

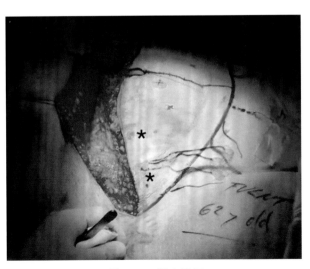

▲ 图 14-5　瓣上缘切口
专用蓝染料注射点（星号）

坏染成蓝色传入淋巴管。

- 术中进行 ICG 淋巴造影以识别引流下肢的深部淋巴结的荧光，以确保它们不包括在皮瓣中（图 14-6）。
- 在术前选择主导 DIE 穿支的一侧腹部皮瓣。手术在筋膜上平面进行，从外侧到内侧，从上到下，直到识别穿支。
- 在穿支穿过前直肌筋膜的点处做一个切口，然后通过其肌内或肌旁轨迹（图 14-7）。
- DIE 血管的上部延续部分被结扎并分开。
- 然后结扎和横切 VLN 皮瓣的 SIE 和 SCI 血管。
- DIE 血管的解剖继续向下，在肌后平面，直到血管的椎弓根长度和直径足够。
- 进行术中 ICG 血管造影以评估 DIEP 灌注和边界。
- DIE 血管在髂外血管的起点附近被结扎和横切，复合腹部皮瓣被"整体"转移到胸部（图 14-7 和图 14-8）。

六、受体部位准备

对于先前进行过全乳切除术的患者，胸壁皮肤通过先前的横向瘢痕升高。通过向上解剖直到锁骨的皮肤和向下的乳房下皱襞，为皮瓣插入

创造了一个宽阔的空间。对于之前使用胸后假体装置进行过乳房再造术的患者，胸肌从皮肤表层释放并固定在胸壁上。为准备内部乳腺血管，在第二或第三肋间平行于胸肌纤维做横向切口，显露两个连续的肋软骨。切除肋间肌，可发现内乳血管被肋间肌下一层薄薄的脂肪包围。为了提供更多的吻合空间，在某些情况下可能会移除肋骨软骨。

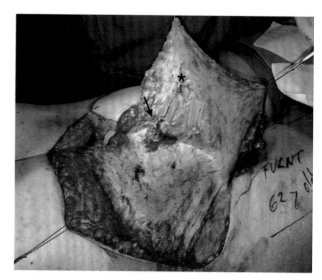

▲ 图 14-7　深部腹壁下动脉穿支（箭）和神经（星号）图

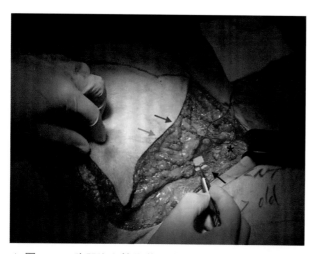

▲ 图 14-6　腹股沟血管化淋巴结裂。显示腹壁浅静脉（蓝箭）、淋巴传入血管（绿箭）和髂外环浅动脉（黑箭），并在术中吲哚菁绿（ICG）淋巴造影后标记深部淋巴结（星号）

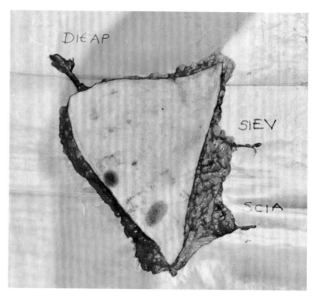

▲ 图 14-8　复合瓣：右下半腹伴同侧浅表腹股沟（腹股沟）淋巴结瓣

DIEAP. 深下胃外蒂；SIEV. 腹壁下浅静脉；SCIA. 旋髂浅动脉

接下来，接近腋窝区域以解剖胸背血管或区域替代血管。准备此受体部位时一个非常重要的步骤是去除所有瘢痕组织，尤其是沿着腋窝血管。解除腋窝的所有粘连也可以显著改善腋窝静脉流量。当计划采用 TLAR 方法时，使用 ICG 和专利蓝染料在相应的上肢进行腋窝反向标测，以便在 ALND 期间识别腋窝的传入淋巴管。

七、血供重建与皮瓣插入

复合瓣转移到胸壁，腹部 DIEP 位于乳房区域，淋巴结覆盖腋丛。因此，必须正确旋转皮瓣以将其放置在正确的位置。DIE 血管与内部乳腺血管端对端吻合。为了确保淋巴结存活，必须在腋窝进行第二次动脉和静脉（SCIV 或 SIEV）吻合术。如果计划进行远端 LVA 或 TLAR，则可以同步进行。

成形时，应切除 ICG 血管造影确定的潜在缺血区域。也可以切除多余的组织以塑造乳房丘。然后可以根据需要对皮瓣去上皮，始终留下监测皮肤岛，可以在术后第 5~6 天切除。在伤口闭合之前，将两个抽吸引流管放置在胸部区域，一个放置在腋窝。

供体的缝合

使用两层缝合技术修复前直肌鞘。必要时可以修复肌肉。上腹部在筋膜上平面选择性地被破坏，在腹直肌的内侧 1/3 内，直至剑突阑尾。需要时使用从剑突阑尾到耻骨联合的两层缝合线进行腹直肌分离的折叠。为了清除 VLN 皮瓣供体部位的坏死区域，用连续带刺缝线关闭所产生的空间。然而，这种闭合有时会加剧腹部闭合时上腹板与耻骨上 / 腹股沟组织之间的厚度差异，有时会使患者出现腹股沟轮廓畸形[18]。

临时缝合腹部皮瓣，将脐的插入标记在 ASIS 连接点上方 2cm 处，距离产生的瘢痕 8~11cm。脐部成形术与脂肪修剪一起进行以塑造脐周凹陷。脐带柄位于直肌鞘上，在 12 点钟、3 点钟和 9 点钟处缝合。在打结之前，这些相同的缝线用于固定脐成形真皮，帮助拉下突出凹陷的脐周腹裂。将纤维蛋白组织密封剂喷洒到解剖床上，并在下腹部横向放置两个吸引引流管。患者处于半福勒体位，下肢轻微屈曲，分 3 层（斯卡帕筋膜、真皮深层和表皮层）进行细致的伤口闭合。

八、术后护理

术后按照其他显微外科手术的标准程序监测 5 天。围术期使用抗生素可减少供体和受体部位感染的风险，尤其是能避免受累上肢的疏松结缔组织炎或淋巴管炎。手臂的肌肉活动是在术后就要开始进行，术后一天让患者做收缩运动，像练习橡胶手球等。胸部，腋窝和腹部的伤口管在引流量＜30ml/d 时拔除。

对于大多数淋巴水肿患者，在术后第二天开始进行被动抗重力体操和使用 Godoy 淋巴管引流术[19]。手工淋巴引流（MLD）应针对移植的淋巴结，以刺激新的淋巴管生成。紧身压力衣在术后即刻很有用，可以在头 6 个月内穿着。患者一般在术后第 6~7 天出院。术后 6 周可恢复正常的体育活动和运动。

九、并发症

受体部位的并发症包括静脉充血，血肿、血清肿、伤口感染或裂开、乳房切除术皮瓣坏死、脂肪坏死、部分或全部皮瓣的损失。供体部位并发症包括腹股沟血肿、腹部脐壁血肿，伤口感染或裂开。

十、经验与教训

- 术前 CTA 是一种非常有效的精确找到腹股沟区域浅表淋巴结的评估方法。
- 反向淋巴定位是避免供体淋巴水肿至关重要的方法。术中利用 ICG 淋巴造影方法有助于识别深部的引流下肢的淋巴结，确保它们不被包括在 VLN 皮瓣中。

- 当解剖 VLN 皮瓣时，一定要带大量的周围脂肪组织，注意不要将根部骨骼化，确保传入淋巴通道的活力，以便维护 VLN 皮瓣的功能。

- 松解压迫腋窝静脉的瘢痕是必要的，因为它能改善静脉引流，改善上肢和肩部的活动范围和手臂的灵活性。

参考文献

[1] Saaristo AM, Niemi TS, Viitanen TP, Tervala TV, Hartiala P, Suominen EA. Microvascular breast reconstruction and lymph node transfer for postmastectomy lymphedema patients. Ann Surg. 2012;255:468–73.

[2] Dancey A, Nassimizadeh A, Nassimizadeh M, Warner RM, Waters R. A chimeric vascularised groin lymph node flap and DIEP flap for the management of lymphoedema secondary to breast cancer. J Plast Reconstr Aesthetic Surg. 2013;66:735–7.

[3] Chen R, Mu L, Zhang H, Xin M, Luan J, Mu D, et al. Simultaneous breast reconstruction and treatment of breast cancer-related upper arm lymphedema with lymphatic lower abdominal flap. Ann Plast Surg. 2014;73:S12–7.

[4] Nguyen AT, Chang EI, Suami H, Chang DW. An algorithmic approach to simultaneous vascularized lymph node transfer with microvascular breast reconstruction. Ann Surg Oncol. 2015;22:2919–24.

[5] De Brucker B, Zeltzer A, Seidenstuecker K, Hendrickx B, Adriaenssens N, Hamdi M. Breast cancer-related lymphedema: quality of life after lymph node transfer. Plast Reconstr Surg. 2016;137:1673–80.

[6] Montag E, Okada AY, Arruda EGP, Fonseca AS, Bromley M, Munhoz AM, et al. Influence of vascularized lymph node transfer (VLNT) flap positioning on the response to breast cancer-related lymphedema treatment. Rev Col Bras Cir. 2019;46:e2156.

[7] Masià J, Pons G, Rodríguez-Bauzà E. Barcelona lymphedema algorithm for surgical treatment in breast cancer-related lymphedema. J Reconstr Microsurg. 2016;32:329–35.

[8] Boyd JB, Taylor GI, Corlett R. The vascular territories of the superior epigastric and the deep inferior epigastric systems. Plast Reconstr Surg. 1984;73:1–16.

[9] Kikuchi N, Murakami G, Kashiwa H, Homma K, Sato TJ, Ogino T. Morphometrical study of the arterial perforators of the deep inferior epigastric perforator flap. Surg Radiol Anat. 2001;23:375–81.

[10] Scaglioni MF, Suami H. Lymphatic anatomy of the inguinal region in aid of vascularized lymph node flap harvesting. J Plast Reconstr Aesthetic Surg. 2015;68:419–27.

[11] Dayan JH, Dayan E, Kagen A, Cheng M-H, Sultan M, Samson W, et al. The use of magnetic resonance angiography in vascularized groin lymph node transfer: an anatomic study. J Reconstr Microsurg. 2014;30:41–5.

[12] Pons G, Masia J, Loschi P, Nardulli ML, Duch J. A case of donor-site lymphoedema after lymph node-superficial circumflex iliac artery perforator flap transfer. J Plast Reconstr Aesthetic Surg. 2014;67:119–23.

[13] Pons G, Abdelfattah U, Sarria J, Duch J, Masia J. Reverse lymph node mapping using indocyanine green lymphography: a step forward in minimizing donor-site morbidity in vascularized lymph node transfer. Plast Reconstr Surg. 2021;147:207e.

[14] Masia J, Clavero JA, Larrañaga J, Vives L, Pons G. Preoperative planning of the abdominal perforator flap with multidetector row computed tomography: 3 years of experience. Plast Reconstr Surg. 2008;122:80e–1e.

[15] Bontumasi N, Jacobson JA, Caoili E, Brandon C, Kim SM, Jamadar D. Inguinal lymph nodes: size, number, and other characteristics in asymptomatic patients by CT. Surg Radiol Anat. 2014;36:1051–5.

[16] Neligan PC, Kung TA, Maki JH. MR lymphangiography in the treatment of lymphedema. J Surg Oncol. 2017;115:18–22.

[17] Pons G, Clavero JA, Alomar X, Rodríguez-Bauza E, Tom LK, Masia J. Preoperative planning of lymphaticovenous anastomosis: the use of magnetic resonance lymphangiography as a complement to indocyanine green lymphography. J Plast Reconstr Aesthetic Surg. 2019;72:884–91.

[18] Maldonado AA, Garza RM, Artz J, Song DH, Chang DW. Abdominal flap for closing the donor site after groin lymph node transfer. J Surg Oncol. 2017;115:390–1.

[19] de Godoy JMP, de Godoy ACP, de FGG M. Evolution of Godoy & Godoy manual lymph drainage. Technique with linear movements. Clin Pract. 2017;7:1006.

第 15 章　步骤精析：血管化颏下淋巴结皮瓣移植术

Step-by-Step Instruction: Submental Vascularized Lymph Node Transplant Procedure

Ming-Huei Cheng　Olivia Ho　著

潘柏宏　译　　黄建华　校

一、背景

血管化颏下淋巴结（vascularized submental lymph node，VSLN）皮瓣由面 – 颏下动脉供血，是血管化淋巴结的重要来源之一[1-3]。颏下动脉是面动脉的恒定分支。皮瓣的主要静脉流出道为面静脉干。特殊情况下，面动脉的伴行静脉亦可作为皮瓣静脉流出道的备选。VSLN 皮瓣主要包括颏下（ⅠA）及颌下（ⅠB）区域的Ⅰ类淋巴结[4]（图 15–1）。

二、患者选择

VSLN 皮瓣移植适应证，包括肢体淋巴水肿超过 5 年、陈氏分期 2～4 级，或中国台湾淋巴造影分期 T4～T6 期（淋巴管完全堵塞），或者吲哚菁绿淋巴造影显示淋巴回流静脉堵塞、淋巴管部分堵塞（P2～P3 期）[4-5]。淋巴管 – 静脉吻合术适应证，包括肢体淋巴水肿少于 5 年、陈氏分期 1 级或 2 级早期，或者中国台湾淋巴造影分期 P1～P3 期，或者吲哚菁绿淋巴造影显示淋巴管通畅[4-5]。

颈部和下颌区域有放射治疗病史的患者，可能合并该区域淋巴皮瓣解剖损伤，需仔细评估[6-10]。如患者有面神经麻痹、皮下脂肪过厚或皮肤过度下垂，术后可能导致皮瓣不对称或形态不规则，需仔细评估。如有上述情况，可以考虑取对侧皮瓣。术前完善超声或磁共振检查有助于更好评估淋巴结床和血管解剖[8-10]。

三、皮瓣标记

患者通常采取仰卧位。触诊面动脉并标记，一般位于下颌角前方 2cm。根据面动脉和颏下动脉的解剖关系可定位颏下动脉轴线，一般位于下颌角下缘。颏下动脉是面动脉的固有分支，一般位于下颌骨下缘下方 0.5cm 处[11]。沿颏下动脉轴线设计椭圆形皮岛[12-15]（图 15–2）。皮岛包含穿通支静脉。同时，设计皮岛时需包含皮下穿通支，以及绝大部分淋巴结，有助于改善手术效果[16-34]。设计皮岛时需兼顾皮瓣术后监测和受区无张力缝合。

为避免供区瘢痕过于明显，椭圆形皮瓣上缘需定位在下颌骨下缘以下 1cm。根据颈部皮肤松弛度设计皮瓣下缘，以供区无张力缝合为准。标准皮瓣大小一般为 6cm×2.5cm 至 10cm×5cm，主要考量因素为皮下穿通支，同时需保留宽度为 5cm 的内侧颈阔肌（图 15–2）。供区皮肤一期缝合，无明显瘢痕。一般来说，皮瓣内侧缘不能跨过颈中线。

四、皮瓣游离

旋转上肢至同侧躯体。术区铺单后需保证患者颈部可自由转动。推荐使用可粘连透明膜固定无菌单，既保证无菌，亦有利于颈部转动。铺单并透明膜粘贴固定后，显露颈部、下巴、嘴角及一侧嘴唇，以便术中使用神经刺激器刺激下颌缘神经时更好观察嘴唇和面部运动。游离面神经时

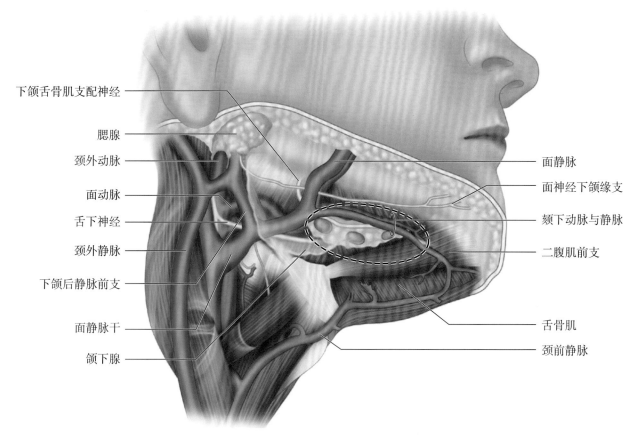

下颌舌骨肌支配神经

腮腺

颈外动脉

面动脉

舌下神经

颈外静脉

下颌后静脉前支

面静脉干

颌下腺

面静脉

面神经下颌缘支

颏下动脉与静脉

二腹肌前支

舌骨肌

颈前静脉

▲ 图 15-1　血管化颏下淋巴结皮瓣解剖示意图
图片由 Springer 提供

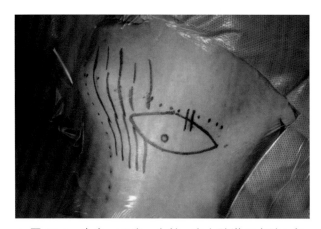

▲ 图 15-2　患者，70 岁，女性，右上肢淋巴水肿 2 年，既往因卵巢癌远处转移行腋下及锁骨上淋巴结切除。设计左侧血管化颏下淋巴结皮瓣，位于下颌骨下缘以下平面，大小 6cm×2.5cm，保留一根皮肤穿通支和宽度为 5cm 的内侧颈阔肌

需仔细评估面部表情肌。颈部外展至供区对侧。15 号刀片切开皮瓣上缘，科罗拉多单极游离皮下组织至颈阔肌层面。颈阔肌需完整游离至肌层

下方，以显露下颌缘神经和面部血管；在显微镜下，上述结构通常位于下颌骨下缘、下颌角前缘 2～2.5cm 处。

颏下动脉属于面动脉的前支，位于上述下颌缘神经支和面部血管体表投影点下缘 0.5cm 处。一般来说，颏下动脉与颌下腺关系密切；如有解剖变异，面动脉一般位于下颌骨下缘与颌下腺之间[11]。颏下动脉走行于颌下腺表面（76%）或腺体叶间（24%），随后走行于舌骨肌表面，发出穿通支透过颈阔肌滋养表面皮肤。颏下动脉末端通常向至二腹肌深部走行（70%），或者二腹肌表面。面静脉前支和颏下静脉汇合后，与面动脉（31%）伴行或交叉[1]。

下颌缘支属于面神经的分支，在下颌骨下缘处平行或垂直于面动脉方向发出 1～3 支分支，支配降口角肌和降下唇肌。下颌缘神经从腮腺下缘

穿出，在下颌角附近、下颌骨下缘 0~1.5cm 处走行；需注意，当颈部外展时下颌缘神经支可下移 1~2cm。支配颈肌和降下唇肌的神经分支通常位于下颌骨下缘深面[12-14]。支配降口角肌的较大神经分支通常位于面动脉前缘，穿过下颌骨表面，往深部走行控制降口角肌。需在显微镜下游离下颌缘神经分支，操作轻柔，谨防损伤神经。术中可使用白色血管环，一者可标记神经分支，两者可用于牵拉分支以避免损伤（图 15-3）。术中游离神经时，可使用神经刺激器明确下颌缘神经分支及其功能。如按照上述要求铺单，使用神经刺激器时很容易看到嘴角抽动。

完整游离面动静脉远端（图 15-4）。当完整游离面动脉及下颌缘神经支后，皮瓣由内侧往外侧翻起。内侧颈阔肌需保留 5cm，降低下唇无力的发生率（亦称假性下颌缘神经麻痹）（图 15-5）。此处注意保护二腹肌，皮瓣需保留在二腹肌深面或表面走行的颏下动脉，动脉远端游离并结扎。切开皮岛下缘皮肤，联合使用肌腱剪和科罗拉多单极仔细游离皮下组织至颈阔肌，保留宽度为 5cm 的内侧颈阔肌。

皮下脂肪组织内静脉可作为引流静脉流出道，游离皮下脂肪时需仔细保留。当皮瓣从远端提起时，通常会碰到ⅠA类淋巴结；需仔细游离这类淋巴结并包含在皮瓣内。继续提起皮瓣并游离时，可见颏下动脉走行于舌骨肌表面。近端进一步分

离时可见颌下腺，此处存在动脉解剖变异。围绕腺体仔细游离较大动脉分支，避免损伤面动脉 - 颏下动脉。如上述动脉穿过颌下腺体分叶之间，需花费超过 30min 的时间仔细游离面动脉近心端，以此保证足够长的瓣蒂。颌下腺附近有ⅠB类淋巴结，可包含至皮瓣内，无须血管化（图 15-6）。完整游离皮瓣外周及基底部后，皮瓣深层可见多个直径 3~6mm 的淋巴结。

五、供区缝合

供区缝合需考虑美观问题。缝合之前，恢复肩部旋转，妥善固定小型吸引器。由于颈阔肌仅外侧部分切除，无须缝合。皮肤及皮下组织分 2

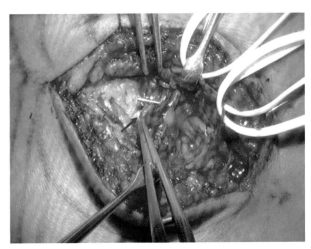

▲ 图 15-4　面动脉（红箭）及静脉远端游离并离断

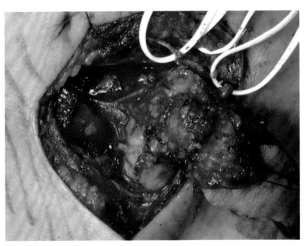

▲ 图 15-5　保留宽度为 5cm 的颈阔肌内侧缘，减少下嘴唇（蓝箭）乏力

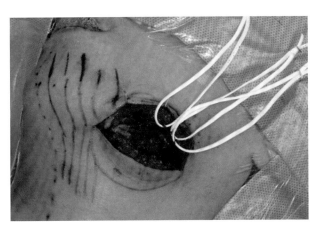

▲ 图 15-3　皮瓣上缘切开并往上牵拉。游离 3 支面神经下颌缘支并用白色套圈标记

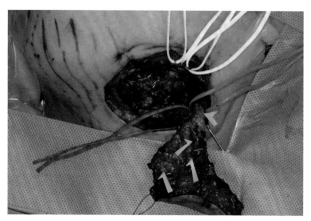

▲ 图 15-6 数个较大 ⅠB 类淋巴结（黄箭）包绕近端面动静脉，与颌下腺完整分离

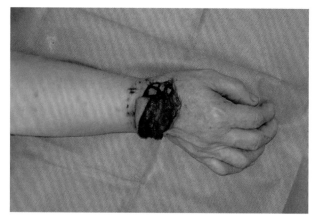

▲ 图 15-7 血管化颌下淋巴结皮瓣移植到腕部远端受区，皮瓣蒂分别于桡动脉背侧分支和头静脉（绿箭）吻合

层缝合，切口两侧完整对齐，避免"狗耳朵"样皮缘成角及皮肤张力过大所致瘢痕过宽。可用外科条形胶带进一步减少伤口缝合张力。

六、受区皮瓣缝合

淋巴水肿肢体受区术后常发生肿胀，尤其是当 VSLN 皮瓣吸收淋巴液，肿胀更加明显。建议受区皮瓣远心端皮缘一期采取减张缝合[35]（图 15-7）。减张缝合使用鞋带样缝线间断缝合，如有需要，术后可床旁松解减压。一般来说，术后 5~7 天肿胀消退，可收紧减张缝合并固定。

七、术后护理

术后初期可下垫枕头，轻度抬高患肢，术后不推荐皮瓣或受区加压包扎。建议所有 VSLN 皮瓣移植患肢一期均采取减张缝合[35]，包括四肢和其他 VSLN 皮瓣移植。减张缝合可床旁调节缝合张力，特别适合术后初期需求。当皮瓣或肢体

肿胀时可松解缝线，避免缝合处张力过大。术后 5~7 天可根据肿胀程度灵活调整缝线张力，待肿胀消退和稳定后，减张缝合的缝线可床旁再次打结并妥善固定。

八、经验与教训

- 血管化淋巴结皮瓣移植最大顾虑之一是医源性供区淋巴水肿。目前暂未报道头部或颜面部血管化淋巴结皮瓣移植所致淋巴水肿。

- 该术式关键步骤为辨别和保护面神经下颌缘支；如有损伤，即使解决淋巴水肿亦得不偿失[2]。下颌缘支损伤主要表现为同侧下嘴唇向下或向外运动无力或麻痹，术中需在显微镜下仔细游离上述神经分支。

- VSLN 皮瓣移植主要优势在于包含较多的淋巴结，术后易于观察，包含面静脉的皮瓣蒂促进淋巴液引流，加速肢体淋巴水肿的功能恢复。

参考文献

[1] Cheng MH, Lin CY, Patel KM. A prospective clinical assessment of anatomic variability of the submental vascularized lymph node flap. J Surg Oncol. 2017;115(1):43–7.

[2] Chang TN, Lee CH, Lin JA, Cheng MH. Morbidity of marginal mandibular nerve post vascularized submental lymph node flap transplantation. J Surg Oncol. 2020;122(8):1747–54.

[3] Poccia I, Lin CY, Cheng MH. Platysma-sparing vascularized submental lymph node flap transfer for extremity lymphedema. J Surg Oncol J Surg Oncol. 2017;115(1):48–53.

[4] Cheng, Ming-Huei, Chang David W, Patel, Ketan M. Principles and practice of lymphedema surgery. Elsevier 2016. Print.

[5] Pappalardo M, Cheng MH. Lymphoscintigraphy for the diagnosis of extremity lymphedema: current controversies regarding protocol, interpretation, and clinical application. J Surg Oncol. 2020;121(1):37–47.

[6] Dayan JH, Dayan E, Kagen A, Cheng MH, Sultan M, Samson W, Smith ML. The use of magnetic resonance angiography in vascularized groin lymph node transfer: an anatomic study. J Reconstr Microsurg. 2014;30(1):41–5.

[7] Dayan JH, Dayan E, Smith ML. Reverse lymphatic mapping: a new technique for maximizing safety in vascularized lymph node transfer. Plast Reconstr Surg. 2015;135:277–85.

[8] Patel KM, Chu SY, Huang JJ, Wu CW, Lin CY, Cheng MH. Preplanning vascularized lymph node transfer with duplex ultrasonography: an evaluation of 3 donor sites. Plast Reconstr Surg Glob Open. 2014;2(8):e193.

[9] Wu MC, Hsu MY, Shie RF, Cheng MH, Chu FI, Lin CY, Fan YP, Chu SY. Non-contrast-enhanced magnetic resonance angiography of facial arteries for pre-operative evaluation of vascularized submental lymph node flaps. BMC Med Imaging. 2019;19(1):68. https://doi.org/10.1186/s12880–019–0368–7.

[10] Asuncion MO, Chu SY, Huang YL, Lin CY, Cheng MH. Accurate prediction of submental lymph nodes using magnetic resonance imaging for lymphedema surgery. Plast Reconstr Surg Glob Open. 2018;6(3):e1691.

[11] Tzou CJ, Meng S, Ines T, Reissig L, Pichler U, Steinbacher J, Pona I, Roka-Palkovits J, Rath T, Weninger WJ, Cheng MH. Surgical anatomy of the vascularized submental lymph node flap: anatomic study of correlation of submental artery perforators and quantity of submental lymph node. J Surg Oncol. 2016;115:54.

[12] Nason RW, Binahmed A, Torchia MG, et al. Clinical observations of the anatomy and function of the marginal mandibular nerve. Int J Oral Maxillofac Surg. 2007;36:712–5.

[13] Dingman R, Grabb W. Surgical anatomy of the mandibular ramus of the facial nerve based on the dissection of 100 facial halves. Plast Reconstr Surg. 1962;29:266–72.

[14] Nelson D, Gingrass R. Anatomy of the mandibular branches of the facial nerve. Plast Reconstr Surg. 1979;64:479–82.

[15] Cheng MH, Huang JJ, Nguyen DH, Saint-Cyr M, Zenn MR, Tan BK, Lee CL. A novel approach to the treatment of lower extremity lymphedema by transferring a vascularized submental lymph node flap to the ankle. Gynecol Oncol. 2012;126(1):93–8.

[16] Cheng MH, Huang JJ, Wu CW, Yang CY, Lin CY, Henry SL, Kolios L. The mechanism of vascularized lymph node transfer for lymphedema: natural lymphaticovenous drainage. Plast Reconstr Surg. 2014;133(2):192e–8e.

[17] Patel KM, Lin CY, Cheng MH. From theory to evidence: long-term evaluation of the mechanism of action and flap integration of distal vascularized lymph node transfers. J Reconstr Microsurg. 2015;31(1):26–30.

[18] Ito R, Zelken J, Yang CY, Lin CY, Cheng MH. Proposed pathway and mechanism of vascularized lymph node flaps. Gynecol Oncol. 2016;141(1):182–8.

[19] Nguyen DH, Chou PY, Hsieh YH, Momeni A, Fang YH, Patel KM, Yang CY, Cheng MH. Quantity of lymph nodes correlates with improvement in lymphatic drainage in treatment of hind limb lymphedema with lymph node flap transfer in rats. Microsurgery. 2016;36(3):239–45.

[20] Koide S, Lin CY, Chen C, Cheng MH. Long-term outcome of lower extremity lymphedema treated with vascularized lymph node flap transfer with or without venous complications. J Surg Oncol. 2020;121(1):129–37.

[21] Yang CY, Ho OA, Cheng MH, Hsiao HY. Critical ischemia time, perfusion, and drainage function of vascularized lymph nodes. Plast Reconstr Surg. 2018;142(3):688–97.

[22] Tinhofer IE, Yang CY, Chen C, Cheng MH. Impacts of arterial ischemia or venous occlusion on vascularized groin lymph nodes in a rat model. J Surg Oncol. 2020;121(1):153.

[23] Aljaaly HA, Fries CA, Cheng MH. Dorsal wrist placement for vascularized submental lymph node transfer significantly improves breast cancer-related lymphedema. Plast Reconstr Surg Glob Open. 2019;7(2):e2149–62.

[24] Ho OA, Chu SY, Huang YL, Chen WH, Lin CY, Cheng MH. Effectiveness of vascularized lymph node transfer for extremity lymphedema using volumetric and circumferential differences. Plast Reconstr Surg Glob Open. 2019;7(2):e2003.

[25] Cheng MH, Loh CYY, Lin CY. Outcomes of vascularized lymph node transfer and Lymphovenous anastomosis for treatment of primary lymphedema. Plast Reconstr Surg Glob Open. 2018;6(12):e2056.

[26] Ho OA, Lin CY, Pappalardo M, Cheng MH. Comparisons of submental and groin vascularized lymph node flaps transfer for breast cancer-related lymphedema. Plast Reconstr Surg Glob Open. 2018;6(12):e1923.

[27] Gould DJ, Mehrara BJ, Neligan P, Cheng MH, Patel KM. Lymph node transplantation for the treatment of lymphedema. J Surg Oncol. 2018;118(5):736–42.

[28] Gustafsson J, Chu SY, Chan WH, Cheng MH. Correlation between quantity of transferred lymph nodes and outcome in vascularized submental lymph node flap transfer for lower limb lymphedema. Plast Reconstr Surg. 2018;142(4):1056–63.

[29] Pappalardo M, Patel K, Cheng MH. Vascularized lymph node transfer for treatment of extremity lymphedema: an overview of current controversies regarding donor sites, recipient sites and outcomes. J Surg Oncol. 2018;117(7):1420–31.

[30] Ito R, Wu CT, Lin MC, Cheng MH. Successful treatment of early-stage lower extremity lymphedema with side-to-end lymphovenous anastomosis with indocyanine green lymphography assisted. Microsurgery. 2016;36(4):310–5.

[31] Schaverien MV, Badash I, Patel KM, Selber JC, Cheng MH. Vascularized lymph node transfer for lymphedema. Semin Plast Surg. 2018;32(1):28–35.

[32] Patel KM, Lin CY, Cheng MH. A prospective evaluation of lymphedema-specific quality-of-life outcomes following vascularized lymph node transfer. Ann Surg Oncol. 2015;22(7):2424–30.

[33] Engel H, Lin CY, Huang JJ, Cheng MH. Outcomes of lymphedema microsurgery for breast cancer-related lymphedema with or without microvascular breast reconstruction. Ann Surg. 2018;268(6):1076–83.

[34] Keeley V, et al. A quality of life measure for limb lymphoedema (LYMQOL). J Lymphoedema. 2010;5(1):26–37.

[35] Koide S, Lin CY, Cheng MH. Delayed primary retention suture for inset of vascularized submental lymph node flap for lower extremity lymphedema. J Surg Oncol. 2020;121(1):138–43.

第16章　步骤精析：锁骨上血管化淋巴结移植术 *

Step-by-Step Instruction: Supraclavicular Vascularized Lymph Node Transplant Procedure

Rebecca M. Garza　David W. Chang　著

杨　璞　译　　黄建华　校

随着血管化淋巴结移植（VLNT）的日益普及，需要一个更理想的淋巴结供体部位。2013年，有专家认为锁骨上淋巴结的使用将是一个巨大的进步[1]，2014年开始有人发表关于使用锁骨上淋巴结的经验[2]。慢慢的，锁骨上皮瓣被认为可以有效治疗上肢和下肢淋巴水肿[3, 4]，文献支持其并发症发生率低于腹股沟皮瓣或侧胸淋巴结皮瓣[5]，与颌下淋巴结皮瓣相比在外观上具有优势[4]。刚开始获取的皮瓣会包含皮肤，现在资深专家的做法已经不需要了，而是将皮瓣直接埋入移植部位。此外，锁骨上VLNT越来越多地与淋巴静脉转流（LVB）同时进行[6]。

一、典型适应证

- 原发性下肢淋巴水肿，累及肢体近端或远端，可行双水平的双边皮瓣移植。
- 继发性上肢淋巴水肿，以患肢对侧为颈部供体区，在患肢近端内侧进行移植。
- 继发性下肢淋巴水肿，优先选择右颈部供体区，行患肢近端或远端移植。

二、解剖

锁骨上淋巴结位于颈部淋巴结Vb区。这些淋巴结负责肺脏和食管的回流，以及甲状腺和乳腺的回流[7]。术中平均可得到8个淋巴结[8]，也有数篇报道表明平均得到1～3个淋巴结[9-11]。皮瓣动脉蒂起自颈横动脉（transverse cervical artery，TCA）起始部上方3～4cm处，止于锁骨下动脉第一分支（甲颈干）（图16-1）。在少数情况下该血管也可能直接起源于锁骨下动脉，罕见的来自乳腺内动脉。皮瓣动脉蒂直径一般为1～1.5mm。皮瓣静脉蒂可由颈横静脉或颈外静脉（external jugular vein，EJV）组成。当存在颈横动脉皮肤穿通支时，可以使用带有皮肤的皮瓣，但皮肤血供的可靠性不明确。

三、术前准备

原发性下肢淋巴水肿或继发性上下肢淋巴水肿的患者适合于锁骨上淋巴结移植。存在恶性肿瘤的患者，受体部位如患有活动性淋巴结疾病，则不在适应证之内。

双侧颈部均可用为供体区，但为了避开胸导管，首选右侧颈部。对于继发性上肢淋巴水肿的患者，为防止患侧剩余的淋巴引流中断，建议选择患肢对侧的供体区。双侧对比的淋巴标测不是常规使用，因为根据我们的经验，没有观察到医源性上肢淋巴水肿的病例与锁骨上淋巴结的切除有关。

---

*. 第16章配有视频，可登录网址 https://doi.org/10.1007/978-3-030-93039-4_16 观看。

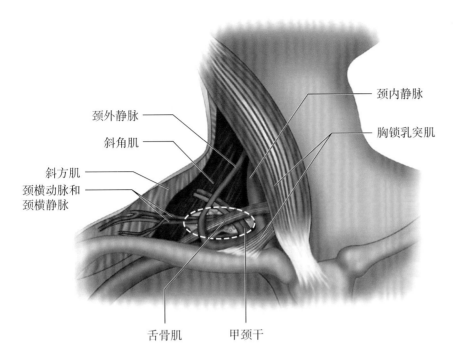

◀ 图 16-1　锁骨上淋巴结的解剖
图片由 Springer 提供

颈内静脉

颈外静脉

斜角肌

胸锁乳突肌

斜方肌

颈横动脉和
颈横静脉

舌骨肌　　甲颈干

如果患者由于既往创伤或手术存在软组织瘢痕，建议扩大切除瘢痕。在这种情况下，其他体积较大的淋巴结皮瓣可以提供更多的血管化组织来桥接缺损，这样可能会优于锁骨上淋巴结皮瓣。

四、手术部位标记

标记一个三角形区域，其下缘为锁骨，内侧为胸锁乳突肌（sternocleidomastoid，SCM）外缘，外侧为颈外静脉（EJV）。如果没有打算将皮肤纳入皮瓣，则在该三角形内标记锁骨上方 1～2cm 的横向皮肤切口（图 16-2）。如果计划使用相应部位的皮肤，皮蒂应在三角形内居中。在皮瓣标记内使用多普勒超声对皮肤穿通血管进行确认。

五、手术技术（见本章视频）

（一）原则

颈部供区使外科医生能够同时进行皮瓣的采集和受体部位的准备，从而减少手术时间。患者始终保持仰卧位。对于上肢淋巴水肿，将患者的手臂外展 90° 并放置在臂板上，术者站在颈部供区侧的手臂下方，助手站在患者对侧手臂上方，另一位外科医生在腋窝或更远端准备受体区。对于下

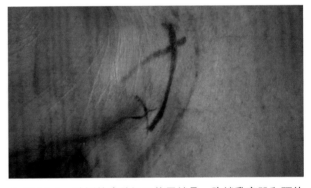

▲ 图 16-2　计划的皮肤切口位于锁骨、胸锁乳突肌和颈外静脉构成的三角形内，为一条平行于锁骨的横线，在锁骨上方 1～2cm 处

肢淋巴水肿，术者和助手在颈部操作，另一位外科医生在腹股沟或大腿远端准备受体区。供体区与受体区的准备及血管微吻合需要使用手术显微镜。

（二）手术区准备

一般来说，近心端的受体部位是首选，这样可以更好地隐藏瘢痕；对于继发性淋巴水肿，需要考虑到在解剖或者累及组织内进行瘢痕松解。当然，如果水肿局限于远端，可以选择远心端作为手术部位（即对于只有小腿和足部肿胀而没有大腿肿胀的患者，手术部位建议靠近大腿远端）。如果锁骨上皮瓣大小不足或严重纤维化，会阻碍

切口一期愈合，这种情况可以将皮肤纳入皮瓣。然而，由于锁骨上皮瓣的尺寸较小，很少需要这样做。最后，需要识别与皮瓣口径相匹配的血管。

（三）锁骨上皮瓣获取操作过程

1. 患者的头部远离供体部位旋转 45°。

2. 在以锁骨、胸锁乳突肌和颈外静脉为边界的三角形内，在锁骨上方 1～2cm 处平行于锁骨做一个长 4～5cm 的皮肤切口。

3. 见真皮和皮下组织边界明显。与切口平行电离分割颈阔肌，并放置自动撑开器固定皮肤与颈阔肌。脂肪从中间显露出来（图 16-3）。

4. 沿着切口内侧的筋膜 / 脂肪组织进行分离以识别胸锁乳突肌外缘。随后在垂直方向继续分离，逐渐靠近胸锁乳突肌的横向边界（图 16-4）。

5. 肩胛舌骨肌与胸锁乳突肌相邻并在颈阔肌深部的脂肪组织中斜行。将肩胛舌骨肌的腹侧从周围组织中分离出来，然后进行电离横切（图 16-5）。

6. 分离肩胛舌骨后，继续朝着内侧和深处向胸锁乳突肌的外缘进行解剖，而后找出颈内静脉（internal jugular vein，IJV），垂直解剖其外侧缘，随后放置 Army-Navy 牵开器将静脉移向内侧并保护其胸锁乳突肌段（图 16-6）。

7. 由锁骨上淋巴结周围的脂肪组织向内侧深处进行解剖，直到看到前斜角肌。注意保护位于前斜角肌上的膈神经。

8. 从术野的内侧深部开始，识别颈横动脉近端以及伴随的静脉。如果近端血管难以识别，可以在术野更浅的平面横向寻找血管的远端。注意保护血管蒂和淋巴结之间的连接（图 16-7）。

9. 解剖一簇颈深淋巴结和周围的脂肪组织。钳夹淋巴管起始部以防止淋巴液漏出，皮瓣侧需保持开放。钳夹远端血管蒂并分离（图 16-8）。

10. 将颈横动脉和静脉转移到手术部位进行微

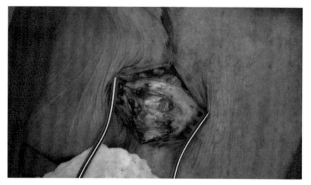

▲ 图 16-3 切开皮肤后，分离颈阔肌，放置自保持撑开器
经许可转载，引自参考文献 [12]

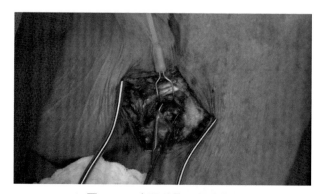

▲ 图 16-5 肩胛舌骨肌显露并游离
经许可转载，引自参考文献 [12]

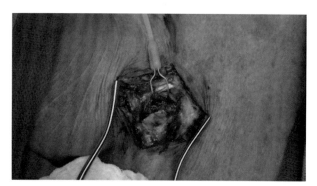

▲ 图 16-4 沿胸锁乳突肌外缘向内侧进行分离，显露颈内静脉
经许可转载，引自参考文献 [12]

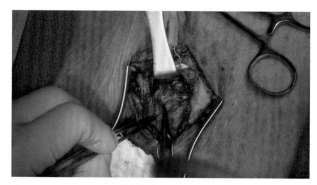

▲ 图 16-6 使用牵开器保护颈内静脉，向颈横动脉起点的内侧和下方继续分离
经许可转载，引自参考文献 [12]

血管吻合。

11. 充分止血，并留置一个 10Fr 圆形封闭负压引流管，从切口旁穿出引流管。颈阔肌和皮肤用可吸收缝线缝合（图 16-9）。

（四）血供重建与皮瓣嵌入

结扎皮蒂后，将皮瓣移植到受体部位。首先需要进行动脉吻合，尤其是在有多条静脉的情况下。这有助于识别较重要的静脉回流。静脉吻合采用吻合器（适用于＞ 1.5mm 的静脉）或手工缝合。植入式多普勒超声置于动脉中，远离吻合口。皮瓣用 3-0 可吸收缝线固定在周围组织上，并且避免皮蒂产生扭结。可以使肢体进行适度的活动以确保皮蒂不会因活动而断裂。在远离吻合口处需放置闭式负压引流管。

六、术后护理

患者术后持续 3 天监测皮瓣状态，术后 24h 持续使用抗生素，患肢抬高卧床休息 1 天。对埋藏的皮瓣持续监测植入式多普勒超声。如果同时进行淋巴静脉转流（LVB），术后患肢应由理疗师包扎，持续 1 个月。如果不进行淋巴静脉转流，术后在相应部位进行加压包扎，注意避开皮瓣。对于远端皮瓣，术后 1 个月内禁行加压包扎。

七、并发症

与其他供体部位相比，锁骨上淋巴结移植的好处之一在于并发症少。术中可能会损伤锁骨上神经，从而导致前上胸部的感觉异常。也可能出现血肿、血清肿或疏松结缔组织炎（脓肿）。特别是在使用左颈部供体区时，胸导管医源性损伤所致的乳糜漏是更具挑战性的并发症之一。发现乳糜漏后应给予患者低脂饮食。对于难治性患者，可能还需要二次手术以结扎淋巴管或修复胸导管（图 16-10）。

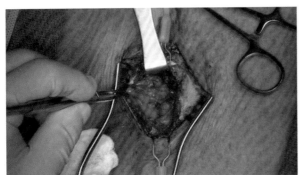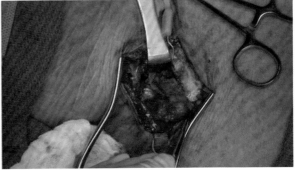

▲ 图 16-7　一旦显露出近端血管，将含有淋巴结的脂肪组织从下面的斜角肌上剥下，遵循从外侧到内侧，从上到下的分离，使组织附着在血管蒂上
经许可转载，引自参考文献 [12]

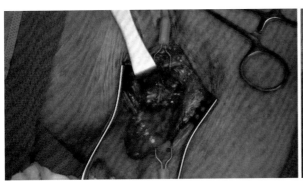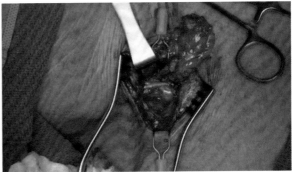

▲ 图 16-8　结扎远端颈横血管和传入淋巴管，并在近端皮肤上分离皮瓣

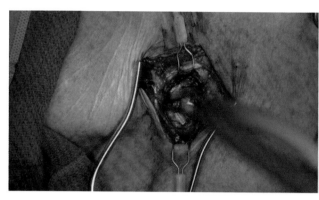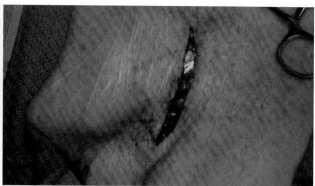

▲ 图 16-9　在术野深部，可见前角肌斜覆盖膈神经（左图）。皮瓣获取后的颈部供体区（右图）

经许可转载，引自参考文献 [12]

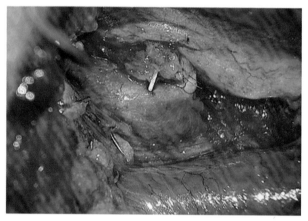

▲ 图 16-10　淋巴管静脉吻合术（淋巴吻合至颈外静脉分支）修复胸导管损伤

八、经验与教训

- 锁骨上淋巴结移植的特点是并发症少，瘢痕不显眼，不论是对原发性或继发性上下肢淋巴水肿患者，都是有效的手术治疗方式。

- 充分了解供体区皮瓣设计 / 大小，以及蒂走向解剖及变异结构是成功获取皮瓣的关键。如果近端血管不易显露，则可能需要逆向分离动脉。

- 在获取颈部皮瓣过程中，注意避免损伤胸导管（在获取左颈部皮瓣时），以及其他重要的血管神经结构。

参考文献

[1] Althubaiti GA, Crosby MA, Chang DW. Vascularized supraclavicular lymph node transfer for lower extremity lymphedema treatment. Plast Reconstr Surg. 2013;131:133e–5e.

[2] Sapountzis S, Singhal D, Rashid A, Ciudad P, Meo D, Chen H. Lymph node flap based on the right transverse cervical artery as a donor site for lymph node transfer. Ann Plast Surg. 73:398–401.

[3] Akita S, Mitsukawa N, Kuriyama M, Kubota Y, Hasegawa M, Tokumoto H, et al. Comparison of vascularized supraclavicular lymph node transfer and lymphaticovenular anastomosis for advanced stage lower extremity lymphedema. Ann Plast Surg. 2015;74:573–9.

[4] Maldonado AA, Chen R, Chang DW. The use of supraclavicular free flap with vascularized lymph node transfer for treatment of lymphedema: a prospective study of 100 consecutive cases. J Surg Oncol. 2017;115:68–71.

[5] Scaglioni MF, Arvanitakis M, Chen Y-C, Giovanoli P, Chia-Shen Yang J, Chang EI. Comprehensive review of vascularized lymph node transfers for lymphedema: outcomes and complications. Microsurgery. 2018;38:222–9.

[6] Beederman M, Garza RM, Agarwal S, Chang DW. Outcomes for physiologic microsurgical treatment of secondary lymphedema involving the extremity. Ann Surg. 2020; Epub ahead of print.

[7] Shah JP, Patel SG, Singh B. Head and neck surgery and oncology. Philadelphia: Elsevier health sciences; 2012. Philadelphia: Elsevier Health Sciences; 2012.

[8] Liu H, Chung JC. The lymph node content of supraclavicular lymph node flap: a histological study on fresh human specimens. Lymphat Res Biol. 2019;17:537–42.

[9] Steinbacher J, Tinhofer IE, Meng S, Reissig LF, Placheta E, Roka-Palkovits J, et al. The surgical anatomy of the supraclavicular lymph node flap: a basis for the free vascularized lymph node transfer. J Surg Oncol. 2017;115:60–2.

[10] Patel KM, Chu S-Y, Huang J-J, Wu C-W, Lin C-Y, Cheng M-H. Preplanning vascularized lymph node transfer with duplex ultrasonography: an evaluation of 3 donor sites. Plast Reconstr Surg Glob Open. 2014;2:e193.

[11] Gerety PA, Pannucci CJ, Basta MN, Wang AR, Zhang P, Mies C, et al. Lymph node content of supraclavicular and thoracodorsal-based axillary flaps for vascularized lymph node transfer. J Vasc Surg Venous Lymphat Disord. 2016;4:80–7.

[12] Ooi ASH, Chang DW. 5-step harvest of supraclavicular lymph nodes as vascularized free tissue transfer for treatment of lymphedema. J Surg Oncol. 2017;115:63–7.

第 17 章　步骤精析：胸外侧区血管化淋巴结移植术 *

Step-by-Step Instruction: Lateral Thoracic Vascularized Lymph Node Transplant Procedure

Joseph H. Dayan　著

乐天鸣　译　　黄建华　校

胸外侧区作为淋巴结供区，在皮肤移植术中应用非常广泛；当其他部位的淋巴结不可用时，也可考虑选择胸外侧区作为供区使用。血管化淋巴结移植（VLNT）在胸外侧区是基于胸背血管和（或）胸外侧血管来进行的[1-3]。相较于其他淋巴结供区，胸外侧区可以提供极为丰富的皮肤组织和软组织。因此，在腹股沟或腋窝这些需要高度伸展或收缩的部位进行皮肤及软组织移植时，我们通常会考虑选择胸外侧区作为供区。在治疗下肢淋巴水肿的过程中，若无法使用大网膜进行移植，我们也会常规选择胸外侧区作为供区来进行小腿淋巴结包埋手术。而且胸外侧区作为供区来说位置较为隐匿，更容易被患者接受。使用反向淋巴作图，可以在胸外侧区获取大量淋巴结，而且不影响对应区域的肢体淋巴回流。笔者已开展此种移植手术近 10 年，术后从未发生供区的淋巴水肿[4]。

一、典型适应证

- 其他治疗方法无效的上肢或下肢淋巴水肿。
- 严重的放射性或挛缩性皮肤缺损，需要进行大面积皮肤及软组织移植。

二、解剖

胸背血管和（或）胸外侧血管周边都可获取

移植淋巴结[5, 6]。胸外侧动静脉沿胸外侧壁走行（图 17-1）。胸外侧动脉通常并不粗大，有报道称人群中此动脉缺如的概率为 12.5%[7]。根据笔者 1 年时间的连续影像学随访数据，若技术得当，可在胸外侧动脉周边获取 7～13 组淋巴结[7, 8]。但有病例显示，若胸外侧动脉极其细小甚至缺如，其对应区域的淋巴结数量也可能较少。在这种情况下，胸背动静脉周边也可以为移植术提供充足的淋巴结。在背阔肌深面，可以轻松找到胸背部血

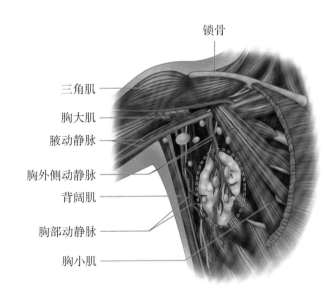

▲ 图 17-1　胸部 / 胸外侧血管化淋巴结移植（VLNT）解剖图

图片由 Springer 提供

*. 第 17 章配有视频，可登录网址 https://doi.org/10.1007/978-3-030-93039-4_17 观看。

管。胸背神经降支沿皮瓣蒂部走行，便于游离。少数情况下，神经穿行于动静脉之间，因此在分离皮瓣时需切断重建神经。在某些病例中，一处血管周边可同时获取胸外侧和胸背部的淋巴结，但无法保证其血供灌注。淋巴结灌注情况可通过两种方法确认：①吲哚菁绿血管造影；②观察残留主要肌蒂上的动脉返血情况。

熟练掌握上肢淋巴回流的解剖知识对于上述手术至关重要，同时还需借助反向淋巴作图[9]。上肢前哨淋巴结（sentinel lymph node，SLN）通常位于腋窝淋巴结群顶部，胸大肌外侧缘的深面[10, 11]。通过反向淋巴作图引导，可在胸背血管或胸外侧血管周边安全地收集腋窝后方淋巴结[4]。

三、患者选择

胸外侧作为供区适合体型偏瘦的患者，因为对于身体质量指数（BMI）偏高的患者，显露其腋窝区是非常困难的。如果患者既往有锁骨上淋巴结采集手术或颈部手术史，应避免使用同侧腋窝作为供区。胸外侧供区位置隐匿，且能够提供大量的淋巴结与皮肤，尤其适用于需要大面积皮肤移植的手术。手术禁忌证，包括既往有腋窝手术史或化学药物治疗史，既往已存在上肢水肿。同时应告知患者，若反向淋巴作图结果显示采集胸外侧区淋巴结会严重影响供区的淋巴回流，则可能放弃手术，或者使用大网膜作为替代供区。在我们的病例统计中，上述情况发生的概率<3%。

四、手术技术

（一）原则

我们经常在以下两类患者人群中选择胸外侧区血管化淋巴结移植手术：①患有下肢淋巴水肿，需要行小腿淋巴结包埋手术的患者（图17-2）；②患有上肢或下肢淋巴水肿导致严重的放射状皮肤挛缩，需要大面积皮肤移植的患者（图17-3）。安全的淋巴结采集手术成功的关键在于反向淋巴

作图。多种试剂和方法均可用于定位淋巴结。笔者使用的方法为，手术当天早晨于术侧上肢第一指和第三指指蹼处注射0.2ml过滤锝。我们之所以选择锝作为示踪剂，是因为γ探针可以显示被标记的淋巴结位置，以便在做皮肤切口之前或显露术野的过程中避开这些区域。

（二）受区准备

在进行小腿皮瓣移植的病例中，通常会使用腓肠内侧血管。患者取仰卧位，双下肢屈膝外展。标记腓肠肌内侧头边界，以腘窝褶皱为起点，于腓肠肌表面皮肤中央做8～10cm纵向切口。当显露筋膜下平面并看到穿通支以后，开始沿穿通支向近心侧行肌肉剥离至显露腓肠肌内侧血管。这些接合血管通常包含有较粗的静脉，以及较细但质量可靠的动脉，可用来行移植血管吻合术。一部分皮下组织和肌膜将被切除，以留出更多空间给移植皮瓣。后续在腓肠肌前缘的手术操作过程中，要注意避免损伤腓肠神经和大隐静脉。

（三）皮瓣获取技术（见本章视频）

- 当γ探针发现上肢淋巴引流的前哨淋巴结以后，可在腋窝褶皱下方4cm处做横向切口标记。
- 若皮肤移植面积较大，在转移皮瓣时应包含有胸背血管，以便行背阔肌或胸背动脉穿支（thoracodorsal artery perforator，TADP）皮瓣移植术。
- 做横向切口，掀起皮下组织瓣，显露胸锁筋膜。
- 使用γ探针来确认上肢淋巴引流的重要淋巴结，以及其在腋窝的位置与平面。注意在此平面以下进行手术操作。但是，在某些解剖环节中，若腋窝前方已无淋巴结，可收集更靠上方或后方的淋巴结。
- 沿胸大肌边界笔直向胸外侧壁进行游离。这种方法因为位置太靠后方，很容易错过胸外侧血管。因此最佳方法为紧贴胸肌底面游离直至显露胸壁。

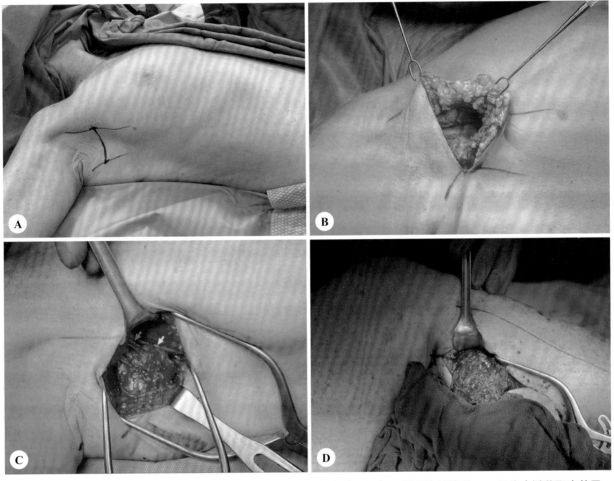

▲ 图 17-2　**A.** 胸外侧血管化淋巴结移植手术切口标记。**B.** 提起皮下组织，显露胸锁筋膜。**C.** 最终皮瓣获取应基于胸外侧血管（紫箭）和胸背血管（蓝箭）。黄箭所指为胸长神经。**D.** 皮瓣通过与腓肠肌内侧血管吻合后覆盖小腿处。若受区仅有一处可用的动静脉，则胸外侧动静脉应与皮瓣蒂部远端行链式穿支吻合

- 游离出胸外侧淋巴结群与胸壁之间的间隙平面。

- 游离胸外侧动静脉远心端，以备行血管涡轮增加吻合。

- 在解剖范围内无法用 γ 探针检测到"热"信号，可判断已游离出皮瓣的最佳边界。游离直至皮瓣蒂部近端。注意在解剖过程中不要将血管骨骼化，不然会破坏淋巴结的血供，导致获取的皮瓣缺少淋巴结。

- 分离皮瓣过程中应尽量保留原肋间皮神经，以免胸部感觉功能丧失。但如果神经位于需要获取的上肢重要淋巴结回流组织范围之内，则仍应优先保证淋巴结的获取。

- 在以下 3 种情况下需用到胸部血管：①胸外侧动脉缺如；②胸外侧动脉周边淋巴结稀少；③大面积皮瓣移植。

- 可在胸外侧血管同一平面游离至背阔肌，以便显露胸部血管。

- 在分离背阔肌的前缘并将其掀起以后，可以很容易地在肌肉深面找到胸背皮瓣的蒂部。

- 游离胸背血管的远心端，从肌肉深部提起淋巴结复合皮瓣，仔细分离各血管分支及其周边组织。

- 胸背血管的前锯肌支与胸长神经并行走行，在游离时应特别小心。

- γ 探针"热"信号消失，可确认已游离至皮瓣的最佳范围；直接分离胸背皮瓣近端蒂部，注意无须骨骼化血管。

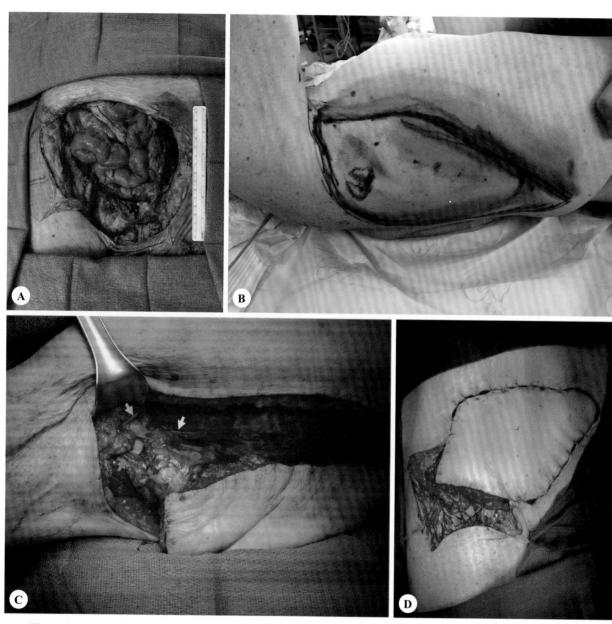

▲ 图 17-3　**A.** 下肢淋巴水肿合并腹股沟及腹部大面积皮肤缺失。**B.** 胸外侧淋巴结联合背阔肌移植手术切口标记。**C.** 皮瓣获取基于胸外侧血管（紫箭）和胸背血管（蓝箭），皮瓣同时包含淋巴结及大面积皮肤组织。肋间皮神经（绿箭），胸长神经（黄箭）。**D.** 皮瓣覆盖

- 胸背神经应予保留，但若穿行于动静脉之间，可能需切断重建。
- 使用 ICG 造影来确认皮瓣具有充足的淋巴灌注。
- 术后可注射布比卡因脂质体镇痛，伤口分层缝合并行封闭抽吸引流。

（四）血供重建

单蒂皮瓣可直接重建血供。某些病例需使用双蒂皮瓣，考虑血供灌注可能不足，因此胸背动脉与胸外侧动脉、胸背静脉与胸外侧静脉均需重新吻合。当受区血管不足以提供足够血供时，移植皮瓣需改为链式吻合，因此在获取皮瓣时都应保证蒂部远端有足够的长度。

五、术后护理

使用超声探头检测皮瓣血供，可使用便携式超声透过覆盖的皮肤检测包埋皮瓣。为预防深静

脉血栓形成，在术前就开始皮下注射依诺肝素钠，对于上肢淋巴水肿抗凝 1 周，对于下肢水肿应连续抗凝 1 个月。术后使用抗生素时间通常为 2 周，但是若患者已经在预防性应用抗生素，或者患者既往频繁发作蜂窝织炎，则抗生素疗程可以延长。下肢水肿患者术后 2 周内需使用支具以避免下肢承重。2 周后下肢可去除支具，由淋巴水肿治疗医师进行加压包扎。

六、并发症

供区并发症较为少见，最严重的潜在并发症为供区淋巴水肿。因此，反向淋巴作图对于保证患者安全非常重要。其他潜在并发症包括胸背神经的游离与重建，胸长神经损伤（罕见）。另外还有肋间皮神经损伤，导致患者腋窝区感觉丧失。

七、经验与教训

- 胸背部和胸外侧作为供区，损伤较小且位置隐匿，对于难度较高的皮肤移植手术来说是较为理想的选择。
- 只要术中使用反向淋巴作图和 γ 探针，一般可以保证供区手术安全。
- 不能假设胸外侧淋巴结能满足胸背带蒂皮瓣的淋巴灌注。
- 游离并保护肋间皮神经。
- 若患者既往有同侧锁骨上窝淋巴结移植手术史，则应避免再使用胸背部或胸外侧作为淋巴结供区。

参考文献

[1] Barreiro GC, Baptista RR, Kasai KE, et al. Lymph fasciocutaneous lateral thoracic artery flap: anatomical study and clinical use. J Reconstr Microsurg. 2014;30:389–96.

[2] Batista BN, Germain M, Faria JC, Becker C. Lymph node flap transfer for patients with secondary lower limb lymphedema. Microsurgery. 2017 Jan;37(1):29–33.

[3] Inbal A, Teven CM, Chang DW. Latissimus dorsi flap with vascularized lymph node transfer for lymphedema treatment: technique, outcomes, indications and review of literature. J Surg Oncol. 2017;115:72–7.

[4] Dayan JH, Dayan E, Smith ML. Reverse lymphatic mapping: a new technique for maximizing safety in vascularized lymph node transfer. Plast Reconstr Surg. 2015;135:277–85.

[5] Harii K, Torii S, Sekiguchi J. The free lateral thoracic flap. Plast Reconstr Surg. 1978;62:212–22.

[6] Bhattacharya S, Bhagia SP, Bhatnagar SP, Aabdi SM, Chandra R. The anatomical basis of the lateral thoracic flap. Eur J Plast Surg. 1990;13:238–40.

[7] Tinhofer IE, Meng S, Steinbacher J, et al. The surgical anatomy of the vascularized lateral thoracic artery lymph node flap-A cadaver study. J Surg Oncol. 2017;116:1062–8.

[8] Smith ML, Molina BJ, Dayan E, et al. Heterotopic vascularized lymph node transfer to the medial calf without a skin paddle for restoration of lymphatic function: proof of concept. J Surg Oncol. 2017;115:90–5.

[9] Vignes S, Blanchard M, Yannoutsos A, Arrault M. Complications of autologous lymph-node transplantation for limb lymphoedema. Eur J Vasc Endovasc Surg. 2013;45:516–20.

[10] Coroneos CJ, Woodward WA, Wong FC, Caudle AS, Shaitelman SF, Kuerer HM, Schaverien MV. Anatomy and physiology of the sentinel lymph nodes of the upper extremity: implications for axillary reverse mapping in breast cancer. J Surg Oncol. 2021;123(4):846–53.

[11] Nos C, Clough KB, Bonnier P, et al. Upper outer boundaries of the axillary dissection. Result of the SENTIBRAS protocol: multicentric protocol using axillary reverse mapping in breast cancer patients requiring axillary dissection. Eur J Surg Oncol. 2016;42:1827–33.

第 18 章　步骤精析：血管化网膜淋巴结移植术：腹腔镜与开腹获取术 *

Step-by-Step Instruction: Omental Vascularized Lymph Node Transplant Procedure: Laparoscopic and Open Harvest Techniques

Carrie K. Chu　Mark V. Schaverien　著

赵嘉妮　译　王　伟　校

大网膜瓣作为有蒂皮瓣于 1967 年被 Goldsmith 首次提出治疗淋巴水肿[1]。尽管临床结果鼓舞人心，但是由于较高手术风险该方法的使用受到限制[2]。腔镜技术的引入使得微创游离血管化淋巴结成为一种新兴的、被广泛采用的技术去治疗淋巴水肿，包括腹腔镜和小切口手术方式[3, 4]。

大网膜血管化淋巴结移植（VLNT）的主要优势，包括避免医源性供体淋巴结水肿，以及双水平转移带来的潜在风险，这使得它成为 VLNT 最为常用的选择。网膜以其腹部警察的称号闻名，因为它的免疫生成和血管生成的特性[5]。除了沿着椎弓根轴分布的淋巴结节外，游离的带血管的大网膜淋巴瓣还包含其他重要的淋巴结构，包括形成网膜相关淋巴组织（omentum-associated lymphoid tissue，OALT）的被称为"乳状斑"的淋巴网状体[6-8]。大网膜可通过血管内皮生长因子（VEGF）促进淋巴管生成[9]。结合以上特性，大网膜被描述成为一个大的扁平淋巴结[10]。

一、典型适应证

- 大网膜淋巴结组织瓣适用于已经明确的淋巴

结水肿，特别是伴随有蜂窝织炎病史。

- 适用于使用来自肩胛下轴的受体血管在根治性瘢痕释放后原位移植到腋窝。体积可用于矫正腋窝淋巴结切除术和放射治疗后的腋窝畸形，以及消融性乳房畸形。
- 右侧或左侧胃网膜 VLNT 可作为小体积皮瓣采集，同时保留蒂和相关淋巴组织周围的淋巴结，适用于异位（非解剖）移植。
- 皮瓣可预测分为右胃网膜系统和左胃网膜系统，用于双水平转移。

二、解剖

大网膜是一个双层的纤维脂肪结构，像围裙一样悬挂在胃大弯处。它覆盖在肠道上面，向下自身反折，反折部位附着在横结肠和结肠系膜上。外侧边界是左侧的胃脾韧带和右侧的十二指肠和肝曲。右侧胃网膜动脉起自于十二指肠动脉，终止于肝总动脉；左侧胃网膜动脉起自脾动脉。左右胃网膜动脉沿着胃大弯走行汇合。左右胃网膜静脉分别流入肠系膜上静脉和脾静脉。

胃网膜淋巴结沿着胃大弯分布与大网膜相连[11]（图 18-1）。胃网膜淋巴结群在胃癌分期中

*. 第 18 章配有视频，可登录网址 https://doi.org/10.1007/978-3-030-93039-4_18 观看。

118

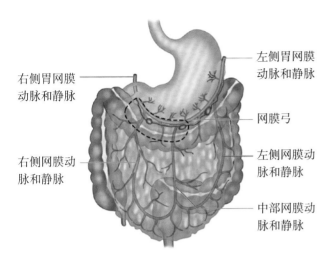

左侧胃网膜动脉和静脉

右侧胃网膜动脉和静脉

右侧网膜动脉和静脉

网膜弓

左侧网膜动脉和静脉

中部网膜动脉和静脉

▲ 图 18-1　网膜 / 右胃网膜带血管淋巴结皮瓣的血管解剖
图片由 Springer 提供

被较好定义。沿着胃大弯，右侧胃网膜蒂平均有 6.4（±7.3）个淋巴结，左胃网膜蒂平均有 8.3（±7.9）个淋巴结[12]。除了离散的淋巴结，还有许多直径<1.5mm 的小淋巴结[13]，以及淋巴网状小体（"乳状斑"）和相关淋巴组织（OALT）。胃网膜血管化淋巴结皮瓣受限于与胃网膜血管拱廊相邻的区域，因为淋巴结位于这些血管周围[11]。这允许创建一个相对较小的淋巴结瓣，允许异位放置在远端肢体中，并具有可接受的美容效果。胃网膜 VLNT 常使用右侧胃网膜动脉获得，因为相比于左侧，右侧更容易进入，而且可以避免胰尾和脾脏。对于游离 VLNT，蒂的长度在 4～10cm，并且动脉和静脉的直径分别在 2～2.5mm 和 2.5～4mm。虽然可以获取小淋巴结皮瓣，但完全收获的网膜瓣可能会提供超过 900cm^2 的表面积，从而根据受体部位的需要提供明显的皮瓣剪裁灵活性。然而，网膜尺寸（包括厚度）存在显著的个体差异，部分取决于身体状况。

三、患者选择

腹腔内皮瓣获取较少见，潜在的风险包括内脏损伤、肠梗阻、肠隆起、肠疝气。因此选择合适的患者是减少并发症的关键。腹部的用药史和手术史将揭示与粘连相关的因素，这些因素会增

加剖腹手术 / 腹腔镜检查的难度。相关的禁忌证包括既往开腹手术史、腹内放射治疗史、扩散性腹腔内感染，或者腹疝修补术。绝对禁忌证，包括既往大网膜切除术史、既往粘连性肠梗阻史和复发性疝修补术。应特别注意可能破坏网膜或肠系膜上轴解剖结构的前肠或结肠手术。增加身体质量指数与腹壁发病风险呈正相关，如果腹腔内供体部位合适，这些患者可能更适合微创方法。蜂窝织炎的反复发作是使用网膜 VLN 皮瓣的有力适应证。必须告知接受腹腔镜手术的患者可能需要开放转换。

四、手术技术

（一）原则

获取胃网膜血管化淋巴结可以通过较小的剖腹手术和腹腔镜技术。腹腔内手术具有以下优势，减少术后疼痛，缩短手术瘢痕，加快肠功能恢复时间，减少粘连，降低腹壁发病率[14]。两种手术方式联合可能会更好。在我们中心，腹腔镜手术通常由两名外科医生组成的显微外科团队执行，其中包括一名接受过普通和微血管外科双重培训的专家。虽然可以选择右侧或左侧胃网膜蒂，但如果只需要单个皮瓣，则优先使用右侧胃网膜蒂，因为其更有利的区域解剖结构[15]。

（二）受体部位准备

根据影像学和体格检查结果选择受累肢体的近侧或远侧作为受体部位。最常见的适应证是原位（近端）转移到腋窝，这可以通过预先存在的腋窝淋巴结切除术瘢痕进行。进行根治性腋窝瘢痕松解同时被进行。随后，准备肩胛下轴的分支，溶解血管周围的瘢痕，如果可能的话，保留胸背椎弓根，因此保留背阔肌。小心选择没有静脉回流的静脉。

对于异位（远端）肢体转移，首选右胃网膜淋巴结皮瓣。在选定的受体血管上切开一个切口，然后对深部皮下组织和深筋膜进行手术切除，以

创建一个与皮瓣尺寸近似的无瘢痕受体袋，保留浅静脉和皮神经。在前臂中，使用桡动脉或尺动脉，在小腿中，通常首选胫后动脉。使用计算机体层成像血管造影（CTA）对下肢进行术前血管成像可能对原发性淋巴水肿患者有帮助，因为胫后动脉的存在和口径可能存在解剖变异。

（三）皮瓣获取技术算法（见本章视频）

没有腹部病史的患者非常适合腹腔镜取瓣。在先前进行过游离腹部皮瓣乳房再造术的情况下，可以将腹壁成形术皮瓣抬高，以进行脐上微型剖腹手术或混合腹腔镜手术，而不会产生额外的皮肤瘢痕。在某些患者中，如果无法或不需要结合游离腹部皮瓣与浅层腹股沟（腹股沟）VLNT，则可以在乳房再造术时进行。

（四）腹腔镜下皮瓣获取技术

- 使用 10mm 套管针在脐周穿刺后对腹膜腔进行充气。进入后，在直视下放置 3 个额外的 5mm 套管针。

- 确定腹部探查和关键结构。我们更喜欢使用无创伤、非锁定器械，因为需要细致的牵引和最小的接触技术来限制皮瓣关键淋巴结构的破坏。通过注射吲哚菁绿（ICG）和锝 99m 并结合上消化道内镜对右侧胃网膜淋巴结的淋巴体进行示踪，以方便术者沿着解剖平面采集皮瓣，而且将左侧淋巴体保留在原位[4]。

- 利用单极灼烧，双极能量辅助组织密封装置和血管夹切割组织，以尽量减少对血管蒂和关键淋巴结构的热损伤。

- 解剖顺序从松解附着在横结肠和肝曲的大网膜开始，然后在横结肠系膜和网膜后表面之间形成无血管平面。注意避免损伤肠系膜血管（图 18-2）。

- 进入胃后部的小网膜囊。

- 基于对皮瓣大小的要求，垂直朝向胃切割大网膜。

- 明确左侧胃网膜动脉，然后结扎。

- 垂直于胃网膜血管拱廊的胃分支被双极能量辅助装置依次从胃大弯小心地分开，在安全情况下，必要时使用血管夹，主要避免损伤瓣蒂和淋巴结（图 18-3）。

- 在幽门近端，明确并分离右胃网膜动脉和静脉（图 18-4）。

- 在患者侧进行双重钳夹并结扎，然后锐性切断，皮瓣缺血。

- 检查腹膜腔的止血情况。在可视化下移除端口，腹部排气。

- 根据皮瓣的大小，脐孔切口延长至 3～5cm，以促进温和、无创伤的皮瓣提取（图 18-5 和图 18-6）。

（五）开放手术皮瓣获取术

这种方法是通过一个长 5cm 的脐上微型剖

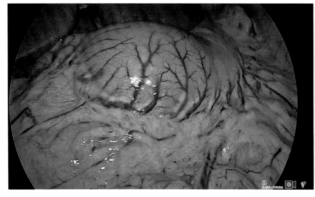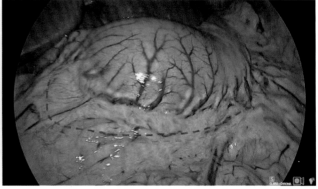

▲ 图 18-2　腹腔镜可视化网膜。红色和蓝色虚线（右）表示沿胃大弯的左右胃网膜动脉和静脉弓的会聚路线

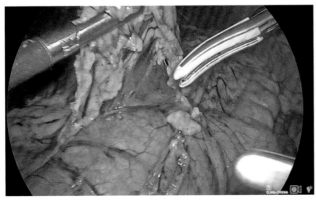 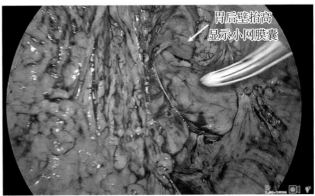

▲ 图 18-3　大网膜沿着横结肠和肝曲从其附着点被游离下来（左），大网膜和横结肠系膜之间的平面被发掘，随后进入胃后部的小网膜囊（右）

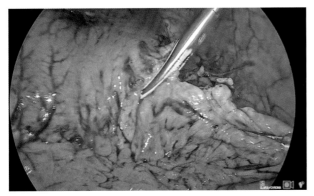

▲ 图 18-4　结扎垂直于胃动脉分支后，大网膜从胃大弯上分离出来；左侧胃网膜血管被分离

腹手术切口。在 Bookwalter 牵开器的帮助下进入腹腔。与腹腔镜入路相似，顺序也是将大网膜从其沿横结肠和肝曲的附着处游离出来，然后用手指解剖进入小网膜囊以保护中结肠血管。识别瓣蒂，然后结扎左侧胃网膜血管，然后使用能量辅助组织密封装置结扎胃短血管，将大网膜分离，使其靠近胃大弯以避免损伤皮瓣蒂，缝合或钳夹血管，视情况而定。在幽门近端，分离并分开右胃网膜动脉和静脉。然后在直视下进行腹横肌平面（transversus abdominis plane，TAP）阻滞麻醉。

（六）血供重建以及植入

获取后，皮瓣部位在受体处再灌注。移植于腋窝时，皮瓣以端端血管吻合的方式重新吻合到肩胛下动脉的分支。胃网膜静脉没有瓣膜，有双

向静脉流出，与 1～2 个受体静脉进行吻合[16]。在远端肢体中，首选是动脉或端侧的血管口径匹配，与形成浅静脉和（或）深静脉系统的 1～2 根静脉吻合。皮瓣最终体积是根据受体部位再灌注后特征而定。皮瓣的边缘血管止血彻底。特别是，由腋窝淋巴结切除术造成的凹陷和轮廓畸形通常以适当的网膜填充，尽量避免使用皮肤移植物。

五、术后护理

术后住院期间游离皮瓣每小时监测一次。在耐受的情况下给予饮食。术后给予深静脉血栓预防直至出院。术后第 3～4 天出院。术后给予抗生素 2 周。

对于下肢远端皮瓣患者，在术后第 3 天开始悬垂方案。术后 4 周恢复压力衣。

六、并发症

虽然并发症很少，需要在术前告知患者这些方法固有的潜在风险，包括切口疝或突起，腹膜炎、腹腔内器官损伤和肠梗阻。

七、未来的方向

尽管已确立用于治疗已确定的淋巴水肿，但正在研究淋巴结切除术时网膜 VLN 皮瓣在降低发生淋巴水肿风险方面的作用。

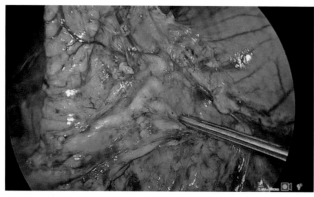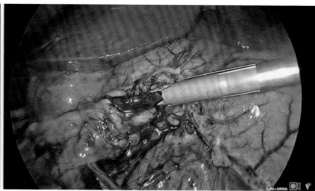

▲ 图 18-5　紧靠幽门确定右侧胃网膜动脉和静脉（左），网膜蒂被横断

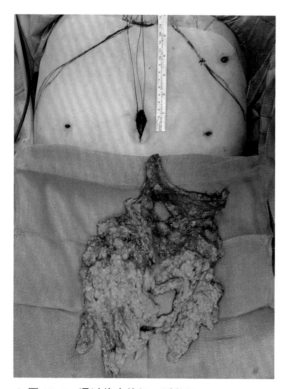

▲ 图 18-6　通过将中线切口延长至 3～5cm 取回网膜带血管的淋巴结皮瓣，注意不要因剪切而伤到皮瓣

八、经验与教训

- 微创方法已将与手术相关的发病率降至最低，腹腔镜技术应考虑在具有该专业知识的中心的合适患者。

- 大网膜血管化淋巴瓣是原位转移至腋窝的绝佳选择，可在根治性腋窝瘢痕松解后重建 3D 死区，并纠正因腋窝淋巴结清扫术造成的轮廓畸形；在整个肢体受到影响的情况下，应考虑双重转移。

- 对胃网膜静脉进行硬脑膜静脉引流以恢复生理引流可以减少继发于瓣膜系统的双向静脉高压。

参考文献

[1] Goldsmith HS, De los Santos R, Beattie EJ Jr. Relief of chronic lymphedema by omental transposition. Ann Surg. 1967;166(4):573–85.

[2] Goldsmith HS. Long term evaluation of omental transposition for chronic lymphedema. Ann Surg. 1974;180(6):847–9.

[3] Nguyen AT, Suami H. Laparoscopic free omental lymphatic flap for the treatment of lymphedema. Plast Reconstr Surg. 2015;136(1):114–8.

[4] Nguyen AT, Suami H, Hanasono MM, Womack VA, Wong FC, Chang EI. Long-term outcomes of the minimally invasive free vascularized omental lymphatic flap for the treatment of lymphedema. J Surg Oncol. 2017;115(1):84–9.

[5] Morrison R. Functions of the omentum. BMJ. 1906;1:76–8.

[6] Kinami S, Fujimura T, Ojima E, et al. PTD classification: proposal for a new classification of gastric cancer location based on physiological lymphatic flow. Int J Clin Oncol. 2008;13:320–9.

[7] Liebermann-Meffert D. The greater omentum: anatomy, embryology, and surgical applications. Surg Clin North Am. 2000;80:275– 293, xii.

[8] Shimotsuma M, Shields JW, Simpson-Morgan MW, et al. Morpho-physiological function and role of omental milky spots as omentum-associated lymphoid tissue (OALT) in the peritoneal cavity. Lymphology. 1993;26:90–101.

第 18 章　步骤精析：血管化网膜淋巴结移植术：腹腔镜与开腹获取术

Step-by-Step Instruction: Omental Vascularized Lymph Node Transplant Procedure: Laparoscopic and Open Harvest Techniques

[9] Zhang QX, Magovern CJ, Mack CA, et al. Vascular endothelial growth factor is the major angiogenic factor in omentum: mechanism of the omentum-mediated angiogenesis. J Surg Res. 1997;67:147–54.

[10] Ranvier I. Du développement et de l'accroissement des vaisseaux sanguins. Arch Physiol Norm Path. 1874;6:429–49.

[11] Howell AC, Gould DJ, Mayfield C, Samakar K, Hassani C, Patel KM. Anatomical basis of the gastroepiploic vascularized lymph node transfer: a radiographic evaluation using computed tomographic angiography.

[12] Borchard F, Betz P. Number and size of perigastric lymph nodes in human adults without gastric cancer. Surg Radiol Anat. 1991;13:117–21.

[13] Agko M, Ciudad P, Chen HC. Histo-anatomical basis of the gastroepiploic vascularized lymph node flap: the overlooked "micro" lymph nodes. J Plast Reconstr Aesthet Surg. 2017;17:S1748–6815.

[14] Ciudad P, Kiranantawat K, Sapountzis S, et al. Right gastroepiploic lymph node flap. Microsurgery. 2015;35:496–7.

[15] Kenworthy EO, Nelson JA, Verma R, Mbabuike J, Mehrara BJ, Dayan JH. Double vascularized omentum lymphatic transplant (VOLT) for the treatment of lymphedema. J Surg Oncol. 2018;117(7):1413–9.

[16] Dayan JH, Voineskos S, Verma R, Mehrara BJ. Managing venous hypertension in vascularized Omentum lymphatic transplant: restoring bidirectional venous drainage. Plast Reconstr Surg. 2018;141(2):326e–327e.

第 19 章　步骤精析：详解空肠肠系膜血管化淋巴结移植术*

Step-by-Step Instruction: Jejunal Mesenteric Vascularized Lymph Node Transplant Procedure

Duane Wang　Roman Skoracki　著

刘　睿　译　　黄建华　校

目前，腹腔内血管化淋巴结移植（VLNT）已广泛用于治疗其他部位原因导致的肢体淋巴水肿，最常用的供体部位是大网膜，据报道预后良好[1]。然而网膜本身淋巴结组织很少，并且大多沿胃大弯侧聚集分布，在其余的大部分网膜也以"淋巴湖"形式聚集存在[2, 3]。此外阑尾系膜也具有丰富的淋巴组织，因此也曾考虑作为供体部位，但是解剖学研究表明只有不到 8% 的患者在阑尾系膜处有成形的单个淋巴结，因此难以作为淋巴结的供体部位[4]。此外肠系膜也富含淋巴管和淋巴结簇，可作为潜在的淋巴结供体部位。

Coriddi 和 Schaverien 等[5, 6]首次报道了带血管的空肠肠系膜淋巴结瓣移植。与网膜瓣一样，使用空肠肠系膜瓣的主要优点在于避免了医源性的供体部位淋巴水肿，体表瘢痕一般较小易于隐藏，如果有需要还可以同时移植多簇淋巴组织。肠系膜的血管解剖结构通常很清晰，并可在分离之前检查整个肠系膜以确定淋巴结簇和血管蒂的最佳组合。预定移植的部位可以是远端大腿、腹股沟、前臂远端或腋窝。首批报道的 15 名患者在随访 1～19 个月后，未出现移植部位淋巴水肿，85.7% 的患者主观感觉改善[7]。另外对 29 名患者的随访研究也显示并发症发生率低，仅有 1 例移植瓣功能丧失（3.3%）[8]。

一、典型适应证

带血管的空肠肠系膜淋巴结瓣适用于异位移植到远端肢体或头颈部以治疗淋巴水肿，最常见的病因是淋巴结清扫和放射治疗。例如，在治疗远端肢体水肿时，空肠淋巴结瓣尺寸体积较小，可作为大网膜移植的补充手段，肠系膜淋巴结瓣通常只有 3～5cm 长，因此不太适合较大范围的近端部位，如需要松解瘢痕的腋窝和腹股沟。这些部位需要植入体积更大的淋巴结瓣以避免瘢痕复发，因此大网膜瓣更加适合。如果无须大范围瘢痕松解，并且仅需小型移植瓣，肠系膜瓣也可用于更近端的部位。

另外，肠系膜瓣的另一优点是能够从同一供体部位获取多个淋巴结区块，以同时治疗多个部位的淋巴水肿。

二、解剖

小肠从幽门延伸到回盲瓣，前端为十二指肠长 25cm，剩余 3～7m 可分为空肠和回肠。由于

---

*. 第 19 章配有视频，可登录网址 https://doi.org/10.1007/978-3-030-93039-4_19 观看。

十二指肠是腹膜后结构而空肠是腹膜内器官，所以在 Treitz 韧带处较容易识别空肠起始部。空肠和回肠通过肠系膜附着在后腹壁上，并排列成一系列环状结构。肠系膜呈扇形，由包含空肠和回肠的两层腹膜组成，沿着从第二腰椎体左侧到右侧骶髂关节的斜线附着在后腹壁上，该附着线称为肠系膜根。空肠血供主要由腹腔干下方 1cm 处腹主动脉直接发出的肠系膜上动脉供应，后者发出多层次的血管弓组成错综复杂的血管网络。

肠系膜淋巴结位于肠系膜的褶皱内。根据解剖学研究，小肠瓣膜近端节段平均淋巴结总数为 19.2 个，中部节段平均淋巴结总数为 13.8 个，远端节段平均淋巴结总数为 9.6 个。大多数淋巴结靠近肠系膜根部，而在肠系膜边缘较少。对于游离的空肠肠系膜瓣，其长度通常为 3～5cm，动脉和静脉的直径分别为 1～3mm 和 2～5mm[7]。由肠系膜根部到外周血管直径的显著变化反映了脉管系统的显著差异（图 19-1）。

三、患者选择

主要关注既往诊疗和手术（特别是腹腔内手术）史，目的在于尽量避免内脏损伤。疝和肠梗阻。任何可能导致腹腔粘连的既往腹部手术史均会增加手术难度和肠损伤的风险。相对禁忌证包括多次开腹手术史、腹腔内放射治疗、播散性腹腔感染和（或）疝修补术。绝对禁忌证包括既往确诊粘连性肠梗阻、多次疝修补术伴 / 不伴复发，以及肠系膜缺血史[9]。应特别小心既往可能破坏肠系膜轴解剖结构的上消化道和结肠手术史。

四、手术技术

（一）原则

手术应基于多学科团队合作进行。在笔者中心，手术一般由整形外科医生和普通外科医生合作完成。手术前一晚建议患者服用奶昔或其他高脂饮料，目的在于使肠系膜中各淋巴管更加充盈，还能使受体部位淋巴管更加凸显利于吻合。

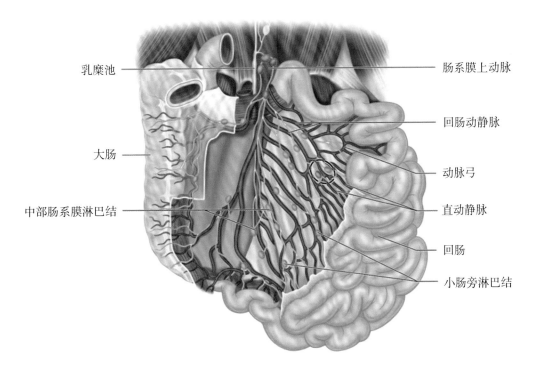

乳糜池

大肠

中部肠系膜淋巴结

肠系膜上动脉

回肠动静脉

动脉弓

直动静脉

回肠

小肠旁淋巴结

▲ 图 19-1　空肠肠系膜血管化淋巴结皮瓣的解剖
肠系膜淋巴结位于肠道旁和供应空肠的血管弓附近，血管供应分为初级、二级和三级血管弓。一般在肠系膜外围采集，并注意不要损伤空肠（图片由 Springer 提供）

脐上做长 3～7cm 正中切口进腹，长度与患者身体质量指数（BMI）相关，然后切取带血管蒂空肠肠系膜淋巴结瓣。可以从肠系膜根部切取，但应注意避免损伤主要血管以确保空肠的血供。空肠血液供应来自多层血管弓，本身具有足够冗余，因此单支血管弓结扎通常较安全。由于毛细血管网在肠系膜根部水平面积非常有限，因此建议采用流通瓣设计以保持最佳的动静脉回流量。肠系膜外围采集的淋巴结瓣的毛细血管网通常面积更大，且动脉端直径仅为 1～1.5mm，静脉端直径仅为 2～2.5mm，因此淋巴瓣与肢体血管吻合时优选端侧吻合。由于肠系膜周围水平血管冗余度比在肠系膜根部少，因此操作需更加谨慎以保护邻近肠道的血供。

主要通过直视下光线透照和触诊来定位淋巴结簇，因此肠段及其系膜须牵出体外检查。虽然淋巴结瓣采集可以通过腹腔镜进行，但以笔者中心的经验，目前仍需直视下光线透照以确定淋巴结组织及其相关的血液供应，从而避免肠缺血，腹腔镜尚无法替代。

（二）淋巴结瓣切取（见本章视频）

- 该方法通过 3～5cm 长的小手术切口进行（图 19-2）。预先放置胃管以进行胃肠减压。确定预定切取淋巴结瓣所需的空肠节段（通常为 Treitz 韧带后的第一部分，因其包含肠系膜淋巴结最多）然后牵出体外（图 19-3）。

- 直视下光线透照识别并触诊淋巴结簇、供体部位血管和空肠剩余的血液供应情况。淋巴结瓣整体隆起，包含一簇淋巴结和肠系膜血管蒂。

- 确定状态良好并具有足够供体血管的淋巴结簇后，在腹膜一侧瓣周围的远端作记号。

- 结扎远端血管分支，保留相邻肠道的血管弓以确保血液供应，避免损伤肠道。

- 首选在肠系膜外围收集淋巴结瓣，尽量避免在肠系膜根部切取，否则容易损伤肠道的主

要血液供应。相比靠近根部的淋巴结瓣血管一般更粗且主要绕过淋巴结，从肠系膜周边采集的淋巴结瓣的动脉 - 毛细血管网 - 静脉流量更加平衡。这也是为什么笔者建议将靠近肠系膜根部收集的设计为流通瓣，在移植部位各行两个动 - 静脉直接吻合（分别位于瓣血管的远端和近端）。

- 将预定切取的淋巴结瓣从周边向肠系膜根部分离并保留腹膜后层，尽量保持腹膜完整或

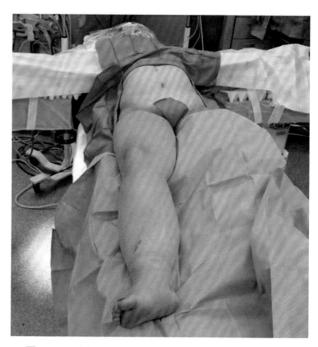

▲ 图 19-2 腹部正中小切口。预备移植部位的肢体也一并消毒铺巾

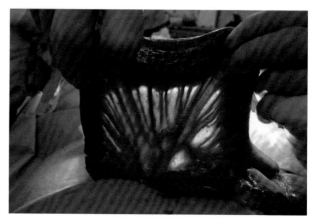

▲ 图 19-3 空肠通过切口牵出体外并光线透照，结合触诊识别淋巴结簇和血管弓

确保修复产生的孔洞以防止内疝。

- 继续解剖至血管口径足以吻合，并在保留空肠的所有主要血管前提下切取足够长度的瓣和血管蒂。血管蒂长度一般为3～5cm，瓣的平均直径也为3～5cm（图19-4）。

- 瓣分离后，腹膜前层用丝线连续缝合以防止内疝，然后逐层关闭腹部切口。

五、移植部位准备，瓣血供重建与移植

根据淋巴水肿的位置和既往手术情况选择移植部位，可以同时切除淋巴结清扫留下的瘢痕。笔者建议在3级（表19-1）或更严重瘢痕的情况下同时行近端瘢痕松解和瓣移植，瘢痕情况和适应证如下所述[10]。对于上肢，如果手部和前臂的淋巴水肿比上臂更严重，则选择手腕/前臂部位进行移植。如果全上肢水肿严重或腋窝部位存在严重瘢痕，则选择腋窝进行移植。如果患者先前有主动脉周围或深部盆腔淋巴结清扫手术史，并且腹股沟淋巴结完整，则选择下肢远端进行移植。如果有腹股沟淋巴结清扫史且大腿明显肿胀，则选择腹股沟进行移植。若近端下肢有大面积的瘢痕并且需要更多的血管化淋巴组织，则采取网膜瓣可能更佳，而在这种情况下，笔者建议近端移植网膜瓣的同时也在远端移植肠系膜瓣。

通常在移植部位各分离1条动脉和静脉用于

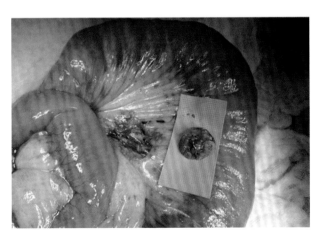

▲ 图19-4 切取空肠肠系膜淋巴结瓣并保留后腹膜层完整。结合光线透照和触诊来识别淋巴结

表19-1 俄亥俄瘢痕量表——淋巴结清扫瘢痕的分级	
级 别	描 述
0	无瘢痕，无须手术干预
1	浅表瘢痕，局部活动好（无束缚感，足够的皮下脂肪层）
2	瘢痕延续到皮下组织，更深层结构（即胸壁、腹股沟、筋膜/肌肉组织）活动度不受影响
3	肉眼可见的皮肤束缚，瘢痕束缚累及更深结构（如胸壁、腹股沟深筋膜），瘢痕通常凹陷/凹陷
4	瘢痕束缚疼痛明显

吻合。在前臂可使用桡动脉或尺动脉，在小腿则优选胫前动脉或胫后动脉。对于原发性淋巴水肿的患者，由于其脉管系统的形状和口径可能存在解剖变异，因此建议术前行血管成像检查。由于静脉高压会使移植瓣丧失功能，如果怀疑先前近端淋巴结清扫导致部分静脉流出道阻塞，应在术前行静脉造影确诊。

获取淋巴结瓣后在受体部位进行移植（图19-5）。如前所述，由于靠近肠系膜根部的血管相对更粗，如果在该水平采集淋巴结瓣，若仅基于毛细血管床回流，动脉流入和静脉流出量可能难以匹配。因此，可将瓣动脉与伴行静脉在近端与远端均与受体动静脉行端-侧或端-端吻合作为流通瓣，或者直接在瓣动脉的远端和受体静脉行端-端吻合，以形成动静脉（arterio venous，AV）环路以缓解该问题（图19-5）。

用电刀削除受体部位的一些皮下组织后可争取实现一期皮肤缝合。如果移植瓣压力过大，可以在腹部手术切口附近切取小块全层皮肤一同移植（图19-6）。如果患者对局部美容效果不满意，可以在后续二次手术切除。可以用手持式超声在皮肤移植物或先期缝合的真皮层上监测移植瓣状态。我们中心还成功应用了植入式超声，将压电晶体从硅橡胶套囊中取出并直接植入邻近脉管系统的皮瓣脂肪以进行实时监测。

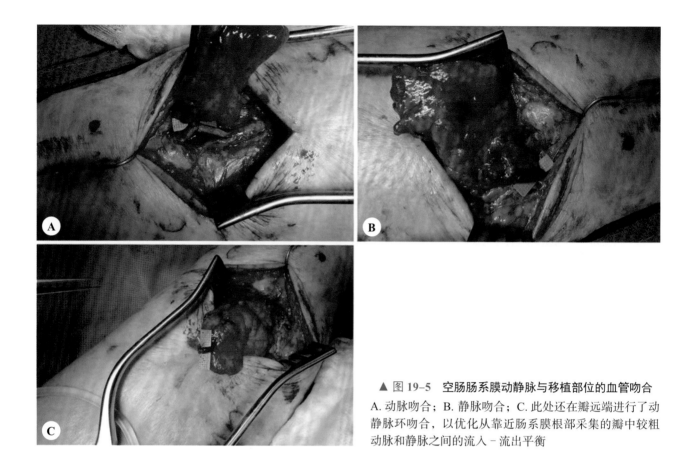

▲ 图 19-5　空肠肠系膜动静脉与移植部位的血管吻合
A. 动脉吻合；B. 静脉吻合；C. 此处还在瓣远端进行了动静脉环吻合，以优化从靠近肠系膜根部采集的瓣中较粗动脉和静脉之间的流入 - 流出平衡

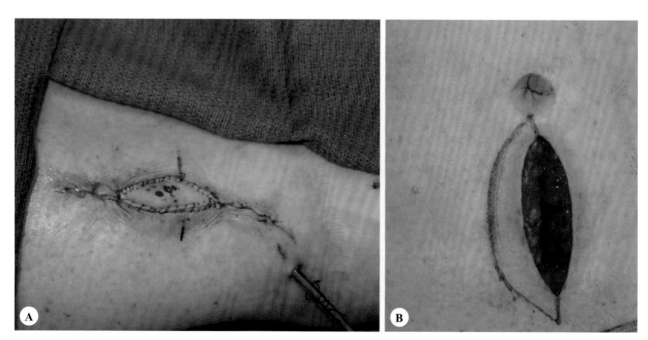

▲ 图 19-6　**A.** 移植瓣术后示意图。可以切除一定的皮下组织以更好容纳瓣，或者可以移植全层皮肤放置在淋巴结瓣上，然后再整形修剪。可通过植入式超声或经皮超声检查移植瓣功能状态。**B.** 在剖腹手术部位附近切取全层皮肤以避免额外瘢痕

六、术后护理

一般等到超声监测确定淋巴结瓣功能正常后出院。引流管拔管期间拔除经口胃管，逐步从流食过渡到正常饮食。若切取网膜瓣可能影响胃排空，可应用甲氧氯普胺促进胃肠功能恢复。由于淋巴水肿患者患肢感染的风险增加，术后 1 周应常规使用抗生素。

针对不同移植部位也有相应注意事项。对于腋窝移植，术后 1 周应垫枕头外展手臂以避免移植瓣受压，然后再逐渐恢复到全肩关节正常活动范围。前臂 / 手腕移植需将肢体抬高。对于腹股沟移植，术后 3～4 周内髋关节屈曲不应超过 45°。下肢远端移植应严格遵循悬吊 – 抬高程序要求，手术 6～8 周后才能穿紧身服装。一般术后 1～2 年水肿情况可获明显缓解，需长期进行物理治疗和随访。

七、并发症

一项纳入 29 名手术患者的研究表明，术后仅出现 1 例移植瓣功能丧失（3.3%），4 例疝（13.8%）和 3 例小肠梗阻经保守治愈（10.3%），提示并发症率较低[8]。术前应充分告知患者手术风险，包括切口疝、腹膜炎、肠缺血、肠粘连和其他腹部器官损伤。

八、经验与教训

- 可以从肠系膜和（或）网膜同时收集多个淋巴结瓣，以在必要时移植多个部位。同一供体部位也可以在初次手术后续再次使用。

- 肠系膜淋巴结瓣体积小，淋巴结密度高，是异位移植的良好选择。

- 当淋巴结瓣取自靠近肠系膜根部时，应考虑设计流通瓣或远端 AV 环，以缓解较粗（3mm 动脉直径和≥4mm 静脉直径）供体血管和相对较小的毛细血管网导致的流量不平衡。

- 肠系膜外周切取淋巴结瓣时，应慎重选择位置和血管，确保小肠血液供应不受明显影响。

参 考 文 献

[1] Nguyen AT, Suami H, Hanasono MM, Womack VA, Wong FC, Chang EI. Long-term outcomes of the minimally invasive free vascularized omental lymphatic flap for the treatment of lymphedema. J Surg Oncol. 2017;115:84–9.

[2] Liebermann DM, Kaufmann M. Utilization of the greater omentum in surgery: a historical review. Neth J Surg. 1991;43:136–44.

[3] Shimotsuma M, Simpson-Morgan MW, Takahashi T, Hagiwara A. Activation of omental milky spots and milky spot macrophages by intraperitoneal administration of a streptococcal preparation, OK-432. Cancer Res. 1992;52:5400–2.

[4] Ruter D, Chen W, Garza R 3rd, Eiferman D, Skoracki R. Mesoappendix as potential donor site for vascularized lymph node transfer: anatomic study. J Surg Res. 2018;230:143–7.

[5] Coriddi M, Wee C, Meyerson J, Eiferman D, Skoracki R. Vascularized jejunal mesenteric lymph node transfer: a novel surgical treatment for extremity lymphedema. J Am Coll Surg. 2017;225:650–7.

[6] Schaverien MV, Hofstetter WL, Selber JC. Vascularized jejunal mesenteric lymph node transfer for lymphedema: a novel approach. Plast Reconstr Surg. 2018;141:468e–9e.

[7] Coriddi M, Skoracki R, Eiferman D. Vascularized jejunal mesenteric lymph node transfer for treatment of extremity lymphedema. Microsurgery. 2017;37:177–8.

[8] Kraft CT, Eiferman D, Jordan S, Skoracki RJ. Complications after vascularized jejunal mesenteric lymph node transfer: a 3-year experience. Microsurgery. 2019;39:497–501.

[9] Chu CK, Schaverien MV, Chang EI, Hanson SE, Hanasono MM, Selber JC. Intra-abdominal lymph nodes: a privileged donor site for vascularized lymph node transfer. Plast Reconstr Surg Glob Open. 2020;8:e2673.

[10] Coriddi MR, Eiferman DS, Skoracki RJ. Double-level vascularized lymph node transfer for treatment of extremity lymphedema. J Reconstr Microsurg Open. 2017;2:75–7.

第20章　步骤精析：抽吸辅助脂切除术联合持续加压疗法*

Step-by-Step Instruction: Suction-Assisted Lipectomy Procedure with Controlled Compression Therapy

Håkan Brorson　著

熊亚成　王　伟　译　　黄建华　校

我们的首例淋巴水肿吸脂术在 1987 年实施，但直到 1993 年才制订了更详细的手臂淋巴水肿治疗方案[1, 2]。5 年后又建立了腿部淋巴水肿的吸脂治疗方案。最初使用"干性"技术，止血带的使用和肿胀法的引入使吸脂术成为一种安全的手术，且不再需要输血[3]。吸脂术是完全还原慢性非凹陷性淋巴水肿的唯一方法。使用加压衣可以维持这一疗效。

一、典型适应证

- 原发性和继发性上肢和下肢淋巴水肿，肢体过量体积≥10%。
- 最小凹陷，手臂 4～5mm，腿部 5～6mm。
- 无活动性癌症。
- 保守治疗无进一步改善。
- 无活动性伤口。
- 无年龄限制。

二、皮下脂肪过多与慢性淋巴水肿

吸脂术是完全还原非凹陷性慢性淋巴水肿的唯一方法，其过量体积主要是由脂肪组织组成[4-6]。乳房切除术后手臂淋巴水肿的发生率为 13%～52%，部分取决于腋窝淋巴结是否切除，以及术后是否进行了放射治疗[7, 8]。前哨淋巴结技术

已将术后淋巴水肿的发生率降低至 6%～8%[9]。采用即时淋巴重建的风险降低手术显示，短期随访时淋巴水肿的发生率为 9.1%[10]。

外科手术和组织放射治疗通常会导致淋巴管的破坏。当这与淋巴结清除和组织瘢痕形成相结合时，残留的淋巴管很可能无法清除淋巴液负荷。残余的淋巴收集器变得扩张和过载，它们的瓣膜变得功能不全，阻止淋巴管发挥引流功能。这种衰竭向远端扩散，直至引流系统最外围的淋巴管也发生扩张[11]。与此同时，间充质组织的单核吞噬系统细胞开始丧失清除蛋白质的能力，导致蛋白积聚。累积的间质蛋白作为渗透活性分子，可以将液体吸引到组织间隙。蛋白质和液体的这种积聚通常是一个短暂的阶段，持续 1～3 周[11]。

在潜伏期，最初可能没有任何明显淋巴水肿的临床征象。潜伏期一般为 4 个月至 10 年不等。潜伏期结束时，可观察到肢体水肿，受压凹陷。这可以通过体积描记法和使用组织眼压计降低组织压缩率进行客观测量[11, 12]。

肢体增大会导致不适，表现为肢体沉重、无力、疼痛、绷紧和感觉缺陷等主诉，并伴有焦虑、心理疾病、适应不良和社会孤立，以及肢体硬度增加[13, 14]。淋巴水肿发生后的第一年内就会出现脂肪组织沉积[15-18]。随着时间的推移，肿胀

---

*. 第 20 章配有视频，可登录网址 https://doi.org/10.1007/978-3-030-93039-4_20 观看。

肢体的脂肪组织含量逐渐增加。笔者在 1987 年首例接受手术的淋巴水肿患者中就观察到了这一临床现象[1, 2]。这导致了进一步的研究，并在本章呈现[15-19]。

　　脂肪组织肥厚有多种可能的解释。血流和淋巴引流的生理性失衡，导致脂质清除受损和巨噬细胞摄取脂质障碍[20, 21]。然而，越来越多的人支持这样的观点，即脂肪细胞不仅仅是脂肪的容器，而表现得更像是一个内分泌器官和细胞因子激活的细胞[22, 23]，慢性炎症在其中发挥着作用[24, 25]。相同的病理生理学改变也发生在原发性和继发性淋巴水肿当中。关于临床研究进展、淋巴流动缓慢与脂肪过多之间的关系和淋巴系统结构变化与脂肪过多之间的关系的详细信息，请参见 Harvey 等[26] 和 Schneider 等[27] 发表的研究数据，以及其他有相关证据的研究[6, 12, 15, 16, 24, 28, 29-33]。

　　临床医生常见的一个误区是，无论是原发性还是继发性的淋巴水肿，肢体的肿胀仅仅是由于淋巴积聚和（或）纤维化造成。在一项研究中，术前使用体绘制计算机体层摄影（CT）显示，肿胀手臂的脂肪组织在术前显著增加，过量体积包含了 81%（范围为 68%～96%）的脂肪[15]。在另一项研究中，在 18 名乳房切除术后手臂淋巴水肿的女性中，使用双能 X 线吸收法（dual energy X-ray absorptiometry，DEXA）与体积描记法进行比较分析，结果显示，术前非凹陷性肿胀手臂的脂肪组织显著增加，可达 73%（范围为 43%～111%）[16]。

在 105 名乳房切除术后手臂淋巴水肿的女性当中，使用止血带创造无血环境，对抽吸的内容物进行连续分析显示，脂肪组织含量非常高（平均值为 94%，范围为 58%～100%）[6]。淋巴可以使用无创保守方案清除，如综合消肿治疗（CDT）和持续加压疗法（CCT）。当过量肿胀由积聚的淋巴液组成时，这些保守疗法有效，但当过量体积由脂肪组织组成时，这些治疗就不起作用[1, 2, 15-19, 34]。一些显微外科手术也是如此，包括淋巴静脉分流术[35, 36]、淋巴管移植术[37, 38] 和血管化淋巴结移植[39]。

三、如何评估吸脂术的疗效

　　如今，吸脂术可以有效去除肢体过量体积超过 4L 的慢性非凹陷性手臂淋巴水肿，而不会进一步降低淋巴运输。长期结果显示手臂肿胀无复发（图 20-1 和图 20-2）[1, 2, 5, 6]。原发性和继发性腿部淋巴水肿过量体积超过 6L 也能得到完全还原，取得良好的疗效（图 20-3 至图 20-5）[4, 40]。

四、手臂吸脂术的术前计划

　　术前 2 周会订制量身定做的加压衣（三副袖套和两副手套）。手术时要把一套灭菌后的衣服穿戴在手臂上，且只能穿戴 2 天，因为灭菌会丧失一部分压力。根据健侧手臂和手的大小来制订衣服的尺寸。我们也有库存的标准化临时手套和护手（一种没有手指但有拇指的手套），使用方法如

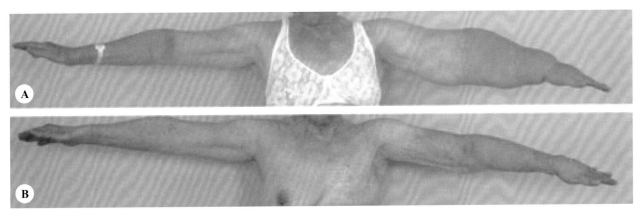

▲ 图 20-1　A. 患者女，74 岁，非凹陷性手臂淋巴水肿 15 年，术前过量体积 3090ml。B. 术后结果

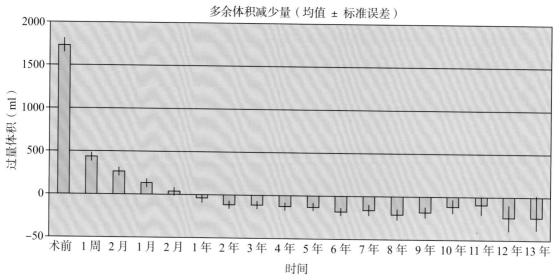

▲ 图 20-2　95 名乳腺癌后手臂淋巴水肿女性的平均术后过量体积减少量[52]

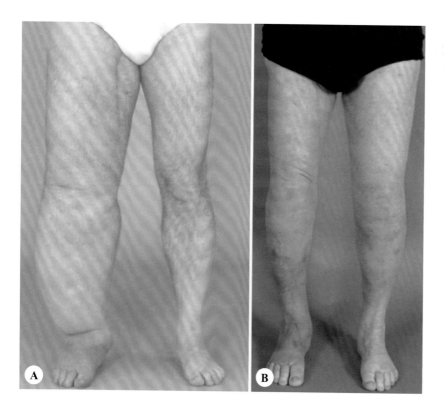

◀ 图 20-3　A. 术前过量体积 5380ml。B. 术后 3 年的结果，过量体积为 −255ml，即治疗后的腿比正常腿略小

后所述。术中穿戴灭菌的临时手套。吸脂术从手到肩，逐步环周吸脂，并尽可能多的去除肥厚脂肪（图 20-6 至图 20-9）。

五、手术技术（见视频）

对于大多数患者，动力辅助吸脂（Lipomatic, Nutational Infrasonic Liposculpture, Euromi,

Andrimont, Belgium）有助于抽脂。做 10 个 3～4mm 长的切口，采用直径 3～4mm、长 15～25cm 的套管进行吸脂。最初，也用于手部治疗，但由于没有脂肪可以抽吸，遂停止治疗该区域。从腕部到肩部进行环周吸脂，以之前测量的健康手臂周长为对照，尽可能多地去除肥厚脂肪（图 20-6 至图 20-8）。止血带远端的手臂经过治疗之后，给手臂

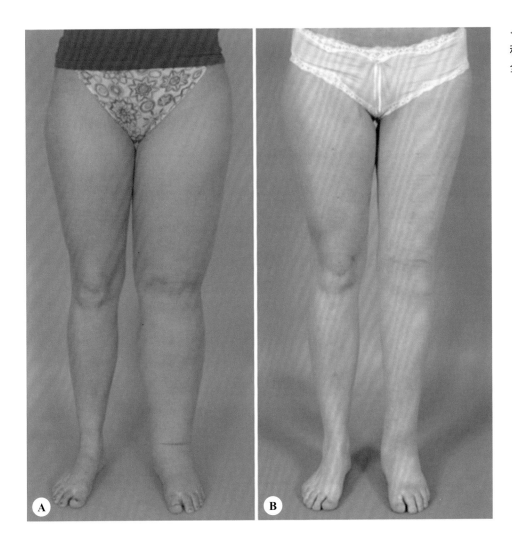

◀ 图 20-4　A. 术前过量体积 6630ml。B. 术后 2 年完全还原的结果

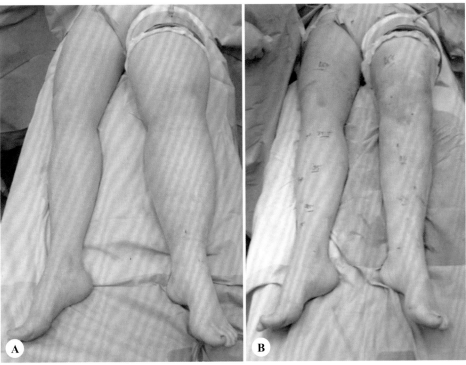

◀ 图 20-5　A. 原发性淋巴水肿，吸脂前过量体积 4940ml。B. 吸脂达止血带处

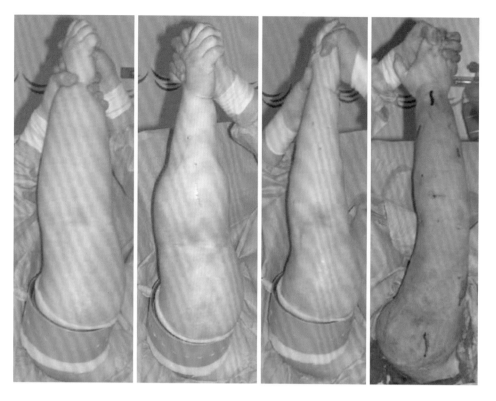

▶ 图 20-6　**手臂淋巴水肿吸脂术**

该手术需 2h。患肢从术前到术后状态（从左至右）。注意止血带（右侧图中已取下），以及伴随的反应性充血

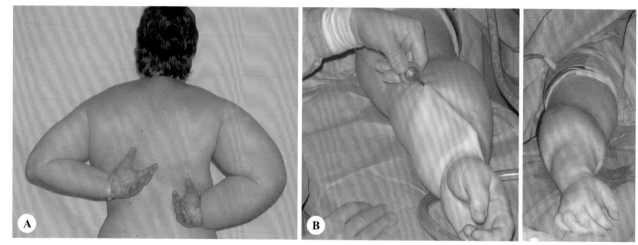

▲ 图 20-7　**A.** 术前图片，显示患有较大右肢淋巴水肿的患者（过量体积 **2865ml**），活动能力减低。**B.** 套管抬起被治疗前臂的松弛皮肤（左），前臂的远端部分已被处理，注意处理区域（前臂远端）和未处理区域（手臂近端）之间的清晰边界（右）

套上无菌的定制加压袖套（Jobst Elvarex，压力等级 2），以减少出血和术后水肿。手部戴上灭菌的标准化临时手套（Cicatrex interim，Thuasne Begat，France）。然后取下止血带，使用肿胀技术治疗上臂近端部分，将 1000ml 生理盐水，1mg 肾上腺素和 40ml 2% 利多卡因的混合溶液注入上肢[1-3, 5, 6]。腿部手术技术（图 20-3 至图 20-5）与手臂相似

（图 20-6 至图 20-8）。

六、术后护理

术后 2 天，患者在监护下脱掉衣服，以便患者淋浴。手臂用护肤液润滑。然后，穿上另一套衣服，将用过的加压服洗净晾干。患者在出院前 2 天后再次更换衣服。在出院时将标准化手套和护

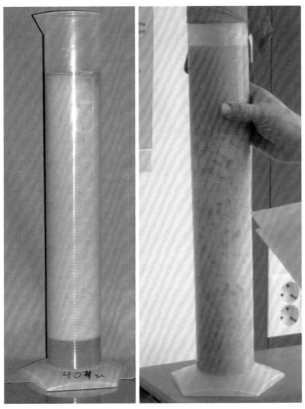

▲ 图 20-8 抽吸物一般含有 90%～100% 的脂肪组织

该图显示了在移除止血带之前从淋巴水肿手臂收集的典型抽吸物。左侧抽吸物沉淀分为上部脂肪部分（90%）和下部液体（淋巴）部分（10%）。右侧未见液体部分

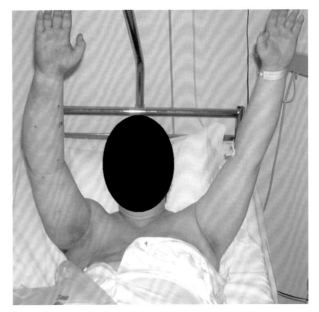

▲ 图 20-9 术后 2 天移除加压衣，并测量定制加压衣的尺寸。与图 20-7 所示的术前情况相比，右臂明显缩小

手改为量身定制手套。

在家中第一周，患者交替穿两套衣服（两套袖子和两套手套），隔天更换一次，以便在淋浴和润滑手臂后始终穿上干净的一套。然后每天更换衣服。洗涤通过增加衣服皱缩带来的压力"激活"衣服。洗涤还能去除可引起皮肤干燥和刺激的出汗产物。在随后的过程中，这种严格压缩机制（又称 CCT）将完全按照下一节的描述来保持。

七、并发症

到目前为止，未发生严重并发症。吸脂术后皮肤麻木是正常现象，几周后就会消失。未发生皮肤坏死。

八、持续加压疗法

维持吸脂效果和进行保守治疗的先决条件是

终身连续（24h/d）使用加压衣[1, 2, 5, 6]。如果患者对持续加压疗法（CCT）有任何疑问，则不适合接受治疗。

在开始加压治疗后，定制服装在每次复诊时使用缝纫机改小收紧，以弥补弹性降低和手臂体积减小。这在前 3 个月最重要，因为此阶段体积发生最显著的变化。在 1 个月和 3 个月随访时，通过测量手臂来调节新的定制服装尺寸。在 6 个月、9 个月和 12 个月随访时重复此过程。如果在 6 个月时就实现了完全还原，则可省略 9 个月时的调节。如果是这种情况，重要的是要记住 6 个月时的服装尺寸。

当过量体积已经尽可能减少并达到稳定状态时，新服装的尺寸可以由最近一次的测量值来制订。用这种方法，服装（两套袖子和手套服装）在第一年只需要更新 3～4 次。告知患者卫生（每天用肥皂和水淋浴）和皮肤护理（用润肤液保湿皮肤）的重要性，因为所有淋巴水肿的患者都容易感染[1, 2, 5, 6]。

两件衣服交替穿的寿命通常为 3～6 个月。在完全还原后，患者每年就诊一次，并为来年定制新衣服，通常是 4 套衣服和 4 副手套（或 4 副护

手）。在活跃患者中，每年需要 6～8 套衣服和等量的手套 / 护手。

对于腿部，通常需要 2～3 件加压衣叠加使用，需要多少取决于阻止凹陷形成。根据拉普拉斯定律，腿部直径越大，需要的压力越大。一个典型的例子是 Elvarex 压力 3 级、Elvarex 压力 2 级和 Jobst Bellavar 压力 2 级（当需要时）。Elvarex 2 级服装可以是齐腿长或膝以下的服装。夜间只用穿一层。因此，这样的患者需要两套衣服，每套 2～3 件。在踝关节处进行松紧度检测是很重要的，因为此处的直径较小，需要给予比所需压力更多的压力。另一种选择是订购一个齐腿长没有脚部分的服装。后续治疗方案与手臂相同。CCT 也可有效治疗凹陷性水肿，作为 CDT 的替代治疗方案，与 CCT 相比，CDT 多了每日干预[1, 2]。

（一）体积计算

使用水置换技术记录每名患者的体积。置换水在天平上称重，精确至 5g，相当于 5ml。每次就诊时都要测量两侧肢体，体积差被称为水肿体积，或更正确地说是过量体积。过量体积的减少计算为术前值的百分比[1, 2, 5, 6]。

（二）淋巴水肿的治疗团队

为了调查和治疗淋巴水肿患者，需要一个由整形外科医生、职业治疗师和理疗师组成的团队。团队的每次访视都要预留 1h，用于测量肢体体积、调整或更新服装、评估社会环境和讨论其他需要关注问题时。还鼓励患者在出现任何非预期问题时联系团队，以便立即解决这些问题而不延误治疗。该团队还监测了长期结局，在大多数情况下，每年一次的访视是必要的，以在完全复原后保持良好的功能和美容效果。

该方案省略了任何重复的"维持治疗"，因为如果过量体积增加，表明患者依从性较低或衣服不再适用。此外，与保守治疗（每周按摩一次和持续 1～2 周的重复维持治疗）相比，每年访视一次更经济。

（三）吸脂术有何助益

对于许多患者来说，保守治疗效果不佳或无法达到预期，无论是接受保守治疗还是显微外科手术均无法清除过量的脂肪组织[34-39]。皮下组织减体治疗是完全减少肢体过量体积从而改善患者生活质量的唯一选择[13, 14]。此外，一项前瞻性研究评估了 130 名接受吸脂术治疗的乳房切除术后淋巴水肿患者，数据显示丹毒的发生率降低了 87%[41]。吸脂前和吸脂后丹毒发作的平均发生率分别为（0.47 ± 0.8）次 / 年和（0.06 ± 0.3）次 / 年。

（四）淋巴运输系统和吸脂术

为研究吸脂术对淋巴转运的影响，笔者使用间接淋巴系闪烁造影术对 20 名乳房切除术后手臂淋巴水肿患者进行了研究。吸脂术前，在穿和不穿加压衣的情况下分别行淋巴系闪烁造影术。并在术后 3 个月和 12 个月后重复检测。结论显示已经降低的淋巴运输系统在吸脂术后没有进一步减少[42]。我们的 11 名手臂淋巴水肿患者（6%）术后不再需要穿加压服。最近的一项研究表明，针对淋巴水肿的吸脂术甚至可以改善淋巴运输[43]。

（五）何时使用吸脂术治疗淋巴水肿

当保守治疗未达到令人满意的过量体积减少且患者有手臂沉重的主观不适时，以去除肥厚脂肪组织为目的的手术方法似乎是合理的。

最初，淋巴水肿开始时表现为肿胀，受压凹陷。如果立即进行保守治疗，肿胀可以消失。如果不治疗或治疗不当，肿胀会随着时间的推移而增加，并最终导致更严重的凹陷性水肿，同时伴随脂肪组织形成。首要目标是通过保守方案（如 CDT 或 CCT）将凹陷性水肿肢体转变为非凹陷性水肿肢体。"凹陷"是指拇指尖对水肿组织施加压力后形成凹陷，导致淋巴被挤入周围。为使凹陷形成实验标准化，检查者应该用拇指尽可能用力按压待检查部位，手臂按压 1min，腿部按压 3min。随后评估凹陷深度，以 mm 为单位。肥厚脂肪组织为主的肿胀很少或没有凹陷[44]（图 20-10）。

当患者经过保守治疗后，显示没有凹陷或出现轻微凹陷时，可进行吸脂术。如果患者的生活质量较差，吸脂术则尤其有效。癌症本身就是一件令人忧虑的事，但从生理、社会心理和心理的

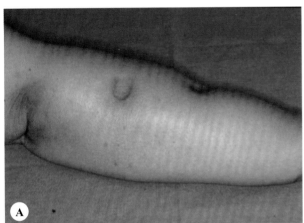

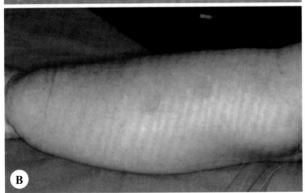

▲ 图 20-10　A. 乳腺癌治疗后手臂明显淋巴水肿，显示几厘米深的凹陷［国际淋巴学会（ISL）Ⅰ级水肿］。手臂肿胀主要是液体的存在，即淋巴的积聚。B. 乳腺癌治疗后明显的手臂淋巴水肿（ISL Ⅱ级水肿）。拇指用力按压 1min 后仍无凹陷。在施加压力的两处观察到轻微发红。这类"水肿"完全以脂肪组织为主。水肿一词在此阶段使用是不恰当的，因为肿胀主要是肥厚的脂肪组织，而不是淋巴。在此阶段，抽吸物不含或仅含少量淋巴

角度来看，肿胀沉重的手臂给患者带来了额外的心理负担。身体问题（疼痛、肢体运动和身体活动受限）和着装问题，干扰了日常活动。此外，沉重和肿胀的手臂使用不灵活，也不美观，所有这些都会导致痛苦情绪[13, 14]。

（六）何时禁用吸脂术

有凹陷性水肿的患者不应进行吸脂术（图 20-10），因为它以积聚的淋巴液为主，可通过保守治疗清除。在淋巴水肿患者中，笔者接受手臂水肿凹陷 4～5mm，腿部水肿凹陷 5～6mm。凹陷超过此范围的患者则应保守治疗，直至凹陷减少。从技术上讲，吸脂术也可用于有明显凹陷的患者，但你不知道多余体积中的脂肪组织有多少，以及需要清除多少脂肪。此外，术前从未穿过加压衣的患者更不愿意术后穿加压衣。

（七）结果能够重现吗

一些团队访问过我们的诊所，并发表了与我们类似的结果[43, 45-51]。

九、经验与教训

- 手臂或腿部体积过大而无凹陷意味着存在过多的脂肪组织。
- 过量的脂肪组织可以通过吸脂术去除。保守治疗和显微外科重建不能去除脂肪组织。
- 与保守治疗一样，为了维持手术效果，必须终身使用（每天 24h）加压衣。
- 在临床和技术上，对原发性或继发性淋巴水肿实施的吸脂术没有差别。
- 任何导致生活质量下降的非凹陷性肿胀患者都可以选择手术治疗。

参考文献

[1] Brorson H, Svensson H. Complete reduction of lymphoedema of the arm by liposuction after breast cancer. Scand J Plast Reconstr Surg Hand Surg. 1997;31(2):137–43.

[2] Brorson H, Svensson H. Liposuction combined with controlled compression therapy reduces arm lymphedema more effectively than controlled compression therapy alone. Plast Reconstr Surg. 1998;102(4):1058–67; discussion 68.

[3] Wojnikow S, Malm J, Brorson H. Use of a tourniquet with and without

adrenaline reduces blood loss during liposuction for lymphoedema of the arm. Scand J Plast Reconstr Surg Hand Surg. 2007;41(5):243–9.

[4] Brorson H. Liposuction normalizes lymphedema induced adipose tissue hypertrophy in elephantiasis of the leg – a prospective study with a ten-year follow-up. Plast Reconstr Surg. 2015;136(4 Suppl):133–4.

[5] Brorson H. Complete reduction of arm lymphedema following breast cancer – a prospective twenty-one years' study. Plast Reconstr Surg. 2015;136(4 Suppl):134–5.

[6] Hoffner M, Ohlin K, Svensson B, Manjer J, Hansson E, Troeng T, Brorson H. Liposuction gives complete reduction of arm lymphedema following breast cancer treatment-a 5–year prospective study in 105 patients without recurrence. Plast Reconstr Surg Glob Open. 2018;6(8):e1912.

[7] Boccardo F, Casabona F, De Cian F, Friedman D, Murelli F, Puglisi M, Campisi CC, Molinari L, Spinaci S, Dessalvi S, Campisi C. Lymphatic microsurgical preventing healing approach (LYMPHA) for primary surgical prevention of breast cancer-related lymphedema: over 4 years follow-up. Microsurgery. 2014;34(6):421–4.

[8] Feldman S, Bansil H, Ascherman J, Grant R, Borden B, Henderson P, Ojo A, Taback B, Chen M, Ananthakrishnan P, Vaz A, Balci F, Divgi CR, Leung D, Rohde C. Single institution experience with Lymphatic Microsurgical Preventive Healing Approach (LYMPHA) for the primary prevention of lymphedema. Ann Surg Oncol. 2015;22(10):3296–301.

[9] Gebruers N, Verbelen H, De Vrieze T, Coeck D, Tjalma W. Incidence and time path of lymphedema in sentinel node negative breast cancer patients: a systematic review. Arch Phys Med Rehabil. 2015;96(6):1131–9.

[10] Cook JA, Hassanein AH. ASO author reflections: immediate lymphatic reconstruction: a proactive approach to breast cancer-related lymphedema. Ann Surg Oncol. 2021;28:1388–9.

[11] Olszewski WL. Lymph stasis: pathophysiology, diagnosis and treatment. 1st ed. Boca Raton, Ann Arbor, Boston, London: CRC Press; 1991. p. 648.

[12] Bagheri S, Ohlin K, Olsson G, Brorson H. Tissue tonometry before and after liposuction of arm lymphedema following breast cancer. Lymphat Res Biol. 2005;3(2):66–80.

[13] Brorson H, Ohlin K, Olsson G, Långström G, Wiklund I, Svensson H. Quality of life following liposuction and conservative treatment of arm lymphedema. Lymphology. 2006;39(1):8–25.

[14] Hoffner M, Bagheri S, Hansson E, Manjer J, Troeng T, Brorson H. SF-36 shows increased quality of life following complete reduction of postmastectomy lymphedema with liposuction. Lymphat Res Biol. 2017;15(1):87–98.

[15] Brorson H, Ohlin K, Olsson G, Nilsson M. Adipose tissue dominates chronic arm lymphedema following breast cancer: an analysis using volume rendered CT images. Lymphat Res Biol. 2006;4(4):199–210.

[16] Brorson H, Ohlin K, Olsson G, Karlsson MK. Breast cancer-related chronic arm lymphedema is associated with excess adipose and muscle tissue. Lymphat Res Biol. 2009;7(1):3–10.

[17] Hoffner M, Peterson P, Mansson S, Brorson H. Lymphedema leads to fat deposition in muscle and decreased muscle/water volume after liposuction: a magnetic resonance imaging study. Lymphat Res Biol. 2018;16(2):174–81.

[18] Trinh L, Peterson P, Brorson H, Mansson S. Assessment of subfascial muscle/water and fat accumulation in lymphedema patients using magnetic resonance imaging. Lymphat Res Biol. 2019;17(3):340–6.

[19] Trinh L, Peterson P, Leander P, Brorson H, Mansson S. In vivo comparison of MRI-based and MRS-based quantification of adipose tissue fatty acid composition against gas chromatography. Magn Reson Med. 2020;84(5):2484–94.

[20] Vague J, Fenasse R. Comparative anatomy of adipose tissue. In: Renold AE, Cahill GF, editors. American handbook of physiology. Section 5. Washington, DC: American Physiology Society; 1965. p. 25–36.

[21] Ryan TJ. Lymphatics and adipose tissue. Clin Dermatol. 1995;13(5):493–8.

[22] Mattacks CA, Sadler D, Pond CM. The control of lipolysis in perinodal and other adipocytes by lymph node and adipose tissue-derived dendritic cells in rats. Adipocytes. 2005;1(1):43–56.

[23] Pond CM. Adipose tissue and the immune system. Prostaglandins Leukot Essent Fatty Acids. 2005;73(1):17–30.

[24] Borley NR, Mortensen NJ, Jewell DP, Warren BF. The relationship between inflammatory and serosal connective tissue changes in ileal Crohn's disease: evidence for a possible causative link. J Pathol. 2000;190(2):196–202.

[25] Sadler D, Mattacks CA, Pond CM. Changes in adipocytes and dendritic cells in lymph node containing adipose depots during and after many weeks of mild inflammation. J Anat. 2005;207(6):769–81.

[26] Harvey NL, Srinivasan RS, Dillard ME, Johnson NC, Witte MH, Boyd K, Sleeman MW, Oliver G. Lymphatic vascular defects promoted by Prox1 haploinsufficiency cause adult-onset obesity. Nat Genet. 2005;37(10):1072–81.

[27] Schneider M, Conway EM, Carmeliet P. Lymph makes you fat. Nat Genet. 2005;37(10):1023–4.

[28] Jones B, Fishman EK, Hamilton SR, Rubesin SE, Bayless TM, Cameron JC, Siegelman SS. Submucosal accumulation of fat in inflammatory bowel disease: CT/pathologic correlation. J Comput Assist Tomogr. 1986;10(5):759–63.

[29] Lantz M, Vondrichova T, Parikh H, Frenander C, Ridderstrale M, Asman P, Aberg M, Groop L, Hallengren B. Overexpression of immediate early genes in active Graves' ophthalmopathy. J Clin Endocrinol Metab. 2005;90(8):4784–91.

[30] Zampell JC, Aschen S, Weitman ES, Yan A, Elhadad S, De Brot M, Mehrara BJ. Regulation of adipogenesis by lymphatic fluid stasis: part I. Adipogenesis, fibrosis, and inflammation. Plast Reconstr Surg. 2012;129(4):825–34.

[31] Aschen S, Zampell JC, Elhadad S, Weitman E, De Brot M, Mehrara BJ. Regulation of adipogenesis by lymphatic fluid stasis: part II. Expression of adipose differentiation genes. Plast Reconstr Surg. 2012;129(4):838–47.

[32] Levi B, Glotzbach JP, Sorkin M, Hyun J, Januszyk M, Wan DC, Li S, Nelson ER, Longaker MT, Gurtner GC. Molecular analysis and differentiation capacity of adipose-derived stem cells from lymphedema tissue. Plast Reconstr Surg. 2013;132(3):580–9.

[33] Dayan JH, Wiser I, Verma R, Shen J, Talati N, Goldman D, Mehrara BJ, Smith ML, Dayan E, Coriddi M, Kagan A. Regional patterns of fluid and fat accumulation in patients with lower extremity lymphedema using magnetic resonance angiography. Plast Reconstr Surg. 2020;145(2):555–63.

[34] Tambour M, Holt M, Speyer A, Christensen R, Gram B. Manual lymphatic drainage adds no further volume reduction to complete decongestive therapy on breast cancer-related lymphoedema: a multicentre, randomised, single-blind trial. Br J Cancer. 2018;119(10):1215–22.

[35] Campisi C, Bellini C, Campisi C, Accogli S, Bonioli E, Boccardo F. Microsurgery for lymphedema: clinical research and long-term results. Microsurgery. 2010;30(4):256–60.

[36] Campisi CC, Ryan M, Boccardo F, Campisi C. A single-site technique of multiple lymphatic-venous anastomoses for the treatment of peripheral lymphedema: long-term clinical outcome. J Reconstr Microsurg. 2016;32(1):42–9.

[37] Baumeister RG, Siuda S, Bohmert H, Moser E. A microsurgical method for reconstruction of interrupted lymphatic pathways: autologous lymph-vessel transplantation for treatment of lymphedemas. Scand J Plast Reconstr Surg. 1986;20(1):141–6.

[38] Baumeister RG, Mayo W, Notohamiprodjo M, Wallmichrath J, Springer S, Frick A. Microsurgical lymphatic vessel transplantation. J Reconstr Microsurg. 2016;32(1):34–41.

[39] Cheng MH, Loh CYY, Lin CY. Outcomes of vascularized lymph node transfer and lymphovenous anastomosis for treatment of primary lymphedema. Plast Reconstr Surg Glob Open. 2018;6(12):e2056.

[40] Brorson H, Ohlin K, Olsson G, Svensson B, Svensson H. Controlled compression and liposuction treatment for lower extremity lymphedema. Lymphology. 2008;41(2):52–63.

[41] Lee D, Piller N, Hoffner M, Manjer J, Brorson H. Liposuction of Postmastectomy arm lymphedema decreases the incidence of erysipelas. Lymphology. 2016;49(2):85–92.

[42] Brorson H, Svensson H, Norrgren K, Thorsson O. Liposuction reduces arm lymphedema without significantly altering the already impaired lymph transport. Lymphology. 1998;31(4):156–72.

[43] Greene AK, Voss SD, Maclellan RA. Liposuction for swelling in patients with lymphedema. N Engl J Med. 2017;377(18):1788–9.

[44] Brorson H. Liposuction in arm lymphedema treatment. Scand J Surg. 2003;92(4):287–95.

[45] Damstra RJ, Voesten HG, Klinkert P, Brorson H. Circumferential suction-assisted lipectomy for lymphoedema after surgery for breast cancer. Br J Surg. 2009;96(8):859–64.

[46] Schaverien MV, Munro KJ, Baker PA, Munnoch DA. Liposuction for chronic lymphoedema of the upper limb: 5 years of experience. J Plast Reconstr Aesthet Surg. 2012;65(7):935–42.

[47] Boyages J, Kastanias K, Koelmeyer LA, Winch CJ, Lam TC, Sherman KA, Munnoch DA, Brorson H, Ngo QD, Heydon-White A, Magnussen JS, Mackie H. Liposuction for advanced lymphedema: a multidisciplinary approach for complete reduction of arm and leg swelling. Ann Surg Oncol. 2015;22(Suppl 3):S1263–70.

[48] Greene AK, Maclellan RA. Operative treatment of lymphedema using suction-assisted lipectomy. Ann Plast Surg. 2016;77(3):337–40.

[49] Lamprou DA, Voesten HG, Damstra RJ, Wikkeling OR. Circumferential suction-assisted lipectomy in the treatment of primary and secondary end-stage lymphoedema of the leg. Br J Surg. 2017;104(1):84–9.

[50] McGee P, Munnoch DA. Treatment of gynaecological cancer related lower limb lymphoedema with liposuction. Gynecol Oncol. 2018;151(3):460–5.

[51] Stewart CJ, Munnoch DA. Liposuction as an effective treatment for lower extremity lymphoedema: a single surgeon's experience over nine years. J Plast Reconstr Aesthet Surg. 2018;71(2):239–45.

[52] Brorson H, Ohlin K, Olsson G, Svensson B. Liposuction of postmastectomy arm lymphedema completely removes excess volume: a thirteen year study (Quad erat demonstrandum). Eur J Lymphol. 2007;17:9.

第 21 章　步骤精析：抽吸辅助脂切除术结合血管化淋巴结移植和（或）淋巴管静脉吻合术是淋巴水肿综合治疗体系的一部分

Step-by-Step Instruction: Suction-Assisted Protein Lipectomy Procedure Combined with Vascularized Lymph Node Transfer and/or Lymphaticovenous Anastomosis Surgery as Part of an Integrated Lymphedema Treatment System

Jay W. Granzow　著

倪若飘　译　　李毅清　校

淋巴水肿手术已被历年医学文献验证为安全有效的治疗方案，如抽吸辅助脂切除术（suction-assisted protein lipectomy，SAPL）、血管化淋巴结移植（VLNT）和淋巴管静脉吻合术（LVA）。如果实施得当，包括手术在内的淋巴水肿综合治疗可以极大地改善患者的精神和身体状况。本章介绍的两阶段疗法用于治疗慢性实性为主的淋巴水肿，是综合治疗的重要组成部分。这种疗法不是简单地将几项手术"缝合"，而是反映了一种总体理念，即淋巴水肿手术必须是每个慢性淋巴水肿患者持续护理计划的一部分[1-3]。

淋巴水肿手术中对整体治疗方案的重视程度往往不足，淋巴水肿治疗作为方案的关键组成部分也十分重要。淋巴水肿是一种慢性疾病，淋巴水肿手术并不是治疗淋巴水肿的"灵丹妙药"。换言之，为了持续的疗效，任何淋巴水肿手术都必须在淋巴水肿综合治疗体系中进行。该体系包括重要的和合理的淋巴水肿治疗，以及仔细的患者选择，应确保患者与适应证相匹配。非手术操作的细节，如成像和治疗的整合（图 21-1），对淋巴水肿手术而言非常重要。

淋巴水肿手术与许多其他类型的显微外科手术形成了鲜明的对比。例如，腹壁下动脉穿支皮瓣（DIEP）乳房再造术和随后的二期修整通常在 3 个月内完成，操作得当的情况下无须随访。相比之下，淋巴水肿手术更类似于慢性类风湿关节炎患者的掌指（metacarpophalangeal，MCP）关节置换手术，在慢性疾病病程中，手术可以显著改善患者的结局，但需要结合后续长期治疗。淋巴水肿手术也不能像其他重建手术那样立即见效。SAPL 手术后的肿胀通常需要数月才能明显消退，因此穿戴物需缩小和更换，治疗需维持，患者预期需被合理把控。

淋巴水肿手术和治疗需要患者、外科医生、淋巴水肿治疗师，以及治疗团队其他成员之间的持续合作。大多数淋巴水肿患者有复杂的病史和表现。此外，根据个人经验，大多数患者未得到及时的诊断，并且对淋巴水肿或治疗方案了解甚少。因此，治疗淋巴水肿的外科医生必须花足够的时间在患者的术前和术后的管理，包括初次面诊和后续电话或面对面的随访。医师助理必须训练有素，并且预计淋巴水肿患者所需的时间、精

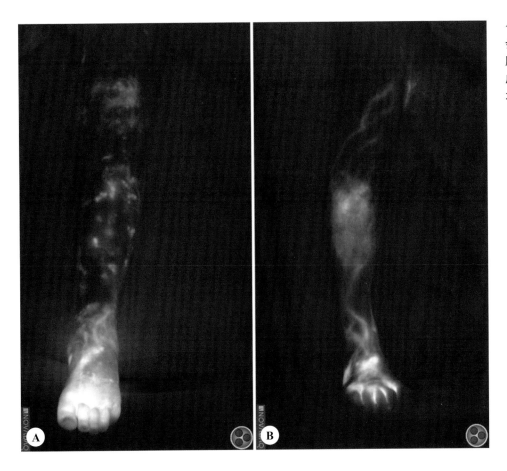

◀ 图 21-1　A. 国际淋巴学会（ISL）2 期左腿淋巴水肿患者的吲哚菁绿（ICG）成像。B. ISL 0 期右腿淋巴水肿患者的 ICG 成像

力和护理付出要比其他大多数重建患者高得多。

淋巴水肿手术可以说比大多数其他类型的显微手术更加复杂。额外的训练和经验，正确使用淋巴水肿成像技术，将淋巴水肿治疗整合到患者治疗过程的各个阶段，以及对大量患者和手术的临床实践对良好疗效至关重要。

淋巴水肿手术对术者要求甚高，需要外科医生在患者筛选、手术技术、获取和使用成像，以及高质量整合淋巴水肿治疗各个环节等方面受到充足的训练和拥有足够的经验。额外的训练和经验，对达到最佳疗效尤为重要。

一、两阶段疗法的要点

两阶段疗法是基于众多外科医生所做的重大贡献而发展起来的，他们之前描述了这种方法，特别是医生 Håkan broson、Isao Koshima、Ming-Huei Cheng 和 Corinne Becker 等先驱[4-8]。多种不同的淋巴水肿手术方法在世界各地被沿用。

两阶段疗法用于治疗慢性国际淋巴学会（ISL）Ⅱ 期淋巴水肿患者，其淋巴系统在淋巴水肿疾病过程中受到严重损伤。这些患者必须先接受保守性淋巴水肿治疗，由经验丰富的经认证的淋巴水肿治疗师（CLT）实施以效果最大化。SAPL 手术首先去除主要由脂肪、蛋白质和其他纤维化物质组成的炎性淋巴水肿复合物。待 SAPL 术后痊愈后，使用 VLNT 和（或）LVA 来降低长期护理需求。

手术要点列在本章下方，至于具体的手术技术在本书的后续其他章节会有详细介绍。

二、两阶段疗法的适应证与患者筛选

• 两阶段疗法对晚期、慢性、实性为主的淋巴水肿患者最有效。

• 以手臂或腿部的病理性过量实性物质（如脂肪和淋巴水肿蛋白）永久性沉积为特征。

• 凹陷性淋巴水肿患者，在进行淋巴水肿手术前，需接受高质量的淋巴水肿治疗使患肢仅有极少或没有凹陷性淋巴水肿。

- 非凹陷性、实性为主、复合物过多沉积为适应证。

- 患者必须遵医嘱在术前和术后穿定制的平织紧身衣。根据个人经验，基本上所有患有慢性实性为主的淋巴水肿的患者都需要长期穿戴定制紧身衣。两阶段疗法可以降低其需求。

- 不适宜接受淋巴水肿手术的患者：未经保守治疗，未穿过紧身衣，不接受综合消肿治疗（CDT）和（或）正寻求快速治愈的患者。

- 进行 VLNT 手术时，反向淋巴示踪是必不可少的。

- 重度肥胖患者不适合[9, 10]。

- 淋巴性水疱常发生在脚趾和生殖器区域，一旦导致这些区域皮肤病变的初始炎症得到控制，这些水疱的治疗往往能取得好的疗效。

- 手臂淋巴水肿患者往往比腿部淋巴水肿患者更容易治疗。

- 家庭和情感 / 精神支持对患者而言十分重要但不应被高估。

三、第一阶段：抽吸辅助脂切除手术

抽吸辅助脂切除术（SAPL）源于 Håkan Brorson 在 1987 年首次施行的手术[4, 5]（见第 20 章）。Brorson 医生是该领域真正的创新者，他的严谨和循证医学方法值得从事研究和培训的诸位学习。最重要的是，SAPL 不是整形吸脂术。用整形吸脂术或类似的方案治疗淋巴水肿患者不仅会失败，甚至可能使患者病情恶化。炎性实性淋巴水肿组织通常比天然脂肪有更强的黏性和更高的密度，并且已受损的淋巴回流系统难以引流整形抽脂术后的炎症和肿胀。

众所周知，20 年来，SAPL 并不损害淋巴系统[5]。那种认为 SAPL 在某种程度上会导致患者需要比术前更强的压力治疗的观点是错误的。事实

上，所有 SAPL 术后患者都表现为淋巴回流改善和炎症减少。即使是对最常需要的压力治疗的需求也略有减少。

SAPL 需要淋巴水肿外科医生和 CLT 在术前、围术期和术后的密切合作。CLT 的密切参与是必不可少的。淋巴水肿治疗失败会导致持续的肿胀、炎症、愈合延迟和病理性固体物的再沉积。

SAPL 手术要点

- 术中通常要进行吲哚菁绿（ICG）造影，以描绘每个患者自体的淋巴回流模式。

- 使用外科止血带。

- 大型钝头套管与动力辅助吸脂机一起使用。

- 术中使用肿胀液，但并非肿胀技术。典型的注入肿胀液体积通常小于总抽吸量（图 21-2）。

- 抽吸方向尽可能与淋巴管平行。

- 术中放置短弹力绷带或穿戴定制的平织紧身

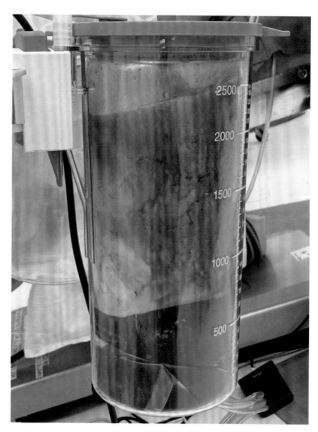

▲ 图 21-2　在 SAPL 术中去除的物质通常比美容抽脂术中去除的物质更不均匀。由于止血带的使用，更多的肿胀液会回流

衣是最佳选择。

- CLT 对患者的术后护理是十分重要的。特别要注意的是，在 SAPL 术后必须立即检查绷带，以防绷带太紧出现术后疼痛加剧和肢体末端灌注不足等问题。
- 手术时间通常 4h。
- SAPL 是住院手术，住院时间通常为 2 晚。
- 长期的淋巴水肿治疗应在淋巴水肿外科医生或外科淋巴水肿治疗师的指导下，由患者当地的淋巴水肿治疗师进行。

SAPL 术后，患者通常需要 1 年或更长的时间以待手臂或腿部的愈合，然后再接受第二阶段的 VLNT 和（或）LVA 手术。

四、第二阶段：血管化淋巴结移植和（或）淋巴管静脉吻合术手术

血管化淋巴结移植（VLNT）手术是将含有淋巴结的组织转移到淋巴引流不足的区域。

（一）VLNT 手术要点

- 供区有多处可供选择。
- 无论选择何处作为供区，供区总是存在淋巴水肿的风险，尽管该风险可以通过使用适当的技术和反向淋巴示踪实现最小化。
- 使用锝（Tc）–99 和 ICG 成像更利于明确皮瓣范围（图 21–3）。
- 如果难以明确范围，原则上尽可能少地切取淋巴组织及其邻近组织。必要时，在供区分离和修复带蒂血管襻，而不要切分供区的淋巴管。
- 尽可能使用双团队的方法。

（二）VLNT 术中反向淋巴示踪

反向淋巴示踪是 VLNT 手术中必不可少的显像技术。外科医生可以通过该技术了解最有可能引流供区周围组织的淋巴结。例如，与淋巴结供区相连的手臂或腿部，以降低供区及周围组织新发肿胀和淋巴水肿的风险。本人已使用这种方法

多年，具体细节可参见 Dayan 博士的文章[6]（见第 11 章）。锝–99 需在术前一天 / 晚或手术当天早上注射。

显而易见，淋巴管静脉吻合术（LVA）涉及管径最小的血管，可以说在所有手术中复杂度最高。它需要涉及超显微外科手术，也就是 Koshima 医生所定义的针对直径 <0.8mm 的血管的手术[8]。

（三）LVA 要点

- 与大多数其他显微外科手术相比，LVA 手术几乎完全在手术显微镜下进行（图 21–4）。
- 需要专业的、超精细的仪器。由于标准显微外科显微镜配置和仪器往往不足，所以一个高倍率的手术显微镜是必备的。
- 因此，手术室 / 医院需投入大量的人力物力来支持外科医生进行 LVA。

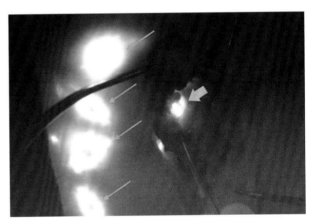

▲ 图 21–3　VLNT 胸外侧皮瓣的切取。绿箭表示 ICG 皮肤注射位点。蓝箭表示皮瓣中显影的淋巴结

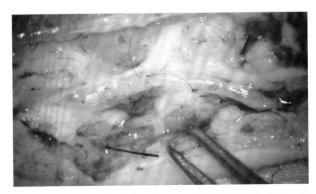

▲ 图 21–4　LVA 完成后，用 11–0 缝线将淋巴管（左）吻合至小静脉（右）

- 使用 ICG 成像以确定最佳切口位置。
- 远端的处理技术主要可参考 Koshima 和 Yamamoto 等医生的描述[7, 8]（见第 9 章）。
- 近端的处理技术主要可参考 C. Campisi 和 C. Campisi, bocardo 等医生的描述[11]（见第 10 章）。
- 进行多处吻合似乎可获得最佳的长期疗效。
- 进行人工缝合，而不是借助机器人。就本人使用机器人的经验而言，准确性未见明显提升，但基本触觉有所丧失。

五、术后护理

正确的术后护理对良好的预后至关重要。任何部位采用以上任何术式都要尽可能地加压治疗。就我个人经验而言，SAPL 术尤其需要严格的术后加压，包括使用短弹力绷带、定制合身的平织紧身衣，以及额外的淋巴水肿治疗和随访。

六、并发症

患者存在常规手术风险，因而须有常规风险预知，如术后短暂的疼痛、不适和切口部位的瘢痕。淋巴水肿手术本身所导致的并发症是罕见的，其较常见风险包括皮瓣缺损、血肿、血清肿和深静脉血栓形成。

七、经验与教训

- 淋巴水肿应当明确作为一种需要持续护理的慢性疾病来进行治疗。其手术必须在综合治疗方案的前提下进行。
- 系统性的淋巴水肿综合治疗在术前、围术期和术后均至关重要，但往往容易被忽略。
- 与其他手术相比，医疗人员在淋巴水肿手术患者接受治疗的各阶段均需要投入更多的时间与精力。
- 患者需要在术前和术后终身使用定制的平织紧身衣。此种加压强度需求因人而异，通常在 SAPL 术后略有降低，且在 VLNT/LVA 术后显著降低。
- 实性为主的淋巴水肿容量过剩可通过 SAPL 手术解决，而液体为主的容量过剩 / 再积聚需通过保守性淋巴水肿治疗如手工淋巴引流（MLD）、绷带、紧身衣和 VLNT/LVA 等手术进行治疗。
- 利用 SAPL 术治疗慢性实性为主的淋巴水肿不等同于美容抽脂。使用与标准抽脂类似的技术会导致疗效欠佳甚至患者病情恶化。
- 重度肥胖患者不宜行淋巴水肿手术，应首先进行减肥。

参考文献

[1] Granzow JW, Soderberg JM, Kaji AH, Dauphine C. An effective system of surgical treatment of lymphedema. Ann Surg Oncol. 2014;21(4):1189–94.

[2] Granzow JW, Soderberg JM, Dauphine C. A novel two-stage surgical approach to treat chronic lymphedema. Breast J. 2014;20:420–2.

[3] Granzow JW, Soderberg JM, Kaji AH, Dauphine C. Review of current surgical treatments for lymphedema. Ann Surg Oncol. 2014;21(4):1195–201.

[4] Brorson H, Svensson H. Complete reduction of lymphoedema of the arm by liposuction after breast cancer. Scand J Plast Reconstr Surg Hand Surg. 1997;31(2):137–43.

[5] Brorson H, Svensson H, Norrgren K, Thorsson O. Liposuction reduces arm lymphedema without significantly altering the already impaired lymph transport. Lymphology. 1998;31:156–72.

[6] Dayan JH, Dayan E, Smith ML. Reverse lymphatic mapping: a new technique for maximizing safety in vascularized lymph node transfer. Plast Reconstr Surg. 2015;135(1):277–85.

[7] Yamamoto T, Narushima M, Yoshimatsu H, et al. Minimally invasive lymphatic supermicrosurgery (MILS): indocyanine green-guided simultaneous multi-site lymphaticovenular anastomoses via millimeter skin incisions. Ann Plast Surg. 2014;72(1):67–70.

[8] Koshima I, Inagawa K, Urushibara K, Moriguchi T. Supermicrosurgical lymphaticovenous anastomosis for the treatment of lymphedema in the upper extremities. J Reconstr Microsurg. 2000;16(6):437–42.

[9] Greene AK, Grant FD, Slavin SA, Maclellan RA. Obesity-induced lymphedema: clinical and lymphoscintigraphic features. Plast Reconstr Surg. 2015;135(6):1715–9.

[10] Greene AK, Grant FD, Maclellan RA. Obesity-induced lymphedema nonreversible following massive weight loss. Plast Reconstr Surg Glob Open. 2015;3(6):e426.

[11] Campisi CC, Ryan M, Boccardo F, Campisi C. A single-site technique of multiple lymphatic-venous anastomoses for the treatment of peripheral lymphedema: long-term clinical outcome. J Reconstr Microsurg. 2016;32(1):42–9.

第 22 章　步骤精析：结合淋巴显微外科技术直接切除病灶

Step-by-Step Instruction: Direct Excision Combined with Lymphatic Microsurgery

Kavan S. Johal　Hung-Chi Chen　著

郭　艺　王璐璐　张福先　吴勇金　译　　李毅清　校

对于非手术治疗失败的淋巴水肿人群，有许多种手术方法可以选择进行进一步治疗。手术选择依据基于各种因素，包括疾病分期、既往的手术经验和患者并发症。广义上，我们将现有技术分为生理功能保护和病灶切除。在过去的几年里，我们已经经历了淋巴水肿临床诊治上的实践演变，技术改进，包括淋巴管静脉吻合术（LVA）和血管化淋巴结移植（VLNT），这也意味着有越来越多的淋巴疾病（先天性的和获得性的），其中包括乳糜腹水和伴有淋巴水肿的 Klippel-Trenaunay 综合征，可能得到合适的治疗。有关这方面可以略举数例。多模式治疗是成功的基石，特别是对晚期疾病（见下文）。

- 血管化淋巴结移植（VLNT）的供体选择。
- 保留穿支彻底减少淋巴水肿（radical reduction of lymphedema with preservation of perforators，RRPP）。
- 陈氏（Hung-Chi Chen，HCC）改良 Charles 手术。
- 脂肪吸除手术。
- 优化组合程序。

一、典型适应证

许多因素决定了患者是否适合手术治疗：

- 完成降低病变部位充血治疗计划。
- 建立保守治疗依从性。
- 规避手术可能导致的并发症。

- 准确评估淋巴水肿分期。

根据国际淋巴学会（ISL）的定义（表 22-1）[1,2]，早期淋巴水肿可根据患者体征和主观症状进行简单的分类。然而，对于临床医生来说，用手术治疗方法对这些人来说更有用。通过更相关的专门设计的分期系统［根据 Hung-Chi Chen（HCC）；表 22-2］[3]，早期进行了治疗的宏观和微观疾病过程的相关性。根据这个阶段，更容易将患者大致分为可能的治疗策略：

表 22-1　国际淋巴学会（ISL）：淋巴水肿分期

分　期	体征和症状
0	潜伏 / 亚临床阶段，淋巴转运受损，可能有主观症状
I	早期高蛋白积液，随着肢体抬高而消退，可能会出现凹陷
II	表现为凹陷，四肢抬高不足以减轻肿胀，脂肪沉积 / 纤维化增加
III	淋巴固定性象皮病，无凹陷，营养性皮肤变化，进行性纤维化

- 第 1 阶段和第 2 阶段：保守治疗，包括综合消肿治疗（CDT）。
- 第 3A 阶段：
  - VLNT + LVA（仅当患者不适合长时间全身麻醉时进行 LVA），10 天后进行抽脂，避开

表 22-2 Hung-Chi Chen 分期		
分 期	临床表现	治疗方案
Ⅰ	前哨失代偿期，此时淋巴负荷超过淋巴运输能力，淋巴内压力增加，血流停滞，出现瓣膜功能不全	保守治疗
Ⅱ	短暂的代偿期，此期所有的淋巴通道募集用于引流。这导致真皮回流、轻度水肿和偶见的红斑。患者是意识不到该情况的	非手术治疗 / 综合消肿治疗（CDT）+/- 间歇正压泵送（intermittent positive pressure pumping，IPPP）
Ⅲ	成纤维细胞，单核细胞，脂肪细胞和角质形成细胞在组织中增加，伴随着感染的发生	
ⅢA	症状明显，但休息后肿胀可好转	VLNT + LVA + 抽脂（第 10 天）
ⅢB	启动不可逆的转变	VLNT + LVA + 抽脂（第 10 天）或下肢 RRPP+ 大腿抽脂
ⅣA	可见纤维血管增生：粗壮的皮革样皮肤，隐窝和皮肤溃疡	根治性切除：Charles 手术 +/- VLNT
ⅣB	Ⅳa 期 + 脚趾严重受累，明显的肿胀，反复发作疏松结缔组织炎，疣状角化过度，畸形或骨髓炎	Charles 手术截趾 +/- VLNT

VLNT. 血管化淋巴结移植；LVA. 淋巴管静脉吻合术；RRPP. 保留穿支彻底减少淋巴水肿

引自 Chen HC, Liem A, Karonidis A, Karri V, Tang Y-B. Surgical Treatment and Algorithm for Lymphoedema. Elsevier Taiwan LLC; 2011

VLNT/LVA 区域。

- 我们单元中，VLNT 的主要选择是胃网膜淋巴结，若曾经接受过腹部手术，其他选择也可使（见下文）。

• 第 3 B 阶段：
- VLNT + LVA + 抽脂（如上）。
- 或 RRPP（下肢）+ 抽脂（大腿）。

• 第四阶段：
- VLNT（无 LVA）+ 改良 Charles 手术 +/- 截趾。

二、手术技术

血管化淋巴结移植（VLNT）

应用显微外科方法转移淋巴结在治疗上、下肢治疗淋巴水肿中已被描述。每个中心都有自己的治疗经验，但我们描述了一些我们经常采用的淋巴结瓣技术和具体适应证。

三、供体部位的选择

（一）腹腔内淋巴结瓣

1. 胃网膜淋巴结瓣

我们首先描述了通过开放入路获取的右侧胃网膜淋巴结瓣，成功治疗上肢和下肢淋巴水肿[4]。通过上中线开腹手术进行的，逐层分离，辨别左侧胃网膜血管，从横结肠上剥离网膜，解剖左侧胃网膜血管，剥离短节段胃支，从而完全暴露右侧胃网膜血管。成功获得取胃网膜淋巴结瓣后，进行显微外科移植，在我们的早期病例系列中，将其作为一个单一的皮瓣移植到四肢（如脚踝内侧或手腕尺侧）（图 22-1）。成功依赖于两个关键原则，改善淋巴从间质液流入 VLN，然后通过淋巴结瓣静脉流出，再加上大网膜皮瓣吸收淋巴液。

2. 腹腔镜淋巴结瓣摘取术

腹腔镜皮瓣摘取术是我们对手术方法的改进，与普通外科同事一起通过腹腔镜摘取右侧胃网膜

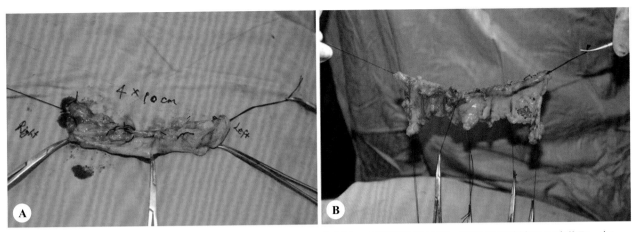

▲ 图 22-1　**A.** 我们中心研发了另一种常用的血管化淋巴结皮瓣，胃网膜淋巴结瓣，可以在腹腔镜下切除获取。如果没有腹腔镜，可以通过小型剖腹手术（另一种选择是机器人手术，然而由于成本较高，这种方法较少使用）。**B.** 在某些情况下，可以将淋巴结瓣分成两部分或三部分，以便转移到不同的水平面

淋巴结瓣，从而降低了腹部并发症的发病率，同时便于患者更早地活动 / 出院[5]。术中关键步骤包括确定右侧胃网膜血管，维持血管蒂周围的大网膜组织，将大网膜与胃大弯区分离（通过胃支的分离）和横结肠，在胃中区（靠近大网膜中血管起落处）分离右侧胃网膜血管。邻近淋巴结和局部大网膜组织必须切除以维持淋巴结瓣内的淋巴组织。经脐切口切除淋巴结瓣，然后在受体吻合前在显微下行蒂剥离，这样一个小的皮片移植可以减少转移淋巴结瓣上的张力，提高成功率。

3. 双胃网膜淋巴结瓣

根据在四肢远端植入胃网膜淋巴结瓣的积极经验，我们进一步修改了我们的方法，使用双瓣放置在肢体中部和远端（分别是腘窝区和踝部、肘部和手腕）[6]。再次在腹腔镜下获取淋巴结瓣，在结扎左侧胃血管之前，向右胃网膜动脉的起点解剖，然后沿胃大弯反向解剖，右侧胃网膜血管被结扎后，淋巴结皮瓣被移除，淋巴结瓣尺寸通常在 15cm×4cm，然后在远端和大约淋巴结瓣中点处进行蒂的离台准备。我们通常在皮瓣分裂前进行第一组吻合，以减少后半段的缺血时间。为了尽量减少任何潜在的挤压，不建议直接关闭淋巴结瓣；然而，通常可以使用局部淋巴结瓣，并在需要时移植供体缺损部位（通常倾向于直接在

胃网膜淋巴结瓣上移植）。

4. 复合淋巴结瓣与特殊适应证

虽然胃网膜淋巴结瓣为治疗四肢淋巴水肿提供了一个有价值的选择，但在需要大量软组织覆盖的情况下，可以将其与大网膜的大段合并为单个淋巴结瓣，从而进一步扩大了可能的适应证[7]。一个很好的例子是治疗下肢静脉溃疡并发淋巴水肿。如前所述，可以在腹腔镜下获取淋巴结瓣，沿着右侧胃网膜血管至其起源处解剖，同时获取网膜。在与受体血管吻合后，可根据需要将大网膜折叠和减压，在轮廓清理后的创面床上用网状皮片移植并进行表面修复。我们的临床实践表明，这种方法可以导致伤口快速愈合而无溃疡复发，并通过结合肢体周长和张力减少而证实的淋巴水肿得到显著改善。

（二）外周淋巴结皮瓣

1. 腹股沟淋巴结瓣

除了在腹腔内摘取外，许多其他解剖部位也可作为 VLN 淋巴结瓣供体，包括腹股沟。基于许多血管系统存在，主要是旋髂浅动脉（SCIA）和腹壁下浅动脉（SIEA），因此可以从对侧腹股沟取出淋巴结皮瓣。基于 SCIA 的淋巴结瓣可以从内侧到外侧或从外侧到内侧提起，对于前者，可以分别从隐静脉和股动脉逆行剥离静脉和动脉，识别

动脉的浅（内侧）和深（外侧）分支通常可以与浅分支相邻的淋巴结一起转移。如果没有SCIA，可以围绕SIEA和毗邻的静脉重新设计淋巴结瓣。淋巴结瓣可以从外侧到内侧提起，最初从筋膜上平面开始，但如果最初看不到SCIA，则切换到筋膜下。通过结扎缝匠肌分支，SCIA可以追踪到其起源，注意包括旋髂浅静脉（SCIV）和血管周围淋巴结组织。

2. 锁骨上淋巴结瓣及其他选择

邻近颈横动脉（TCA）的淋巴结可从后三角（带皮肤或不带皮肤）采集，用于治疗淋巴水肿[8]。感兴趣的淋巴结通常存在于肩胛舌骨肌深部，不能与TCA分离。静脉流出通常是通过伴行静脉，但是颈外静脉可以被采集用于进一步引流。

（三）其他淋巴结瓣

其他VLN淋巴结瓣选项有很多。我们在许多供体网站上发表了对四肢有益的结果。包括使用其他腹腔内淋巴结瓣（如阑尾[9]和回盲肠[10]），以及结合淋巴结组织的流经性静脉淋巴结瓣。与外部相邻颈静脉直至到下肢的大隐静脉[11]。如图22-2所示，是一组描述了获取锁骨上VLN淋巴结瓣的术前和术后照片的病例。

四、手术切除及其与淋巴显微外科的结合

（一）通过保留穿支彻底减少淋巴水肿（RRPP）

虽然已经描述了许多手术方法，但RRPP在提供可持续的长期结果和可接受的美学方面是独特的[12, 13]。术后积极结果可能不仅取决于预期的肢体周长减少，还取决于肢体张力、疏松结缔组织炎/感染发作率和住院率。

1. 下肢

术前标记：用手持式多普勒标记来自踝部上方胫后动脉和腓动脉的穿通支。尤其值得注意的是在中间的1/3，一个大的穿支通常分别滋养内侧和外侧皮瓣。

标记：两个前椭圆和两个后椭圆斜向放置，彼此平行。必须注意在椭圆与前后两侧面之间保持足够的皮肤桥（≥4cm）。这些椭圆代表手术减脂后要切除的皮肤。

术中：在止血带控制下，向下切开至筋膜。将筋膜作为一个单元向内侧和外侧抬高。保留重要的结构（如腓浅神经和隐神经）。识别并保留有标记的穿通支。切线式切除皮肤和皮下组织瓣5mm厚，保留少量真皮下脂肪（因此保留真皮下神经丛）。在两个主要的内侧和外侧穿支周围留下一个小的脂肪筋膜袖带。将止血带放气后止血，然后置引流管闭合伤口。

术后：内部放置较松的弹性绷带，然后外部放置紧绷的压缩绷带，并于术后2h在恢复室拆除后者。患者需住院3～5天以维持下肢抬高和压迫，出院时继续保持。

2. 上肢

术前标记：从肘前窝中点下1cm到舟状结节处的连线标记桡动脉的走行。同样地，从内上髁到豌豆状骨画一条线；在这条线的近端/中间1/3的交界处是尺动脉的标志，并沿着这条线向远端继续延伸。在初始解剖过程中需要标记和避免的关键区域包括：①靠近桡动脉起始处的多个筋膜穿支部位（毗邻桡返动脉开口处）；②尺动脉筋膜皮分支靠近前后尺返动脉和骨间总动脉，走行于尺侧腕屈肌和指浅屈肌之间；③正中神经掌浅支。

标记：掌侧和背侧椭圆用30°角标记。掌侧椭圆画在桡骨和尺骨之间作为解剖线标记，保留其主要的筋膜皮肤分支。背侧椭圆沿中轴绘制。

术中：在止血带控制下，向下切开覆盖肌肉的筋膜，抬高内侧和外侧皮瓣。保留已确认的血管分支和重要的前臂内侧和外侧皮神经。将止血带放气后止血。切除有标记椭圆的皮肤，并关闭引流管。

术后：同下肢。

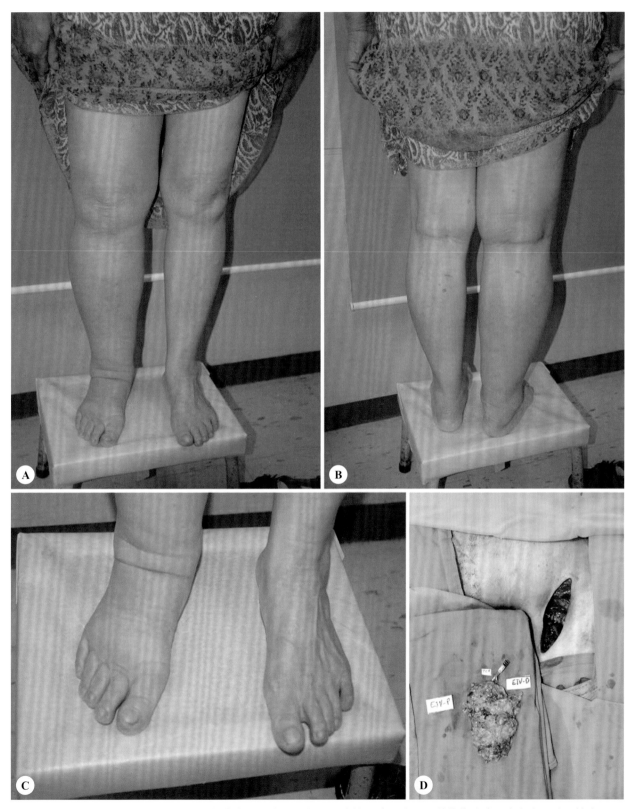

▲ 图 22-2　**A.** 这位 **56** 岁的女性 **16** 年前患宫颈癌，经妇科根治性切除手术后化学药物治疗。患者右下肢开始出现进行性肿胀，反复发作疏松结缔组织炎，右下肢皮肤及皮下组织严重纤维化。所示为正反视图。**B.** 后视图显示右腿外侧隆起，皮肤及色素沉着有慢性炎症改变。**C.** 右足背和脚趾肿胀，大足趾有红斑，趾隙有真菌感染。术前给予抗生素 **1** 周。**D.** 第一阶段，取锁骨上淋巴结瓣，转移至右脚踝内侧

EJV. 颈外静脉；TCA. 颈横动脉

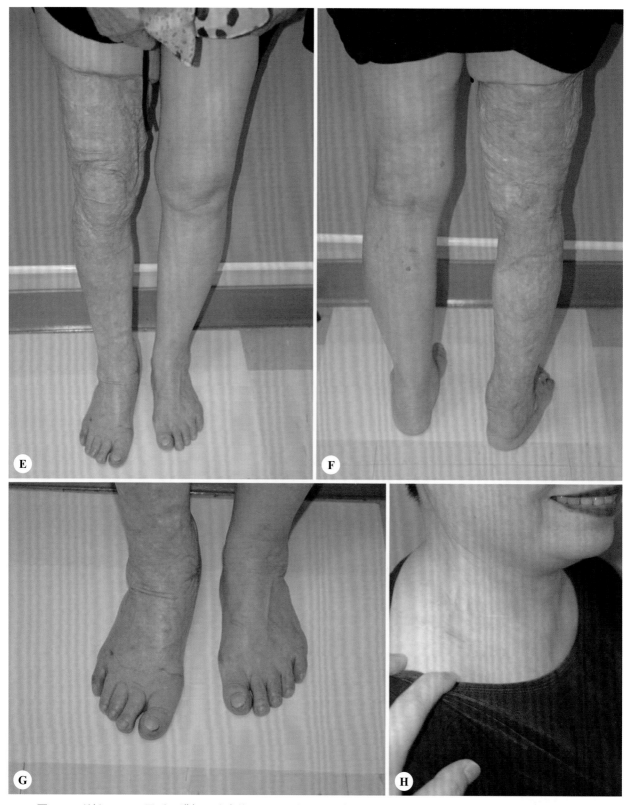

▲ 图 22-2（续）　E. 10 天后，进行了改良的 Charles 术后，她定期每天对移植皮肤进行很好的润滑护理。术后 5 年随访，患者再无蜂窝织炎发生，植皮处两边形状对称，表面光滑。F. 右下肢由后向前视图。G. 足趾肿胀消退，术后无残余真菌感染。H. 供体部位伤口不明显。由于锁骨下神经在手术中被小心地保留，所以没有皮肤麻木

（二）经 HCC 改良的 Charles 手术

根据早期的描述[14]，一些作者注意到传统 Charles 手术的高发病率，并且许多外科医生仍然不愿意将其作为治疗方案[15]的一部分。然而，在 HCC Ⅳ 期疾病中（表 22-2），组织纤维化的程度大大降低了其他手术技术成功的可能性（包括抽脂或任何 LVA 尝试）。在这些情况下，改良的 Charles 手术不仅可以减轻患者的组织负担，还可以防止疏松结缔组织炎和感染的反复发生。对于准备接受水肿恢复和最终美观治疗结果的患者，该手术还可以显著改善肢体的使用功能和生活质量。病例系列照片如图 22-3 所示。

（三）外科手术技术

- 手术前 1 周，建议患者先改善足部卫生，定期清洁并抬高患肢。
- 入院时，进行标准肢体测量。

- 需要多名外科医生的参与，共同确保在使用止血带时间内安全地完整切除手术标记部位。
- 标记决定于受累组织的范围，并与患者讨论近端切除界限。
- 一般来说：
  - 每次手术只能做一个肢体。
  - 手术是作为一个阶段进行的。
  - 术前按标准给予抗生素。
  - 在大腿近端垂直标记内侧和外侧楔形切除，终止于横向环周切口。这将促使皮下消肿和正常组织平滑过渡到切除区和移植区域。下肢远端组织拟行环向切除直至足部，但保留足跟、足底和足趾间空隙。如果膝盖以上的疾病较少，或根据患者的意愿，切除界限可以限制在膝盖以下。
  - 第一步是使用空气 / 电力皮肤切刀（12/1000 英寸）从整个受累患肢切取分层厚皮移植片。

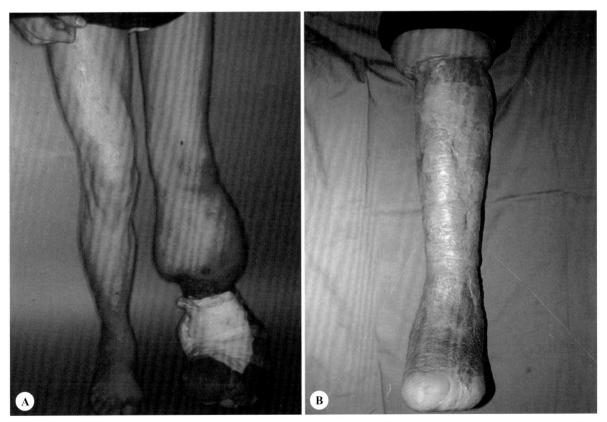

▲ 图 22-3　A. 一例 41 岁男性，晚期淋巴水肿，反复感染发作，足趾溃烂。淋巴水肿是由外伤伴长时间感染所致。B. 一种改良的 Charles 手术是截去所有足趾。这是最严重的淋巴水肿的最终解决方案。患者根治性手术后再无感染

- 在止血带控制下（350～375mmHg），对患肢放血，然后切除手术部位。

- 切除从大腿环周切到足趾，全层切除至深筋膜。

- 应注意保护大隐静脉及其主要分支，这是改良技术[16]的重要部分。

- 深筋膜常异常增厚，应减薄至正常限度。

- 一旦前路切除完成，在胫骨内插入一个3mm的钉，以便抬高患肢进行后路切除，也方便后续在病房内抬高移植后肢体。在确保移植物充分利用后，可在床边拆除此固定钉。

- 对于足部，如果容易复发和严重感染、或确诊骨髓炎或疣状角化过度（如HCC ⅣB期），则可能需要截趾。否则，去除病趾甲板和甲床，再用C～V旋转推进皮瓣（C-V rotation-advancement flap）去覆盖，适当保持其长度。可以对远端趾骨进行最小限度的修整，以使软组织无张力闭合。足趾治疗管理方案如表22-3所示[17-19]。

表22-3　晚期淋巴水肿患者的足趾处理		
分　期	**感　染**	**治　疗**
HCC ⅣA 期	否	去除甲板
HCC ⅣA 期	是	去除甲板甲床
HCC ⅣB 期	是	切除2～4个足趾（如果不要求保留大足趾，可以切除所有足趾）

HCC. 陈氏分期

- 应用肾上腺素浸泡和压缩绷带。

- 大腿近端可以在等待止血的同时去肿。中轴楔形切除沿环周进行，向近端10cm。由此产生的前/后大腿皮瓣切向变薄至2cm，并缝合在一起，直至深筋膜。

- 一旦止血完成，用开孔的分层厚皮移植片重新处理肢体表面，确保移植片水平放置，

游离边缘横向重叠1cm。避免腿部内侧/深部间隙产生是很重要的，特别是对于容易出现肥厚性瘢痕的患者。小的重叠可以导致任何肢体肿胀和缝隙形成，这更可能导致继发性愈合和不良瘢痕。

- 关节（膝关节和踝关节）周围的所有移植物应横向接合。

- 对于足背，根据我们的经验，充分厚度地的移植物被证明更能抵抗问题瘢痕和过度角化（由与紧身衣或鞋履的摩擦所致）。

- 随后应用非黏附敷料、纱布、压缩包扎和后部熟石膏夹板。

- 抬高肢体（由胫骨钉辅助）以避免切应力和移植物损伤很重要。

五、抽脂术治疗

抽脂术在淋巴水肿患者的手术治疗中起着不可或缺的辅助作用，特别是在HCC Ⅱ期和Ⅲ期（图22-4）。抽脂术可以单独应用，但更常见的是与其他外科手术联合应用。该术式在潜在降低患肢淋巴负荷方面具有重要作用，可改善残余淋巴功能，且或重建引流治疗方案比如LVA和VLNT。

六、联合治疗方案

根据之前描述的分期（表22-2），我们的大多数外科患者治疗都采用联合手术。治疗目的有很多，但最重要的是在相对较短的时间内治疗淋巴水肿，而不是多个治疗步骤。大多数HCC Ⅲ期患者将接受VLNT和LVA联合手术，10天后进行抽脂手术。注意避免术前标出的淋巴结瓣部位和LVA手术部位。典型病例系列照片如图22-4所示。对于四肢，我们现在首选双淋巴结瓣，一线选择通常是腹腔镜下胃网膜下VLN淋巴结瓣切取术[6]。然而，供体的选择可以根据以前的腹部手术或患者的意愿改进。

一些晚期HCC ⅢB期患者可能最终接受Charles手术，其中较佳患者是做过下肢初次RRPP伴大

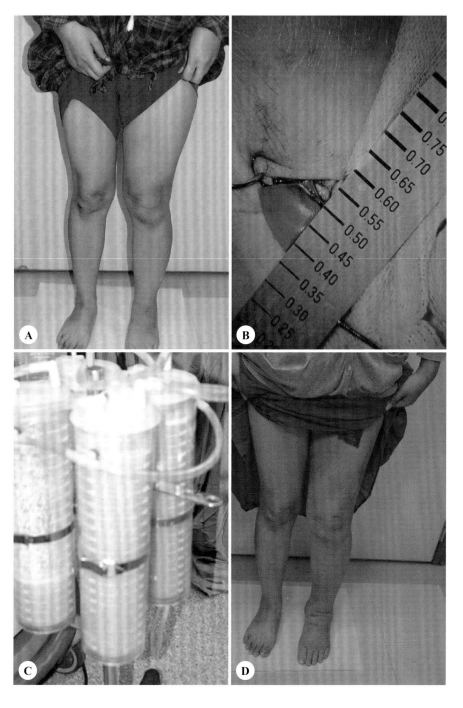

◀ 图 22-4　**A.** 对于中度淋巴水肿（经张力测量仪测量无软组织纤维化改变），患者不需要改良 Charles 手术。患者 43 岁，女性，既往有宫颈癌病史。左下肢进行性肿胀，但无疏松结缔组织炎病史。术前图片显示。**B.** 患者在左足背行淋巴管静脉吻合术（**LVA**），并将淋巴结瓣转移至左脚踝内侧。这是在左足背进行的 LVA。胃网膜淋巴结瓣在腹腔镜下获取。**C.** 10 天后，行广泛的治疗性抽脂脂肪切除术，以减少左下肢的淋巴负荷。对于该患者，无须进行改良 Charles 手术。**D.** 肿胀逐渐消退。这是术后 **6** 个月拍摄的照片

腿抽脂术。决定是否将其与最初淋巴结瓣结合，我们之前已经发表了关于这方面的文章，包括在晚期淋巴水肿[20] 在 RRPP 术中使用双胃网膜淋巴结瓣。

对于 HCC IV 期疾病，我们逐渐发现能够治疗足趾的根治性切除术（改良 Charles 手术）。然而，在这些情况下，我们仍然会首先考虑 VLNT，随后进行切除术。显然，随着组织纤维化和淋巴管

阻塞，LVA 术式的余地很小。

七、并发症

大多数病例无并发症，到目前为止，我们还没有遇到任何供者发生四肢淋巴水肿，腹腔内切取淋巴结瓣的并发症或微血管淋巴结瓣损伤。然而，我们确实有些罕见病例，供体部位或放置淋巴结瓣部位出现了淋巴漏或血清肿；这可以通过

仔细解剖和直接的显微镜观察和结扎淋巴管来减少发生率。同样值得注意的是，当使用胃网膜淋巴结瓣时（特别是当作为网膜瓣时），它可能是不太适合皮肤移植，对于部分皮肤也可能很少需要再移植。

八、特殊适应证

临床医生遇到的大多数淋巴水肿病例都继发于既往肿瘤治疗，然而，一个重要的子集可能是由于其他获得性或先天性病理。在世界范围内，引起成人淋巴水肿最常见的病因仍然是丝虫病，在设施允许的情况下，许多患者可以联合 VLNT 和切除手术成功治愈[21]。

先天性淋巴水肿的表现可能是轻微的，症状在一段时间内不会被注意；相反，由于严重的肢体异常和相关的全身表现，先天性淋巴水肿可能在子宫内被检测到。在淋巴水肿实践中，人们会期望遇到这样的患者的时候能够为其提供治疗方案。原发性淋巴水肿（Milroy 病），典型临床表现为单侧淋巴水肿（但通常也为双侧），可以经淋巴结皮瓣和治疗性抽脂术[22] 成功治疗。根据疾病严重程度，可在儿童/青少年期进行治疗。Klippel-Trenaunay 综合征除了皮肤表现外，还可能具有广泛的临床特征，包括肢体肥大、显著的腹腔病理，具有潜在的出血倾向。淋巴水肿导致的肢体肥大可通过淋巴结瓣辅助治疗，但严重时几乎肯定需要切除手术，如改良 Charles 手术。其他非寻常的病例包括用血管化淋巴管瓣（基于上腹部深血管系统）治疗由乳糜腹水引起的腹胀[23]。然而，对于引起淋巴水肿的任何原因，无论是先天的还是后天的[24]，人们都可以采用安全的治疗方案。

九、经验与教训

- 对于大多数手术患者，必需联合手术。
- 在切除淋巴组织放置四肢淋巴结瓣时，需进行细致的解剖和淋巴管结扎，以避免淋巴渗漏。
- 在所有 VLN 淋巴结瓣转移的情况下，囊腔应该稍微过大。
- 对于腹腔内淋巴结瓣摘取，与普外科团队保持良好的工作关系，以确保技术的精细化和血管蒂剥离的无创伤性。
- 如果仔细实施，改良的 Charles 手术可以取得良好的治疗效果。如果几年后发生疣状角化过度，有时需要对足部和腿部远端进行再移植。

参考文献

[1] International Society of Lymphology Executive Committee. The diagnosis and treatment of peripheral lymphedema. Lymphology. 1995;28:113–7.

[2] International Society of Lymphology. The diagnosis and treatment of peripheral lymphedema: 2013 Consensus Document of the International Society of Lymphology. Lymphology. 2013;46(1)

[3] Chen HC, Liem A, Karonidis A, Karri V, Tang Y-B. Surgical Treatment and Algorithm for Lymphoedema. Elsevier Taiwan LLC; 2011.

[4] Ciudad P, Kiranantawat K, Sapountzis S, Yeo MS, Nicoli FA, Maruccia MI, Sirimahachaiyakul P, Chen HC. Right gastroepiploic lymph node flap. Microsurgery. 2015;35(06):496–7.

[5] Ciudad P, Maruccia M, Socas J, Lee MH, Chung KP, Constantinescu T, Kiranantawat K, Nicoli F, Sapountzis S, Yeo MS, Chen HC. The laparoscopic right gastroepiploic lymph node flap transfer for upper and lower limb lymphedema: technique and outcomes. Microsurgery. 2017;37(3):197–205.

[6] Ciudad P, Manrique OJ, Date S, Agko M, Perez Coca JJ, Chang WL, Lo Torto F, Nicoli F, Maruccia M, López Mendoza J, Chen HC. Double gastroepiploic vascularized lymph node tranfers to middle and distal limb for the treatment of lymphedema. Microsurgery. 2017;37(7):771–9.

[7] Di Taranto G, Chen SH, Elia R, Bolletta A, Amorosi V, Sitpahul N, Chan JC, Ribuffo D, Chen HC. Free gastroepiploic lymph nodes and omentum flap for treatment of lower limb ulcers in severe lymphedema: killing two birds with one stone. J Surg Oncol. 2020;121(1):168–74.

[8] Sapountzis S, Singhal D, Rashid A, Meo D, Chen HC. Lymph node flap based on the right transverse cervical artery as a donor site for lymph node transfer. Ann Plast Surg. 2014;73(4):398–401.

[9] Ciudad P, Manrique OJ, Date S, Chang WL, Nicoli F, Sapountzis S, Cheng HT, Agko M, Chen HC. Vascularized appendicular lymph node transfer for treatment of extremity lymphedema: a case report. Microsurgery. 2018;38(5):553–7.

[10] Ciudad P, Manrique OJ, Agko M, Liu EW, Chang WL, Sze-Wei Yeo M, Huang TC, Chilgar RM, Chen HC. Ileocecal vascularized lymph node transfer for the treatment of extremity lymphedema: a case report. Microsurgery. 2019;39(1):81–4.

[11] Visconti G, Constantinescu T, Araki J, Salgarello M, Chen HC. The

venous lymph node flap for the treatment of peripheral lymphedema: preliminary evidence. Microsurgery. 2017;37(1):86–7.

[12] Salgado CJ, Mardini S, Spanio S, Tang WR, Sassu P, Chen HC. Radical reduction of lymphedema with preservation of perforators. Ann Plast Surg. 2007;59(2):173–9.

[13] Salgado CJ, Sassu P, Gharb BB, Di Spilimbergo SS, Mardini S, Chen HC. Radical reduction of upper extremity lymphedema with preservation of perforators. Ann Plast Surg. 2009;63(3):302–6.

[14] Charles RH. The surgical technique and operative treatment of elephantiasis of the generative organs based on a series of 140 consecutive successful cases. Ind Med Gaz. 1901;36:84.

[15] Miller TA. Charles procedure for lymphedema: a warning. Am J Surg. 1980;139(2):290–2.

[16] Sapountzis S, Ciudad P, Lim SY, Chilgar RM, Kiranantawat K, Nicoli F, Constantinides J, Wei MY, Sönmez TT, Singhal D, Chen HC. Modified Charles procedure and lymph node flap transfer for advanced lower extremity lymphedema. Microsurgery. 2014;34(6):439–47.

[17] Ciudad P, Agko M, Huang TC, Manrique OJ, Chang WL, Nicoli F, Maruccia M, Lo Torto F, Chen HC. Comprehensive multimodal surgical treatment of end-stage lower extremity lymphedema with toe management: the combined Charles', Homan's, and vascularized lymph node transfer (CHAHOVA) procedures. J Surg Oncol. 2019;119(4):430–8.

[18] Karonidis A, Chen HC. Preservation of toes in advanced lymphedema: an important step in the control of infection. Ann Plast Surg.

2010;64(4):446–50.

[19] Chen HC, Gharb BB, Salgado CJ, Rampazzo A, Xu E, Di Spilimbergo SS, Su S. Elective amputation of the toes in severe lymphedema of the lower leg: rationale and indications. Ann Plast Surg. 2009;63(2):193–7.

[20] Ciudad P, Manrique OJ, Adabi K, Huang TC, Agko M, Trignano E, Chang WL, Chen TW, Salgado CJ, Chen HC. Combined double vascularized lymph node transfers and modified radical reduction with preservation of perforators for advanced stages of lymphedema. J Surg Oncol. 2019;119(4):439–48.

[21] Chilgar RM, Khade S, Chen HC, Ciudad P, Yeo MS, Kiranantawat K, Maruccia M, Li K, Zhang YX, Nicoli F. Surgical treatment of advanced lymphatic filariasis of lower extremity combining vascularized lymph node transfer and excisional procedures. Lymphat Res Biol. 2019;17(6):637–46.

[22] Bolletta A, Di Taranto G, Chen SH, Elia R, Amorosi V, Chan JC, Chen HC. Surgical treatment of Milroy disease. J Surg Oncol. 2020 Jan;121(1):175–81.

[23] Chen SH, Yeh LF, Chen HC. Successful surgical treatment of intractable chylous ascites using the lymphatic cable flap: a retrospective review study. World J Surg. 2017;41(12):3100–4.

[24] Sabbagh MD, Agko M, Huang TC, Manrique OJ, Román C, Reynaga C, Delgado R, Maruccia M, Chen HC. Surgical management of lower extremity lymphedema: a comprehensive review. Indian J Plast Surg. 2019;52(01):081–92.

第23章 步骤精析：在乳腺癌管理中即时淋巴重建以降低淋巴水肿的风险 *

Step-by-Step Instruction: Immediate Lymphatic Reconstruction for Lymphedema Risk Reduction in Breast Cancer Management

Melisa D. Granoff　Ryoko Hamaguchi　Dhruv Singhal　著

高淑婷　译　　李毅清　校

对于美国 350 多万乳腺癌幸存者而言，乳腺癌相关上肢淋巴水肿（BCRL）会对其中的 20% 有影响[1]。尽管许多其他危险因素已有描述[1, 2]，但如果患者有腋窝淋巴结清扫（ALND）和区域淋巴结放射治疗（regional lymph node radiation，RLNR）病史，发生本病的风险会增加。BCRL 的治疗标准本质上是姑息性的，主要是压迫、手工淋巴引流（MLD）和其他物理治疗技术。近年来，重建淋巴功能的显微外科技术已经变得越来越流行，它通常被称为生理学手术，包括血管化淋巴结移植（VLNT）和淋巴静脉转流（LVB）[3]。同样，抽脂术已被证明可以有效减少 BCRL 常见的脂肪肥大[4, 5]。然而，尽管所有这些手术效果都是好的，但却没有一种手术是治愈性的。因此，关注淋巴水肿的预防方法仍然至关重要。即时淋巴管重建（ILR），最初被称为淋巴显微外科预防性治疗法（LYmphatic Microsurgical Preventive Healing Approach，LYMPHA），已被证实是一项有潜力降低发生 BCRL 风险的技术[7-10]。

一、典型适应证

- 接受 ALND 的乳腺癌患者。
- 虽然我们不对患者的最低身体质量指数

（BMI）做要求，但 Boccardo 等要求 BMI＞30kg/m² 的患者才能被视为手术合适对象[11]。如果患者 BMI＜30kg/m²，但同时满足淋巴闪烁扫描所示的输送指数≥10，他们仍然符合 ILR 的条件。

二、解剖学

在进行 ILR 时，熟悉腋窝的神经和静脉走行是很重要的（图 23-1）。腋下可辨识的静脉包括副静脉，在我们的经验中，副静脉最常用于淋巴管静脉吻合术（LVA），以及胸内侧静脉、胸外侧静脉、胸背静脉，以及胸背静脉的锯状分支。副静脉多见于胸背神经前 2cm 处。一些患者的副静脉在 ALND 过程中会被损伤或失去功能。根据我们的内部数据，这条静脉在 59% 的情况下是适合使用的。

腋窝的神经包括肋间臂神经、胸长神经和胸背神经。对于 ILR，肋间臂神经最常穿过前副静脉，因此在分离副静脉时损伤的风险最大。

三、患者选择

（一）手术对象选择

如果患者正在接受 ALND 作为乳腺癌手术治

---

*. 第 23 章配有视频，可登录网址 https://doi.org/10.1007/978-3-030-93039-4_23 观看。

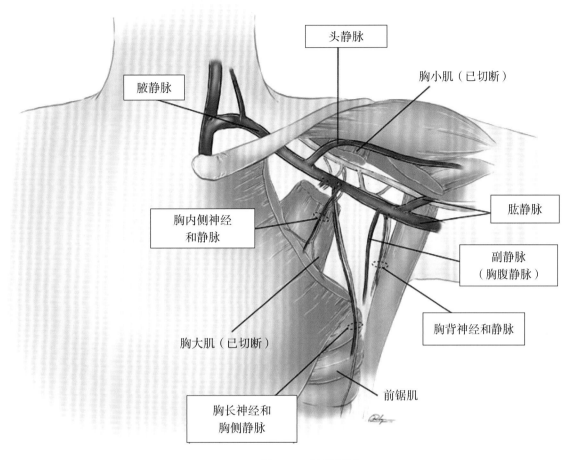

头静脉

腋静脉

胸小肌（已切断）

肱静脉

胸内侧神经和静脉

副静脉（胸腹静脉）

胸背神经和静脉

胸大肌（已切断）

前锯肌

胸长神经和胸侧静脉

▲ 图 23-1　腋窝解剖

疗的一部分，则可考虑接受 ILR。由于患有淋巴结节疾病的癌症队列的性质，这些患者也经常接受新辅助化学药物治疗，而且可能需要 RLNR 辅助性治疗。除了患者能安全接受 ALND 外，我们的机构没有使用其他特定的排除标准。

（二）术前测量

所有患者术前必须由认证淋巴水肿治疗医师（CLT）进行基线淋巴水肿测量[12]。基线测量包括 L-Dex（ImpediMed，California，USA）、测压和肢体周径测量。采用这 3 种测量方式是为了建立一个基线，以比较术后的测量结果。患者术前还要完成一些疾病的主观指标，尤其是淋巴水肿生活质量问卷（LYMQOL）和健康调查量表 36（SF-36）。LYMQOL 适用于慢性淋巴水肿患者，并评估包括功能、外观、症状和情绪在内的领域[13]。该

问卷包含一种自我报告的测量方法，患者可以对自己的生活质量从 0（差）到 10（优）进行评分。患者术前完成这项调查确定基线，便于将来发生淋巴水肿时作参照。SF-36 则在以下 8 个领域评估与健康相关的疾病的限制或恶化，包括身体活动、社会活动、日常角色（身体和情感）、身体疼痛、心理健康、活力和总体健康水平[14]。

（三）术前吲哚菁绿淋巴造影

在手术干预前进行吲哚菁绿（ICG）淋巴造影，以建立每个患者的淋巴解剖基线。患者术后一旦出现淋巴水肿，CLT 可以参考术前淋巴造影结果对患者已知的淋巴通路进行最佳的 MLD 规划。淋巴造影是在第一和第四网状间隙、掌侧前臂远端 1/3 和头静脉近肘前皱痕 4cm 处进行皮下注射 0.1ml 的 ICG 原液（Akorn Inc., Illinois, USA）和白蛋白。

近红外线（NIR）成像设备 PDE-Neo II（Hamamatsu Photonics KK，Hamamatsu，Japan）用于操作中的可视化。

四、手术技术（见视频）

- 患者仰卧位，术端外展 90°。
- 触诊肱动脉以确定其位置。
- 在 ALND 开始之前，在上臂内侧两个相距 4cm 的位置注射 0.25ml 2% 的异硫氰酸荧光素（fluorescein isothiocyanate，FITC）溶液和白蛋白，并在每个位置的肌肉筋膜水平注射 0.25ml（注射共计 1ml）[15]。注意避开肱动脉。
- 使用超声定位确定头静脉[16]。在距离肘部皱痕近端 4cm 处的静脉的皮肤和深层软组织处注射 1ml 异硫丹蓝[17]。注意避免在血管内注射染料。
- ALND 的切口包括乳房切除术切口和腋窝的反切口。乳房手术的选择通常由乳腺外科医生决定。如果在腋窝做反切口，乳腺外科医生通常把这个切口放在腋毛线的下侧。
- ALND 完成后，标记可用静脉的长度和位置（如副静脉、胸背静脉、胸外侧静脉、胸内侧静脉），包括有无瓣膜。注意肋间臂神经、胸背神经和胸长神经的位置（图 23-1）。
- 确认有足够的静脉可以使用，且确认无静脉出血。如果现场任何位置都没有足够的静脉可供使用，则需要中止 ILR。
- 通过 MM51 Mitaka 显微镜（Colorado，USA）观察腋窝，使用 560nm 滤镜以确认染料是否流入淋巴通道。
- 移动靶静脉，将其置于靶淋巴通道附近。
- 考虑到经常存在淋巴与静脉尺寸不匹配的情况，我们最常用的方法是利用套叠技术在静脉和一个或多个淋巴管之间进行吻合。
- 后壁缝合以固定邻近淋巴通道的靶静脉（图 23-2）。
- 将 U 型针穿过静脉前壁和淋巴通道。在静脉前壁的缝合线上施加张力时，引导淋巴管进

入静脉（图 23-3）。
- 缝合静脉前壁与淋巴管上方的软组织（图 23-4）。
- 拆除 U 型针。
- 使用 560nm 滤光片在静脉中寻找 FITC 以观察通畅度。

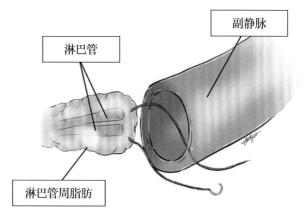

▲ 图 23-2　副静脉与后壁缝合

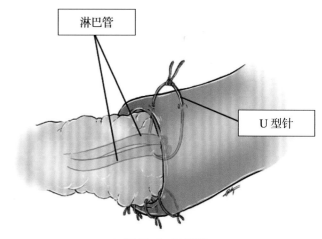

▲ 图 23-3　U 型针

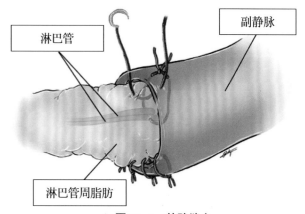

▲ 图 23-4　前壁缝合

- 脂肪移植物包裹吻合口。使用三角针固定（图 23-5）。
- 将 15 号 Blake 引流管置入腋窝（注意避免吻合），并用 2-0 丝线缝合固定。

五、术后护理

患者术后 2 周于门诊就诊。在连续两天引流量低于 20ml/d 后，可以拆除引流管。这可以在乳房或淋巴手术的术后随访中完成。随后，患者分别于术后 4 周及之后的每 3 个月进行一次 CLT 监测，连续监测 2 年。每次随访均进行压力、L-Dex 和肢体周径测量。患者还需在术后 3 个月、6 个月及之后的每一年完成 LYMQOL 和 SF-36 量表。若术后 2 年内未发生淋巴水肿，即每 6 个月对患者进行监测，持续 2 年，术后监测总计 4 年。

如果患者出现 L-Dex＞10 分或主臂体积增加 10% 或非主臂体积增加 7%，并有淋巴水肿症状，则符合淋巴水肿的标准，即需要开始治疗[12]。治疗包括 MLD、穿压力衣、运动和皮肤护理宣教。如果这种情况发生在任何治疗（手术、化学药物治疗或放射治疗）结束后 6 个月内，则诊断为暂时性淋巴水肿。

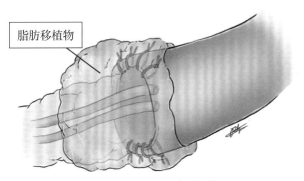

脂肪移植物

▲ 图 23-5　脂肪移植物

六、并发症

并发症较罕见，包括局部皮肤反应和异硫丹蓝染料过敏反应。为了预防过敏反应，我们在注射蓝色染料之前，对所有患者进行了 100mg 氢化可的松、50mg 苯海拉明和 20mg 法莫替丁的预处理[18]。

七、结果

如前所述，文献报道的数据表明该手术效果良好。最近的一项 Meta 分析报告称，在经历了 ALND 的患者中，BCRL 的发病率从未进行 ILR 的 14.1% 降到进行了 ILR 的 2.1%。而在经历了 ALND 和 RLNR 的患者中，BCRL 的发病率由 33.4%（未行 ILR）降至 10.3%（行 ILR）。在我们机构，所有接受 ILR 的患者中诊断出 BCRL 的发生率为 5.6%[12]。

ILR 不仅有效，而且具有成本效益。最近的一项成本效用分析评估了 ILR 在接受 ALND 和接受 ALND 并伴有 RLNR 的患者中的成本效用。在 ALND 患者和伴有 RLNR 的 ALND 患者中，进行 ILR 更具成本效益，增量成本效用比（incremental cost-utility ratio，ICUR）分别为 1587.73 美元 / 生活质量年（quality of life yea，QALY）和 699.84 美元 /QALY[19]。

八、经验与教训

- 与乳腺外科服务的合作对整体成功至关重要。
  - 术前与乳腺外科合作，确定合适的手术对象。
  - 术中与乳腺外科医生合作保存合适的静脉。
- ILR 需要多学科的规划和共同执行。在操作之前需要确保有一个监测小组和应对方案，以对患者和适合的人员进行长期随访有明确的指示。

参考文献

[1] Johnson AR, Kimball S, Epstein S, Recht A, Lin SJ, Lee BT, et al. Lymphedema Incidence After Axillary Lymph Node Dissection: Quantifying the Impact of Radiation and the Lymphatic Microsurgical Preventive Healing Approach. Ann Plast Surg. 2019;82(4S Suppl

3):S234–41.

[2] Johnson AR, Singhal D. Immediate lymphatic reconstruction. J Surg Oncol. 2018;

[3] Basta MN, Gao LL, Wu LC. Operative treatment of peripheral

lymphedema: a systematic meta-analysis of the efficacy and safety of lymphovenous microsurgery and tissue transplantation. Plast Reconstr Surg. 2014;133(4):905–13.

[4] Brorson H, Svensson H. Complete reduction of lymphoedema of the arm by liposuction after breast cancer. Scand J Plast Reconstr Surg Hand Surg. 1997;31(2):137–43.

[5] Brorson H, Svensson H. Liposuction combined with controlled compression therapy reduces arm lymphedema more effectively than controlled compression therapy alone. Plast Reconstr Surg. 1998;102(4):1058–67; discussion 1068.

[6] Johnson AR, Bravo MG, Granoff MD, Kang CO, Critchlow JF, Tsai LL, et al. Flow-through omental flap for vascularized lymph node transfer: a novel surgical approach for delayed lymphatic reconstruction. Plast Reconstr Surg Glob Open. 2019;7(9):e2436.

[7] Boccardo F, Casabona F, De Cian F, Friedman D, Villa G, Bogliolo S, et al. Lymphedema microsurgical preventive healing approach: a new technique for primary prevention of arm lymphedema after mastectomy. Ann Surg Oncol. 2009;16(3):703–8.

[8] Feldman S, Bansil H, Ascherman J, Grant R, Borden B, Henderson P, et al. Single institution experience with Lymphatic Microsurgical Preventive Healing Approach (LYMPHA) for the primary prevention of lymphedema. Ann Surg Oncol. 2015;22(10):3296–301.

[9] Hahamoff M, Gupta N, Munoz D, Lee BT, Clevenger P, Shaw C, et al. A lymphedema surveillance program for breast cancer patients reveals the promise of surgical prevention. J Surg Res. 2018;

[10] Johnson AR, Fleishman A, Granoff MD, Shillue K, Houlihan MJ, Sharma R, et al. Evaluating the impact of immediate lymphatic reconstruction for the surgical prevention of lymphedema. Plast Reconstr Surg. 2020;

[11] Boccardo F, Casabona F, De Cian F, DeCian F, Friedman D, Murelli F, et al. Lymphatic microsurgical preventing healing approach (LYMPHA) for primary surgical prevention of breast cancer-related lymphedema: over 4 years follow-up. Microsurgery. 2014;34(6):421–4.

[12] Johnson A, Fleishman A, Tran BN, Shillue K, Carroll B, Tsai L, et al. Developing a lymphatic surgery program: a first-year review. Plast Reconstr Surg [Internet]. 2019[cited 2020 Apr 24];144(6). Available from: insights.ovid.com

[13] Keeley V, Crooks S, Locke J, Veigas D, Riches K, Hilliam R. A quality of life measure for limb lymphoedema (LYMQOL). J Lymphoedema. 2010;5(1):26–37.

[14] McHorney CA, Ware JE, Raczek AE. The MOS 36–Item Short-Form Health Survey (SF-36): II. Psychometric and clinical tests of validity in measuring physical and mental health constructs. Med Care. 1993;31(3):247–63.

[15] Spiguel L, Shaw C, Katz A, Guo L, Chen H-C, Lee BT, et al. Fluorescein isothiocyanate: a novel application for lymphatic surgery. Ann Plast Surg. 2017;78(6S Suppl 5):S296–8.

[16] Johnson AR, Granoff MD, Suami H, Lee BT, Singhal D. Real-time visualization of the Mascagni-Sappey pathway utilizing ICG lymphography. Cancers. 2020;12(5):1195.

[17] Johnson AR, Bravo MG, James TA, Suami H, Lee BT, Singhal D. The all but forgotten Mascagni-Sappey pathway: learning from immediate lymphatic reconstruction. J Reconstr Microsurg. 2020;36(1):28–31.

[18] Raut CP, Hunt KK, Akins JS, Daley MD, Ross MI, Singletary SE, et al. Incidence of anaphylactoid reactions to isosulfan blue dye during breast carcinoma lymphatic mapping in patients treated with preoperative prophylaxis. Cancer. 2005;104(4):692–9.

[19] Johnson AR, Asban A, Granoff MD, Kang CO, Lee BT, Chatterjee A, et al. Is immediate lymphatic reconstruction cost-effective? Ann Surg. 2019;

第24章 关键话题：显微手术治疗淋巴水肿的循证结果

Key Topic: Evidence-Based Outcomes of Lymphedema Microsurgery

Mark V. Schaverien Joseph H. Dayan 著

郭 超 陈典熹 张 珊 译 李毅清 校

一、背景

治疗淋巴水肿的手术方法包括淋巴静脉转流术、血管化淋巴结移植、抽吸辅助脂切除术、直接切除，以及这些生理和减容术的结合[1-3]。支持手术治疗淋巴水肿有效性的证据基础是由系统回顾和Meta分析、随机对照试验，以及前瞻性和回顾性队列和比较研究提供的。这些外科手术的主要结果包括肢体周径的改变、淋巴水肿症状的减少、患者报告结局（patient-reported outcome，PRO）和健康相关的生活质量、淋巴水肿相关的蜂窝织炎和并发症。也有越来越多的证据支持在乳腺癌腋窝淋巴结切除术时即时淋巴重建在降低淋巴水肿风险方面的疗效。3项系统评价比较了慢性淋巴水肿不同手术治疗的结果如下。

- 一项系统回顾评估了淋巴静脉转流术、血管化淋巴结移植、抽吸辅助脂切除术减容、切除手术和联合手术的结果[4]。从2000年1月到2016年5月，对PubMed-Medline、Cochrane Library数据库、EMBASE、Scopus和Web of Science进行了搜索。两位独立研究者回顾了4144篇摘要，69篇研究被收录。研究使用以下方法学指标进行评分，非随机研究评分系统（Methodological Index for NOnRandomized Studies，MINORS），通过这些标准发现39项研究是高质量的（12项淋巴静脉转流术，10项血管化淋巴结移植，4项抽脂减容，5项切除手术，8项联合手术），评分＞12/16或＞19/24，随访失败是低评分的最常见原因。总体而言，淋巴静脉转流术的平均体积缩小率为33.1%（95%CI：14.4%～51.9%），血管化淋巴结移植的平均体积缩小率为26.4%（95%CI：7.98%～60.8%），抽脂减容术的平均体积缩小率为96.6%（95%CI：86.2%～107%）。

- 对淋巴静脉转流术和血管化淋巴结移植的疗效和安全性进行系统回顾和Meta分析，搜索Ovid Medline，根据美国整形外科医生协会（American Society of Plastic Surgeons，ASPS）治疗研究证据评分表对方法学质量进行评分[5]。总共有27项研究被纳入，其中3项为Ⅲ级证据，24项为Ⅳ级证据；10项涉及上肢结果，11项涉及下肢结果，5例两者均涉及。淋巴静脉转流术是22项研究的主题，其中5项与血管化淋巴结移植有关，其中20项研究适合Meta分析。总体而言，研究人群包括1619例患者，所有研究的平均随访时间为3.3年。报告肢体体积变化的研究表明，多余体积减少56.6%（±9.1），绝对体积减少23.6%（±2.1）。肢体多余周径减少48.8%（±6.0），绝对周径减少3.3cm（±0.73）。总的来说，术后淋巴水肿无改善者占11.8%。91.2%的患者报告主观改善，64.8%的患者在随访期间停止使用压力衣。接受血管化淋巴结移植的患者比接受淋巴静脉转流术的患者主观改善更大（分别为100%和89.2%），并且更有可能停用压力衣（分别为78%和56.3%，P=0.04）。总的并发症包括手术部位感染（4.7%），淋巴漏（7.7%），皮瓣再充血探查（2.7%）。作者指出尽管血管化淋巴结移植的并发症发生率较高，但报告偏倚可能促成了这一发现，因为这些研究报告了并发症，而一些淋巴静脉转流术研究没有报告。

- 通过搜索Embase、MEDLINE和Cochrane数据库，对淋巴水肿手术后的蜂窝织炎结局进行了系统的回顾，包括淋巴静脉转流术、血管化淋巴结移植或抽吸辅助脂切除术，截至2016年1月[6]。共纳入25项研究，包括2项病例对照研究，17项病例队列研究和6项病例报告。牛津循证医学中心（Oxford Centre for EvidenceBased Medicine，CEBM）质量评级表的研究范围在4～5。所有的研究（淋巴静脉转流术，n=9；血管化淋巴结移植，n=5；抽吸辅助脂切除术，n=2）都报告蜂窝织炎的发病率下降。一项研究将血管化淋巴结移植与对照组的结果进行了比较，发现淋巴水肿的发生率有所降低。所回顾的研究的局限性包括其中部分的回顾性研究设计缺陷和随访率低。

二、淋巴静脉转流术

现有文献中评估淋巴静脉转流术作为一种外科干预治疗淋巴水肿包括系统回顾和前瞻性研究。报告上肢和下肢淋巴水肿结果的研究一致显示肢体体积和周径的减少，与晚期淋巴水肿相比，早期水肿被报告的平均肢体体积过度减少更多。不同研究之间使用的测量模式有异质性，但在个别研究中使用的测量模式有一致性，最常用的是四肢周径测量或水置换体积描记法。在评估这些结果的所有研究中，发现平均肢体体积、淋巴水肿特异性症状和蜂窝织炎发病率都有所减少，

所有研究都报告术后平均感染数减少。报告也显示患者生活质量和功能评估状况均有改善。据报道，手术后停止使用或减少压力衣压力级别的比值为56%～85%。在所有研究中，并发症发生率较低。

（一）系统回顾

- Carl等的系统回顾。评估淋巴静脉转流术的预后[4]。研究使用MINORS进行评分，根据MINORS评分，其中39项研究被发现是高质量的，12项高质量研究（MINORS平均评分13.9±1.2分）包括3074名接受淋巴静脉转流术的患者。总体而言，平均肢体体积减少33.1%（95%CI 14.4%～51.9%），肢体多余周径平均减少16.1%，绝对周径平均减少5.8%。5项研究报告了生活质量结果，具体地说，一项研究报告了91.7%的症状改善，两项研究报告了94.5%的平均满意率，另外两项研究报告了90%的患者生活质量改善，50%的患者主观改善。根据国际淋巴学会（ISL）的分期系统，淋巴水肿的分期Ⅰ～Ⅲ期，Campisi分级ⅠB期～Ⅴ期。报告2例并发症（部分皮肤溃疡，n=1；伤口裂开，n=1）。

- 在Basta等的系统回顾和Meta分析中，对淋巴静脉转流术的疗效和安全性进行了评价[5]。检索Ovid Medline，然后根据ASPS治疗性研究证据评分表对研究进行方法学质量评分，其中22项研究涉及淋巴静脉转流术。总的肢体周径减少了48.9%（95%CI 40.7～57.2），87.8%的患者报告了客观数据的改善。89.2%的患者报告主观改善，56.3%的患者在随访中停止使用压力衣。并发症包括手术部位感染（3.9%）和淋巴漏（4.1%）。

- 一项关注淋巴静脉转流术的系统回顾查询了截至2016年9月的PubMed数据库，数据提取由两位独立的研究者进行[7]。共回顾了293篇文献，共18项研究，纳入了939例患者，

包括 8 项前瞻性研究和 10 项回顾性观察队列研究；没有随机对照实验。大多数研究只报告继发性淋巴水肿的结果（n=9），8 项研究同时包括原发性和继发性淋巴水肿。回顾发现，所有研究报告肢体周径（83% 的患者显示改善）和肢体体积（2%～44% 的患者显示改善）减少，50%～100% 的患者主观症状减轻，所有调查病例中蜂窝织炎发作次数减少。作者的结论是淋巴静脉转流术对大多数患者都有客观和主观上的改善，并发现目前证据的局限性包括手术技术、进行吻合的数量和补充干预的异质性，只有一项报告主观症状改善的研究使用了有效的工具，即健康调查量表36（SF-36）。

- 一项系统回顾使用 MEDLINE、EMBASE 和 Cochrane 图书馆检索了截至 2017 年 7 月的文献，以识别所有使用淋巴静脉转流术治疗乳腺癌相关淋巴水肿的研究[8]。主要结果是肢体体积或周径减小。次要结果是生活质量改善。搜索产生了 686 个结果，其中 15 篇文章被收录。其中 13 例报告了手术对肢体体积或周长减少的积极效果，12 例报告了症状改善和生活质量改善，50%～100% 的患者报告了症状改善。作者的结论是，尽管结果不同，但淋巴静脉转流术对早期乳腺癌相关淋巴水肿是有效的。

（二）前瞻性队列或对照研究

- 对 74 例上、下肢淋巴水肿患者进行淋巴静脉转流术后 HRQoL 的前瞻性评估[9]。评估使用 LYMQOL，一个经过验证的淋巴水肿疾病专用的工具。所有患者均于术前、术后 1 个月、每 3 个月评估一次，直至术后 1 年。研究发现，在平均 8.5 个月（范围 2～21 个月）的随访中，上肢（2.3 分）和下肢（2.6 分）的 LYMQOL 评分在术后均有显著改善（P<0.001），所有 4 个 LYMQOL 领域（功能、影

像、症状和情绪）均有显著改善（P<0.01）。

- Cornelissen 等对淋巴静脉转流术治疗上肢乳腺癌相关淋巴水肿的生存质量结果进行了前瞻性研究，包括 20 例连续接受了至少 3 个月综合消肿治疗的 ISL I 期或 II A 期淋巴水肿女性，她们接受了至少 3 个月的综合消肿治疗[10]。平均随访 7.8（±1.5）个月。在 1 年的随访中，淋巴水肿功能、残疾和健康（Lymph-ICF）的总分和所有领域的 QoL 均有显著改善（P<0.05）。以上肢淋巴水肿（UEL）为指标，平均相对体积差由术前的 14.92（±8.01）减少到术后的 12.99（±7.47）（P=0.582）。85% 的患者（n=17）停止使用压力衣。

- Chang 等开展的连续 100 名淋巴静脉转流术治疗肢体淋巴水肿（上肢 89 例，下肢 11 例）的前瞻性研究。随访 3～84 个月，平均 30.4 个月[11]。据报道，96% 的患者症状有所改善。在上肢淋巴水肿患者中，74% 的患者有肢体周径客观改善；术后 12 个月平均总差异体积减少 42%（3 个月 33%，6 个月 36%）。在接受下肢淋巴静脉转流术的 7 例患者中，只有 4 例（57%）症状改善，并且其体积测量不完善。MD 安德森癌症中心（MDACC）ICG 淋巴造影分期 1 期或 2 期淋巴水肿（3 个月、6 个月和 12 个月时分别为 58%、52% 和 61%；n=16）的平均体积差异缩小明显优于 3 期或 4 期淋巴水肿（3 个月、6 个月和 12 个月时分别为 12%、16% 和 17%；n=14）。术后无并发症，研究期间无淋巴水肿加重。

- Akita 等的前瞻性队列研究。通过 ICG 淋巴造影对 96 名连续行盆腔和（或）主动脉旁淋巴结清扫的妇科癌症患者的 192 条下肢进行标准化间隔的淋巴功能评估[12]。在患下肢淋巴水肿伴星尘真皮回流征象且经加压治疗试验未见改善的患者中，29 例行淋巴静脉转流术，24 例行单纯保守治疗〔平均随访时间分别为 12.5（±7.7）和 12.0（±4.9）个月〕。淋巴

静脉转流术组下肢淋巴水肿（LEL）指数明显改善，17例患者ICG显像改善，13例患者（44.8%）停止压力治疗，4例减少压力治疗。保守治疗组LEL指数无变化，15名ICG显像稳定，9例恶化，其中4例增加了加压治疗要求。因此，作者认为单纯CDT不能减缓下肢淋巴水肿的进展，当患者出现症状或星尘样图像时，淋巴静脉转流术可以防止恶化或改善淋巴功能。

（三）回顾性队列或对照研究

- Koshima和同事的一项研究评估了52例接受淋巴静脉转流术治疗下肢淋巴水肿并术后使用压力衣的患者的结果[13]。术后平均随访14.5（±10.2）个月，Campisi Ⅲ期和Ⅳ期淋巴水肿，手术有效率为82.5%；然而，其他患者没有任何改善。单侧肢体周长平均减少41.8%（±31.2），17例患者下肢周径减少4cm以上。作者认为淋巴静脉转流术对早期急性Campisi Ⅲ期和纤维化Ⅳ期下肢淋巴水肿是有效的。

- 由Campisi等发表的淋巴显微外科规模最大的研究包含了1973—2013年，超过2600名受上肢和（或）下肢淋巴水肿影响的患者的报告结果[14]。所使用的技术包括多个淋巴管静脉吻合术（MLVA）或在单个手术部位-腋窝区或腹股沟-小腿区，使用定位间静脉移植分流多个淋巴-静脉-淋巴吻合（MLVLA）进行淋巴通路重建。患者随访至少5年至20年以上。作者报告，术后肢体多余体积显著减少超过84%，平均随访10年或更长时间。超过86%的早期疾病（Campisi Ⅰ B或Ⅱ A期）患者逐渐停止使用保守治疗，42%的晚期疾病（Campisi Ⅱ B和Ⅲ期）患者减少使用物理治疗的频率。蜂窝织炎发作的频率减少了91%以上。

- Mihrara等。对95名接受淋巴静脉转流术的淋巴水肿患者（84名下肢淋巴水肿，11名上肢淋巴水肿）进行回顾性研究，使用从病历和电话随访中提取的预定标准来评估蜂窝织炎发病率的变化[15]。平均随访27.3个月（12～57）。术后1年蜂窝织炎的平均发作次数（0.18，0～3）较术前1年的平均发作次数（1.46，0～12；$P < 0.001$）明显减少。

- 对37名淋巴静脉转流术患者（10例上肢淋巴水肿，27例下肢淋巴水肿）进行了1年的回顾性研究，采用预先确定的标准并通过电话随访[16]来评估蜂窝织炎发病率的变化。所有患者的蜂窝织炎发生率明显下降，从术前平均1.7次/年下降到术后平均0.1次/年（$P=0.001\,2$）。具体来说，术后上肢蜂窝织炎的发生率从平均1.4次/年下降到0.07次；在下肢，蜂窝织炎的发生率从平均2.8次/年下降到术后的0.2次/年。

三、血管化淋巴结移植

- 血管化淋巴结移植（VLNT）的现有文献包括系统回顾和Meta分析，一项随机对照试验，以及前瞻性和回顾性队列对照研究。研究包括上肢和下肢淋巴水肿的患者。不同类型的淋巴结瓣被包括在内，不同研究之间的测量模式存在异质性，但单个研究之间具有一致性。在所有评估这些结果的研究中，报告了肢体体积的平均总体减少，以及感染发生率的减少、功能改善和生活质量指标的改善，53%～78%的患者术后能够停止压力治疗；主观改善率为84%～100%。随机对照试验的结论是手术干预优于单纯保守治疗。

（一）系统回顾

- Carl等的系统文献综述回顾了。评估VLNT手术的结果[4]。使用MINORS进行评分，10项关于血管化淋巴结移植的研究，包括185例下肢（$n=74$）和上肢（$n=111$）淋巴水肿患者的结果，被认为是高质量［MINORS 14.1（±0.9）］。患者的淋巴水肿分期从 ISL 的 ⅡA～Ⅲ期。总体而言，平均多余体积缩小 26.4%（95%CI 7.98%～60.8%），多余周径缩小 39.5%。4 项研究报告了生活质量的结果，包括功能、外观和情绪的改善，以及疼痛的减少。最常见的并发症是蜂窝织炎、淋巴囊肿、移植供体部位疼痛、血清肿和淋巴水肿。

- Ozturk 等对游离血管化淋巴结移植治疗淋巴水肿的结果进行了系统回顾。通过搜索 PubMed、Embase 和 Cochrane 对照试验中心登记册（CENTRAL），查找 1980—2015 年发表的英文文献[17]。其中，18 项研究包括 305 名患者（309 条患肢；195 名上肢淋巴水肿和 114 名下肢淋巴水肿），由 4 位合著者独立回顾，并使用 ASPS 治疗研究指南进行评分，且具有一定的证据水平。平均质量分数为 5.3 分（3～7 分），证据级别为 Ⅱ–3、Ⅲ–13 和 Ⅳ–2。患者年龄为 13—80 岁，随访 2～132 个月。在 182 名接受肢体围度评估的患者中，165 名（91%）显示术后改善，114 名（86%）患者中 98 名报告肢体体积缩小。在对这一结果进行评估的人中，53% 的人能够减少日常压力衣的使用，并能够减少或停止压力治疗。92 例患者术后行淋巴造影或淋巴造影，其中 55 例（60%）显示淋巴液流动中度或显著改善。对 105 例患者的满意度进行了评估，除 7 例患者外，其余患者均报告了较高的满意度，症状明显缓解，生活质量改善。所有报告这一结果的研究都表示了感染性事件的减少。最常见的术口并发症是伤口延迟愈合（n=8，4.1%），无一例出现持续性供区肢体淋巴水肿。作者发现，这些研究的局限性包括患者群体的异质性，淋巴水肿分期报告的不一致，以及缺乏标准化的结果报告方法。

- 在 Basta 等的系统回顾和 Meta 分析中，对带血管化淋巴结移植的疗效和安全性进行了评

价，并使用 ASPS 治疗研究证据评定量表对 5 项研究方法学质量进行了评定[5]。90.7% 的患者有客观改善；肢体多余周径减少 48.5%（95%CI 35.3～61.6）。报告 100% 的患者主观改善，78% 的患者停止使用压力衣。并发症包括手术部位感染（7.8%）、淋巴漏（14.7%）、淋巴结瓣充血再探查（2.7%）。

（二）随机对照试验

- Dionyssiou 等对诊断为 ISL Ⅱ 期、单侧乳腺癌相关淋巴水肿和去年至少一次感染的女性进行前瞻性随机对照试验研究[18]。采用随机分配方法，将 36 例患者分为两组，A 组采用显微外科腹股沟带血管化淋巴结移植术，术后进行 6 个月规范的物理治疗联合压力治疗；B 组仅采用单纯物理治疗联合压力治疗，疗程 6 个月。使用基于 4cm 间隔的截锥公式计算，肢体体积减少 A 组（57%）显著大于 B 组（18%，P=0）。与 B 组相比，A 组蜂窝织炎的年平均发作次数显著减少（分别为 1.94～0.27 和 1.61～1.16；P=0.001）。所有 A 组患者均报告患肢疼痛和沉重感明显减轻，总体功能有显著改善，而 B 组这些参数无显著改善，相比 A 组 3 项参数均有明显改善（P=0）。术后 1 年，A 组患者的淋巴水肿复发率明显低于 B 组，B 组 80% 的患者恢复到以前的淋巴水肿状态。A 组患者术后 6 个月行淋巴造影，18 例患者中 13 例（72%）植入的淋巴结存在功能活动。测算 A 组终身花费较 B 组少（6465 欧元 vs.26 175 欧元），这其中不包括感染性发作的治疗（119 944 欧元）。研究的局限性包括小组规模小，中期随访（18 个月），以及使用主观视觉模拟标度系统来评估疼痛、沉重感和功能障碍。

（三）前瞻性队列对照研究

- Beederman 等评估了接受微创外科手术治疗的 274 名继发性淋巴水肿累计上肢（n=197）

和下肢（n=77）的患者预后，随访时间 15.0（±13.8）个月[19]。大多数上肢淋巴水肿患者同时行血管化淋巴结移植术和淋巴静脉转流术治疗（n=104，52.8%）；淋巴结供区包括锁骨上淋巴结瓣 78 例（43.8%），腹股沟淋巴结瓣联合自体乳房再造术 57 例（32.0%），胸外侧淋巴结瓣 43 例（24.2%）。大多数下肢淋巴水肿患者同时行带血管化淋巴结移植术和淋巴静脉转流术联合治疗（n=64，83.1%）；淋巴结供区包括锁骨上（64 例，85.3%）、胸外侧（10 例，13.3%）和带蒂腹股沟（1 例，1.3%）。术后，所有患者均由理疗师进行即刻加压包扎，直至术后 4 周。4 周后，患者恢复常规淋巴水肿治疗（包括淋巴按摩、压力衣、压力泵）。总体而言，超过 87% 的上肢患者和 60% 的下肢患者在术后至少一个时间点内有多余肢体体积减少。术后 12 个月时，上肢淋巴水肿患者肢体间体积差减少 25.7%，24 个月时减少 47.4%，4 年时减少 47.7%。3 个供区组比较，体积差异缩小无统计学意义。在比较上肢和下肢患者体积差的减少百分比时，上肢患者在各个时间点的缩小幅度较大；然而，结果仅在 3 个月和 12 个月时有统计学意义。对于下肢，术后 24 个月，在有改善的患者中，体积差平均缩小 34.8%。总体而言，超过 86% 的上肢和 75% 的下肢患者在术后至少一个时间点的淋巴水肿生命影响量表（LLIS）评分也有改善。59 例术后至少出现一种并发症，总并发率为 12.9%（上肢 10.7%；下肢 17.7%）。术区并发症 17 例，包括血清肿（n=8）、血肿（n=2）、脓肿（n=1）、蜂窝织炎（n=3）、浅表伤口裂开（n=1）和需抗凝的深静脉血栓（n=1）。没有患者报告随后的术区淋巴水肿；然而，2 例患者在锁骨上获取淋巴结瓣手术后出现明显的乳糜漏，需要手术治疗。31 例患者出现受体部位并发症，包括蜂窝织炎（n=9）、创面裂开 / 部分皮瓣丢失

（n=8）、微血管并发症（n=9）。延迟性下肢淋巴结瓣丢失 1 例（＜1.0%）。

- Schaverien 等对用保守治疗最大限度消肿后接受血管化淋巴结移植术治疗影响上肢或下肢的原发性和继发性淋巴水肿的一系列患者进行了前瞻性研究[20]。共 134 例（上肢 115 例，下肢 19 例），淋巴结瓣获取部位包括空肠肠系膜（n=25）、腹股沟（n=43）、胸外侧（n=31）、网膜 / 右侧胃网膜（n=21）和颏下（n=14）。同期行淋巴静脉转流术 76 例。患者以 MDACC 淋巴水肿Ⅲ期［n=55（41%）］和Ⅳ期［n=39（29.1%）］为主，平均随访 20.1 个月（±9.7）。术后 12 个月，肢体体积变化均值［34.7%（±4.1），P＜0.001］、L-Dex 评分均值［49.4%（±4.7），P＜0.001］、LLIS 评分均值［53.8%（±3.9），P＜0.001］较术前明显减少。术后 24 个月，各指标均有明显改善：肢体体积变化均值减少［45.7%（±8.7），P=0.002］，L-Dex 评分均值减少［59.8%（±8.7），P＜0.001］，LLIS 评分均值减少［61.6%（±5.9），P＜0.001］。术后 3 个月和 6 个月，上肢体积变化明显大于下肢（P=0.014 和 P＜0.001）；除此之外其他结果相似。无淋巴结瓣失功，淋巴结瓣相关并发症发生率低；随访期间无患者出现淋巴结瓣供体区域肢体淋巴水肿。不同淋巴结瓣术后 6 个月和 12 个月的肢体体积变化、L-Dex 评分和 LLIS 评分的总体结果相似。术后 97% 的患者 L-DEX 评分下降，90.2% 的患者肢体多余体积减少；98.9% 的患者至少在其中一项措施上有所改善。96.2% 的患者术后 LLIS 评分有改善。所有下肢淋巴水肿患者的 LVC、L-DEX 和 LLIS 评分均有改善。89.6% 的患者肢体体积变化、91.1% 的 L-DEX 评分和 94.8% 的 LLIS 评分有极小的临床重要差异（MIDs）。35.2% 的患者有蜂窝织炎病史，其中 56.7% 报告多次蜂窝织炎发作，86.7% 的

患者术前 12 个月内至少有一次蜂窝织炎发作。术后随访 24 个月，仅有 1 例蜂窝织炎（97.9%，$P<0.001$）。总体而言，在术后可以减少压力治疗的患者中，63.1% 的患者在术后平均 12.1 个月（ ±8 ）内停止（42.1%）或显著减少（21.1%）压力衣的使用；然而，对于下肢，弹力袜的使用通常继续进行。

• Chang 等报告了一项施行通过腹壁下动脉穿支淋巴结瓣施行血管化淋巴结移植术联合乳房再造术的前瞻性研究；33 例联合了淋巴静脉转流术（联合组），21 例没有联合。[21] 联合组患者主观症状改善率为 100%，而单纯带血管淋巴移植术组患者主观症状改善率为 81%（$P=0.019$）。术后 3 个月（40.7% vs. 20.0%，$P=0.037$）和 6 个月（57.0% vs. 44.5%，$P=0.043$）两组肢体体积缩小率差异有显著性，12 个月（60.4% vs. 57.8%，$P=0.43$）无显著性差异。在联合治疗组中，81.8%（$n=27$）的患者减少了常规压力衣的使用，而在单纯 VLNT 治疗组中，76.2%（$n=16$）的患者减少了常规压力衣的使用。每组均有 5 例出现并发症，无一例出现术区下肢淋巴水肿。局限性包括研究规模小和非随机方法。

• Patel 等的前瞻性研究。在 25 例因上肢或下肢淋巴水肿而接受 VLNT 的患者中，在 12 个月的围术期内，使用 LYMQOL 问卷评估多个时间点的 QoL 参数[22]。上肢 12 个月平均缩小 24.4%（ ±14.7 ）（$n=15$，13 个腹股沟淋巴结瓣和 2 个颏下淋巴结瓣），下肢 12 个月平均缩小 35.2%（ ±23.9 ）（$n=10$，全部颏下淋巴结瓣）。这些改善反映在所有 HRQoL 领域和总体生活质量的改善（上肢 2.1～5.8；$P<0.01$；下肢 3.0～7.1；$P<0.01$）。在术后评估中，功能、形貌、症状和情绪领域均有显著改善，并在整个研究期间持续改善（$P<0.01$）。两组蜂窝织炎的发生率也明显降低（上肢，$P=0.05$；下肢，$P<0.01$）。无部分

或完全淋巴结瓣失功。

• Akita 等[23]，评估了继发性上肢淋巴水肿患者（$n=27$）接受腹股沟血管化淋巴结移植术联合腹壁下动脉穿支皮瓣手术［$n=13$；平均随访 13.9（ ±6.5 ）月］与仅接受腹股沟血管化淋巴结移植术的患者［$n=14$；平均随访 13.2（ ±4.4 ）月］的结果。平均随访时长为 18.8（ ±1.7 ）个月。术后 6 个月，采用上肢淋巴水肿（UEL）指数评估的平均周径缩小率在联合手术组［13.9（ ±4.1 ）］与在单纯腹股沟淋巴结瓣组［13.2（ ±1.5 ）；$P=0.75$）］相似。而腹股沟淋巴结瓣移植组［13.2（ ±1.5 ）；$P=0.75$）。在联合组的 13 例患者中，有 6 例患者的吲哚菁绿淋巴造影有显著改善，而腹股沟淋巴结瓣移植组的 14 例患者中仅有 4 例患者有显著改善。在联合组中，6 名患者停止了压力治疗，另外 4 名患者减少了治疗；在腹股沟淋巴结瓣移植组中，只有 3 例患者停止了压力治疗；腹股沟淋巴结瓣移植+腹壁下动脉皮瓣组（13 例患者中有 10 例）减少压力衣使用的患者比例明显高于单独腹股沟淋巴结瓣移植组（14 例患者中有 3 例）；$P=0.04$）。

• Akita 等[24] 评价 ISL 晚期 Ⅱ 期或更严重的下肢淋巴水肿患者淋巴静脉转流术治疗（33 例患者共 43 条下肢）与锁骨上血管化淋巴结移植术治疗（13 例患者大腿远端或小腿）的结果。淋巴静脉转流术组无明显并发症发生，锁骨上血管化淋巴结移植术组有 3 名因并发症而需再次手术，无淋巴结瓣失功（$P<0.01$）。血管化淋巴结移植术组下肢淋巴水肿（LEL）指标下的围度缩小率改善明显大于淋巴静脉转流术组［分别为 21.2（ ±2.0 ）和 26.5（ ±4.4 ）；$P=0.032$］。没有患者停止使用弹力袜。

（四）回顾性对照研究

• Cheng 等评估了 10 例乳房切除术后上肢 ISL Ⅱ 期淋巴水肿伴蜂窝织炎反复发作的患者进行

腹股沟血管化淋巴结移植至手腕或肘部的结果，并与10例选择仅进行物理治疗的对照患者进行了比较[25]。平均随访39.1个月（±15.7）。带血管淋巴结移植术组的平均周径下降［40.4%（±16.1）］明显高于物理治疗组［8.3%（±34.7）；P=0.02］；肘上10cm和肘下10cm的周径的平均缩小［7.3%（±2.7）比1.7%（±4.6）；P<0.01］。手术组蜂窝织炎发生率降低率较高［1.3（±1）比0.9（±0.4）］，但差异不显著。

- Engel等评估124例乳腺癌相关淋巴水肿患者显微手术的结果，其中37例接受了微血管乳房再造术［平均随访12.7（±1.8）个月］，87例未接受手术的患者［平均随访25.5（±8.9）个月］，将仅用充分消肿疗法的患者与和单独用静脉淋巴转流术、血管化淋巴结移植术的患者进行比较（27例颏下血管化淋巴结移植术，18例；腹股沟血管化淋巴结移植术；其中42例淋巴结瓣移植至手腕，3例转移至肘部）[26]（表24-1）。研究发现，在平均随访19.1（±5.3）个月（范围5.7~62.8个月）时，血管化淋巴结移植术组在肢体周径变化、肢体周径减小率和蜂窝织炎发作的平均改善程度明显高于静脉淋巴转流术组和充分消肿治疗组（P分别为0.04、0.04和0.06）。静脉淋巴转流术组和血管化淋巴结移植术组在肢体周径变化、肢体周径减小率和蜂窝织炎发生率方面的改善明显大于单纯充分消肿治疗组（P分别为0.04、0.04和0.03）。蜂窝织炎的平均发生率由6.2%（±1.9）改善到1.9%（±1.8）（P=0.03），但两组治疗方式的差异无显著性。接受微血管乳房再造术的患者与未接受微血管乳房再造术的患者在周径差异、周径缩小率和蜂窝织炎发作的改善方面没有显著性差异（P=0.06、0.07和0.06）。并发症发生率为8.1%（n=10），无皮瓣丢失。18例腹股沟血管化淋巴结移植术患者中有1例发生下肢淋巴水肿，经静脉淋巴转流术成功治疗。

（五）回顾性队列研究

- 本研究回顾性报告38例（41条下肢）继发小腿淋巴水肿患者接受血管化淋巴结移植术治疗的结果[27]。15例患者有四肢蜂窝织炎病史，所有患者均依从于持续压力衣的使用。研究包括23条腿，在15例单侧淋巴水肿患者中，平均随访12.8个月（±10.7）时肢体中度肿胀周径减少46.3%（±34.7）（用截锥体积公式测量）；其中2名患者完全康复。术前肿胀较轻的患者预后明显较好（定义为肢体肿胀减小超过30%）（P=0.045）。轻微并发症11例（28.9%），没有人需要手术干预。作者指出了这项研究的局限性，包括回顾性数据收集和非对照的数据获取。

- Gratzon及其同事评估了50例ISL Ⅰ或Ⅱ期乳腺癌相关淋巴水肿保守治疗的患者的临床结果和患者报告的结局（PRO），这些患者对于保守治疗效果不佳，采用血管化淋巴结移植（包括腹股沟、胸外侧或锁骨上）至腋窝治疗[28]（图24-1）。队列的中位随访时间为12个月，总研究周期为24个月。患者在术前接受为期2周的充分消肿治疗方案，并在标准化的间隔时间内使用圆周测量（截锥公式）、疼痛/沉重量表和LyMQoL问卷进行术前和术后评估。研究发现，在术后12个月时，手臂体积平均减少58.7%（n=24），患者报告的平均手臂疼痛和沉重明显减少（均P<0.01），以及总体LyMQoL评分（从术前的5.72分到12个月时的7.79分，P<0.01）和所有领域的显著改善。术前，10/50例（20%）患者报告术前蜂窝织炎发作；术后，有9例患者（90%）的感染发作减少，其中7例患者在随访期间没有进一步的淋巴水肿相关蜂窝织炎发作。术后12个月，周径包扎时间从平均每周76.8h减少到平均每周7.3h，其中

表 24-1　乳腺癌相关上肢淋巴水肿（BCRL）患者接受综合消肿治疗（CDT）、淋巴静脉转流（LVB）或血管化淋巴结移植术（VLNT），伴或不伴显微外科乳房再造术（MBR）的结果

分类	平均周径减小（%）（均值±SD）			平均减小率（%）（均值±SD）			蜂窝织炎发作减少（每年）（均值±SD）			平均随访时间（月）（均值±SD）		
	仅行淋巴水肿干预（n=87）	显微外科乳房再造术淋巴水肿干预（n=37）	P 值	仅行淋巴水肿干预（n=87）	显微外科乳房再造术淋巴水肿干预（n=37）	P 值	仅行淋巴水肿干预（n=87）	显微外科乳房再造术淋巴水肿干预（n=37）	P 值	仅行淋巴水肿干预（n=87）	显微外科乳房再造术淋巴水肿干预（n=37）	P 值
CDT（n=52）	4.1（±1.6）	1.8（±0.8）	0.07	9.8（±2.5）	7.6（±2.3）	0.07	2.3（±2.1）vs. 1.2（±0.9）	6.3（±1.0）vs. 2.4（±4.7）	0.06	8.5（±3.4）	16.3（±1.0）	0.04*
LVB（n=27）	9.3（±2.7）	11.1（±4.9）	0.06	17.3（±6.0）	11.6（±5.7）	0.06	4.4（±1.5）vs. 1.4（±0.2）	8.4（±2.5）vs. 1.2（±0.7）	0.06	9.7（±4.2）	6.4（±2.5）	0.06
VLNT（n=45）	25（±8.2）	19.7（±10.2）	0.04	34.0（±6.9）	24.9（±10.0）	0.04*	7.4（±2.3）vs. 2.6（±2.3）	8.0（±1.8）vs. 2.8（±1.8）	1	58.3（±19.1）	15.4（±1.8）	0.04*
平均值	12.8（±4.2）	11.5（±5.3）	0.06	20.4（±5.1）	14.7（±6）	0.04*	1.7（±1.1）	2.1（±2.4）	0.06	25.5（±8.9）	12.7（±1.8）	0.04*

*. $P < 0.05$

SD. 标准差

改编自 Engel et al.[26]

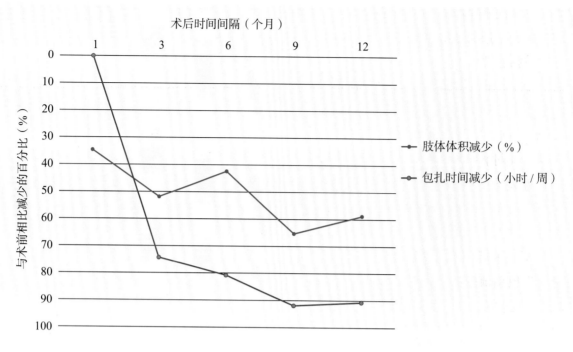

▲ 图 24-1　血管化淋巴结移植术后肢体体积加压包扎时间的变化
改编自 Gratzon et al.[28]

7 例（14%）停止了所有形式的充分消肿治疗。并发症 17 例，其中 3 例需要再次手术治疗。

- De Brucker 等对 25 名接受腹股沟入路带血管淋巴结移植术的上肢乳腺癌相关淋巴水肿女性患者的生活质量进行了评估，其中 22 名同时接受腹股沟血管化淋巴结移植术的腹壁下动脉穿支皮瓣显微外科乳房再造术[29]。术后用上肢淋巴水肿 27（ULL-27）问卷评估 21 名患者（84%）的生活质量改善，身体、心理和社会评分均有显著改善（P＜0.001）。50% 的患者术后无蜂窝织炎发生。11 名患者（44%）术后平均 29 个月停止加压治疗，在其他患者中，加压治疗的平均频率从每周 3 次减少到 1 次。并发症包括血肿（n=3）、供区伤口崩裂（n=4）、淋巴结瓣失功（n=1）；随访期间无患者出现移植供体区域淋巴水肿。该研究的局限性包括问卷是在术后最后一次访视时完成的，这可能引入了回忆偏倚。

- 一项研究评估了 29 例难治性上肢乳腺癌相关淋巴水肿患者的结果，这些患者接受了显微外科乳房再造术并同时进行腹股沟血管化淋巴结移植术[30]。平均随访 11 个月。术后 12 个月，使用容积计测量的平均差值体积减少 48%（由术前的 21% 降至术后 1 个月、3 个月、6 个月和 12 个月的 20%、19%、14% 和 10%）。术后症状持续改善 23 例（79%）。术区创面并发症 6 例（21%）经保守治疗均痊愈，无移植供体区域淋巴水肿。

- Nguyen 等对 42 例接受游离网膜淋巴瓣移植治疗上肢淋巴水肿（n=19）或下肢淋巴水肿（n=24）的患者进行了评估，其中 39 例在腹腔镜下开展，平均随访 14 个月[31]。淋巴水肿症状持续时间平均 5.8 年。总体而言，83% 的患者报告了主观改善，平均体积改善（容积计测量）为 22%。74%（n=31）的患者有蜂窝织炎病史，而术后仅有 5%（n=2）的患者出现蜂窝织炎发作。并发症发生率 16%（n=7），主要并发症包括 1 例胰腺炎和 1 名淋巴结瓣失功。研究结果受限于生活质量（QoL）结果的收集不完全。

- Ciudad 和同事评估了 83 例接受带血管淋巴结移植术的上肢或下肢淋巴水肿患者的长期结果，包括腹股沟、锁骨上和胃网膜（开放和腹腔镜获取淋巴结瓣）[32]。其中上肢淋巴水肿 30 例，下肢淋巴水肿 53 例；ISL Ⅱ 期 47 例，Ⅲ 期 36 例。平均随访 32.8 个月（24～49）。Ⅱ 期和Ⅲ期淋巴水肿的平均周长缩小率均有显著性差异（$P < 0.0001$），其中Ⅱ 期淋巴水肿的平均周径缩小率为 29.1%（±8）明显大于Ⅲ期淋巴水肿的平均周径缩小率为 17.9%（±7.6）。术后 1 年，淋巴造影显示 96.4% 的患者淋巴引流改善，只有 3 名患者症状或淋巴造影无改善。77 名患者术前有复发感染史，51 名患者术后无蜂窝织炎发作（$P < 0.05$），其余患者感染性发作次数明显减少。

四、抽吸辅助脂切除减容术

现有文献包括系统回顾和 Meta 分析，以及前瞻性队列对照研究。所有患者术后均坚持压力治疗，总体并发症发生率较低。

（一）系统回顾

- Carl 等对抽吸辅助脂切除减容术的预后进行了系统评价。确定了 4 项高质量研究（MINORS 评分为 14.25 ± 0.5 分），包括 105 例上肢（$n=99$）或下肢（$n=6$）淋巴水肿患者[4]。所有 4 项研究都报告了体积减少，加权平均减少 96.6%（95%CI: 86.2%～107%，I2: 0.0%）。在报告 ISL 分期的两项研究中，所有患者都是 Ⅱ 期或Ⅲ期。3 项研究报告了生活质量结果，发现术后总体幸福感改善，抑郁和焦虑减少。所有患者术后继续穿压力衣。无手术或术后并发症报告。

- 一项系统回顾评估了所有抽吸辅助脂切除减容术治疗上肢淋巴水肿有效性的研究，根据 PRISMA 的指南文章识别和最终选择[33]。PubMed 数据库搜索筛选了 129 篇文章，其中

13 篇符合纳入标准，10 项研究报告了吸脂术后控制性压力治疗的结果，另外 3 项研究比较了吸脂术后控制性压力治疗患者与单纯持续加压疗法患者的结果。总体而言，在所有接受抽吸辅助脂切除和控制性压力治疗的患者中，相对肢体体积减少超过 100%，在两项研究中，L-DEX 评分也有所下降。在这些研究中，手术组的生活质量提高，感染发生率降低，活动范围改善。

（二）前瞻性队列对照研究

- Hoffner 等报告了 105 名接受抽吸辅助脂切除术联合控制性加压疗法治疗手臂淋巴水肿患者的前瞻性研究结果，术后随访 5 年[34]（图 24-2）。术前平均多余体积 1573（±645）ml（范围为 570～3520）。5 年时肢体体积平均减少 117%（±26）（范围为 25～191），多余体积为 -188（±300）ml（范围为 -920～1010）；96 名患者（91.4%）至少减少了 90%。无并发症报告。

- Brorson 等，报道了抽吸辅助脂切除术治疗上肢乳腺癌相关淋巴水肿的长期前瞻性研究结果[35]。这项研究包括 146 名女性，平均淋巴水肿持续时间为 9 年（范围为 1～38）。术前平均多余体积 1568ml（范围为 545～4235），术后 3 个月平均减少 103%（范围为 50～194），术后最长 21 年的随访结果显示多余体积减少超过 100%。术前患侧臂与未患侧臂的平均体积比为 1.5，术后 3 个月为 1.0，1 年后 <1.0。

- 对 130 名患者进行了前瞻性队列研究，研究了抽吸辅助脂切除减容术对乳腺癌术后手臂淋巴水肿蜂窝织炎发病率的影响[36]。所有病例的术前总观察年数为 1147 年，术后总观察年数为 983 年。术后 6 个月，平均肿胀体积减少 109%（范围为 61～198；SD 27；$P < 0.001$）。抽脂术后蜂窝织炎的发生率由 0.47 次 / 年（范围为 0～5.0；SD 0.8 次 / 年）

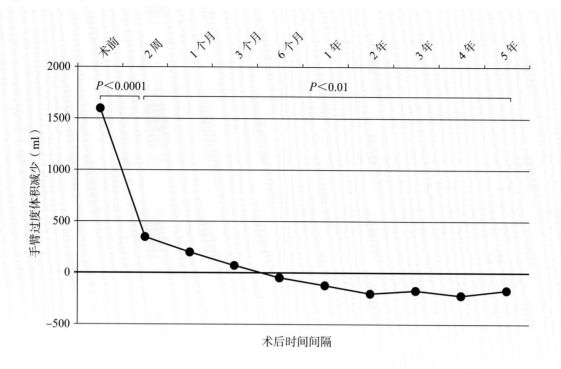

▲ 图 24-2　在接受抽吸辅助脂切除术和控制性压力治疗的患者中，术前和术后手臂多余体积减少（平均）
改编自 Hoffner 等[34]

下降到 0.06 次 / 年（范围为 0～3.0；SD 0.3 次 / 年），显著下降 87%（P<0.001）。抽脂术后蜂窝织炎发作的总次数从 534 例减少到 60 例，在 76 例术前至少经历过一次蜂窝织炎发作的患者中，只有 13 例（17%）术后发作过蜂窝织炎。

- Stewart 和 Munnoch 对 69 名腿部淋巴水肿患者（72 条腿；42 名原发性和 30 名继发性淋巴水肿）进行了前瞻性研究，他们在 9 年的时间里由一名外科医生连续进行了带控制性加压的抽脂治疗[37]。术前用周径测量和截锥计算测量的肢体体积平均为 4372ml（范围为 229～15 166），1 年后肢体体积平均减少 88%（n=60），2 年后减少 94%（n=41），5 年后减少 90%（n=15）。术后 1 年，原发性患者肢体体积平均缩小 84.3%（31.3～169.9；n=38），继发性淋巴水肿患者肢体体积平均缩小 95.6%（50～163.8；n=22）。无重大手术并发症。这项研究的局限性包括 17 例患者在随访期间失

访（5 名因癌症复发）和 10 例患者不依从术后压力衣方案。

（三）回顾性队列对照研究

- Lamprou 等对 88 名下肢淋巴水肿患者进行抽吸辅助脂切除术治疗，比较原发性（n=47）和继发性淋巴水肿（n=41）的疗效[38]。术后 2 年平均体积缩小 89%，继发性淋巴水肿组缩小 101%，原发性淋巴水肿组缩小 79%。蜂窝织炎发生率明显降低（P<0.001），继发性组由 6 次 / 年降至 0.3 次 / 年（P<0.001），原发性组由 8 次 / 年降至 0.2 次 / 年（P<0.001）。

- Hoffner 等，评估了 60 例女性手臂淋巴水肿患者（队列共 9 例患者，失访 30 例，失访者人口统计学上相似）在手术后随访 1 年后的 HRQoL 结果；使用 SF-36 量表，并与瑞典女性的规范数据进行比较[39]。术前水置换技术测量的手臂多余体积为 1365（±73）ml。术后 1 个月开始，心理健康评分明显提高。从 3

个月开始，身体功能、身体疼痛和活力有显著改善，1 年时，社会功能有显著改善。与 SF-36 标准量表相比，术后患者的一般健康、躯体疼痛、活力、心理健康和社会功能均有明显改善。这项研究的局限性包括患者数量相对较少，以及使用一般而不是特异性疾病结果问卷。

• Brorson 等，评估了女性乳腺癌相关淋巴水肿患者手臂淋巴水肿的结果，术后用控制加压治疗（*n*=35）进行抽脂，与仅用定制压力衣进行控制加压治疗（*n*=14）进行比较。[40] 术后 6 个月和 1 年两组水肿体积均明显减少；然而，与单纯加压治疗相比，SAL 组在 6 个月（*P*<0.000 1）和 1 年（103% vs. 50%；*P*=0.000 1）时的减少率都明显高于单纯加压治疗。术后 1 年，吸脂组的疼痛、手部肿胀和日常生活活动困难减少，而单纯按压组没有变化。手术组在诺丁汉健康状况、心理总体幸福感指数和医院焦虑抑郁测试方面有更大的改善。作者得出结论，与单纯保守治疗相比，吸脂术能更大程度地减少手臂体积，改善患者的生活质量，尤其是与日常活动相关的质量。

五、联合手术

Carl 等，在他们的 Meta 分析中，评估联合手术治疗淋巴水肿的结果[4]。有 8 项高质量研究［MINORS 评分 14.3（±1.3）分］，包括 135 例下肢（*n*=50）或上肢（*n*=59）淋巴水肿患者。在两项联合抽吸辅助脂切除减容术和血管化淋巴结移植术的研究中，多余周径的加权平均减少了 70.8%；一项报告生活质量结果的研究发现，在所介绍的两个病例研究中有所改善。5 项研究报告了并发症，其中最常见的是部分植皮 / 皮瓣丢失、延迟愈合和术区淋巴水肿。

六、切除手术

在 Carl 等的 Meta 分析中，评估了在经历持续肿胀和纤维化的疾病最晚期患者中切除淋巴水肿治疗的结果[4]。总共评估了 5 项高质量研究［MINORS 评分 14.0（±0.7）分］，包括 76 例患者（下肢，*n*=65；上肢，*n*=11）。两项研究报告了生活质量结果，均显示术后幸福感和功能的改善。4 项研究报告了并发症，最常见的是长期麻木、蜂窝织炎、伤口破裂和需要额外的植皮。

七、即刻淋巴重建术

即刻淋巴重建术的现有证据包括两个系统评价和 Meta 分析，以及一个随机对照试验。

（一）系统回顾

• Johnson 等开展了一项研究即刻淋巴重建术后淋巴水肿发生率的系统回顾。从 PubMed、Embase、Web of Science 和 Cochrane 数据库搜索了 2018 年前的文献[41]。总共包括 19 项研究，从 3035 名患者中提取数据，其中 711 名患有淋巴水肿。腋窝淋巴结清扫术组淋巴水肿的累积发生率为 14.1%，而采用淋巴显微外科预防治疗术（LYMPHA）的腋窝淋巴结清扫术组为 2.1%，差异为 12.0%（*P*=0.029）。在腋窝淋巴结清扫术联合区域淋巴结放射治疗组中，淋巴水肿的总累积发生率为 33.4%，而即刻淋巴重建术后行腋窝淋巴结清扫术联合区域淋巴结放射治疗组为 10.3%，差异 23.1%（*P*=0.004）。

• Jorgensen 等，对接受腋窝或腹股沟淋巴结切除术的癌症患者进行预防性淋巴管静脉吻合术以预防淋巴结切除术后继发性淋巴水肿的研究进行了系统的 Meta 分析[42]。截至 2016 年 8 月，在 MEDLINE 和 Embase 进行了系统检索；在 1453 篇文章中，对 86 篇全文研究被评估为合格，其中 12 篇纳入定性分析，其中 4 篇纳入定量分析。定性分析共包括 270 例预防性淋巴管静脉吻合术患者，其中 17 例在随访期间出现淋巴水肿。在定量分析中，包括 4 项研究和 1 个对照组。在 82 例预防性淋巴管静脉吻合术患者中，12 例出现淋巴水肿，94 例作为对照组，其中 53 例继续出现淋巴水肿。临床淋巴水肿只发生在纳入的 6 个使用预防性淋巴管静脉吻合术的研究中。除一项研究外，其余所有纳入研究均显示淋巴水肿发生率低于文献预期，髂淋巴水肿率为 0%，髂腹股沟淋巴水肿率为 12%，腋窝淋巴水肿率为 5%，主动脉旁淋巴清扫淋巴水肿率为 7%。与未接受预防性治疗的患者相比，预防性淋巴管静脉吻合术治疗的患者淋巴水肿发生率显著降低（相对危险度 0.33；95%CI：0.19～0.56）（P＜0.000 1）。术后并发症只报告了 1 例患者（淋巴漏）。作者认为，与不干预相比，预防性淋巴管静脉吻合术可将淋巴水肿的发生率降低 1/3。限制包括合格研究的数量少和这些研究之间的方法异质性。

（二）随机对照实验

• Boccardo 等，随机将 46 例接受腋窝淋巴结清扫术乳腺癌治疗的女性分为两组，23 例在腋窝淋巴结清扫术时行淋巴显微外科预防治疗术（LYMPHA），23 例未行淋巴检查（对照组）[43]。术后 18 个月内对患者进行标准化间隔的手臂体积测量（截锥公式）。LYMPHA 组淋巴水肿发生率为 4.3%，对照组为 30.4%。治疗组术后 1 个月、3 个月、6 个月的臂体积与术前比较差异无统计学意义，而对照组术后 1 个月、3 个月、6 个月的臂体积明显增加（P＜0.001）。术后各时间点，对照组的臂体积较术前明显增高（P＜0.01）。41 例患者术后 18 个月行淋巴造影，显示 21 例患者吻合口通畅。

（三）回顾性对照研究

• 在 Feldman 及其同事的一项研究中，接受了计划腋窝淋巴结清扫术治疗的女性乳腺癌患者，在一家机构使用 LYMPHA 进行了即刻

淋巴重建术治疗[44]。由于广泛的腋窝疾病或缺乏合适的血管、淋巴管，有 10 例没能开展LYMPHA。在 24 例接受 LYMPHA 的患者（如果术前有淋巴水肿或随访不到 3 个月的患者除外）中，用周径测量和 L-DEX 测量的淋巴水肿率为 3 例（12.5%），相比之下，在平均随访 6 个月（范围 3～24 个月）的 8 例治疗失败患者中有 4 例（5%）（P=0.05）。LYMPHA组术后 3 个月（n=16）和 18 个月（n=5）行淋巴造影；仅 1 例同侧淋巴引流异常。该研究的局限性包括非随机研究设计和临床前淋巴水肿测量的局限性。

（四）回顾性队列研究

• Boccardo 等评估了 27 例患者在腹股沟股淋巴结清扫时行淋巴检查的下肢淋巴水肿结果[45]。持续性下肢淋巴水肿 1 例（9%），短暂性淋巴水肿 1 例（6.25%）。所有患者术后均行淋巴造影，6 例异常，仅 1 例有临床淋巴水肿。本组无淋巴囊肿或感染性并发症发生。

结论

目前可用的证据表明，在适当诊断为淋巴疾病且对保守治疗无效的患者中，淋巴水肿手术包括淋巴静脉转流术、血管化淋巴结移植术、抽吸辅助脂切除减容术和这些手术的组合的临床结果有所改善，包括四肢周径 / 体积测量、淋巴水肿特异性症状、患者报告的 HRQOL 和淋巴水肿相关蜂窝织炎的发作（表 24-2）。在有压力治疗的手术与单纯压力治疗相比较的研究中，手术组在客观和主观方面都有更明显的改善。虽然在不同的研究中使用的评估模式有异质性，但在所有的研究中，用于术前和术后测量的评估模式是一致的。在所有研究中，并发症很少发生。现有的证据支持手术治疗慢性淋巴水肿的有效性，并在乳腺癌治疗中降低腋窝淋巴结清扫术组淋巴水肿后的风险。

表 24-2　淋巴水肿手术治疗结果的关键观察性病例对照研究数据

比较组	研究	肢体	原发/继发	研究设计	研究分组	结果
CDT 与 LVB 和（或）VLNT 的比较	Dionyssiou 等, *Breast Cancer Res Treat* (2016 年)[18]	上肢	继发	随机对照试验	• 18 例用腹股沟 VLNT（至腋窝）治疗，然后进行 6 个月的标准化 CDT 治疗 • 18 例仅接受 6 个月的标准化 CDT	• VLNT（57%）组的肢体体积减少（使用基于 4cm 间隔的截锥公式测量）大于 CDT（18%；$P=0$）组 • 与 CDT 组相比，VLNT 组每年平均蜂窝织炎发作次数显著减少（分别为 1.94～0.27 和 1.61～1.16；$P=0.001$） • 所有接受 VLNT 的患者都报告了显著的症状和功能改善，而仅 CDT 组没有显著改善（$P=0$） • 术后 1 年，VLNT 组患者的淋巴水肿复发率显著降低 • 术后 6 个月，淋巴造影显示 18 例患者中有 13 名（72%）植入的淋巴结有功能活动 • 估计 VLNT 组的终生成本优势（分别为 6465 欧元和 26 175 欧元，不包括 119 944 欧元的感染发作治疗）
	Cheng 等, *Plast Reconstr Surg* (2013 年)[25]	上肢	继发	回顾性对照研究	• 10 例接受腹股沟 VLNT（手腕或肘部）[平均随访 39.1（±15.7）个月] • 10 例患者仅接受 CDT	• 与 CDT 组 [8.3%（±34.7）] 相比，VLNT 的平均周向测量减少率显著更高 [40.4%（±16.1）]（$P=0.02$） • 与 CDT 组相比，VLNT 组在肘关节上方 10cm 和肘关节下方 10cm 测量的周向差异的平均改善也显著增加 [7.3%（±2.7）][1.7%（±4.6），$P<0.01$] • VLNT 组蜂窝织炎发作的减少率更高 [1.3（±1）vs.0.9（±0.4）]，尽管这种差异并不显著
	Akita 等, *J Plast Reconstr Aesthet Surg* (2014 年)[12]	下肢	继发	前瞻性队列研究	• 29 例 LVB 手术 [平均随访 12.0（±4.9）个月] • 24 例单 CDT [平均随访 12.5（±7.7）个月]	• 妇科癌症患者接受盆腔和（或）主动脉旁淋巴结清扫，并在 ICG 成像上出现星尘模式真皮回流，但在压力治疗试验中没有改善 • LVB 组肢体周 LEL 指数明显改善；17 名患者 ICG 显像改善；CDT 停用 13 例（44.8%），减少 4 例 • CDT 组 LEL 指数相近；15 例 ICG 显像稳定，9 例恶化，其中 4 例增加了加压治疗的要求

（续表）

比较组	研 究	肢 体	原发/继发	研究设计	研究分组	结 果
CDT 与 LVB 和（或）VLNT 的比较	Engel 等, *Ann Surg* (2018 年)[26]	上肢	继发	回顾性对照研究	• 37 例 MBR [平均随访 12.7（±1.8）个月] • 87 例未行 MBR [平均随访 25.5（±8.9）个月]	• 比较单纯 CDT、LVB 和 VLNT 合并和不合并 MBR 的结果 [颏下 VLNT（n=27）或腹股沟 VLNT（n=18）；均转移到腕部或肘部] • 在 MBR 组和未 MBR 组中，VLNT 组的肢体周径差异，缩小率和蜂窝织炎发生率的平均改善程度显高于 LVB 组和 CDT 组（P 分别为 0.04、0.04 和 0.06） • 在 19.1（±5.3）个月的平均随访中，VLNT 组在肢体周径差异、缩小率和蜂窝织炎发生率方面的平均改善明显大于 LVB 组和 CDT 组（P=0.04、0.04 和 0.06） • 蜂窝织炎的平均发生率由 6.2%（±1.8）提高到 1.9%（±1.8）（P=0.03），但治疗方式的差异无统计学意义 • 18 名腹股沟 VLNT 患者中有 1 例发生下肢淋巴水肿，经 LVB 成功治疗
CDT 与 SAL 的比较	Brorson 等, *Lymphology* (2006 年)[40]	上肢	继发	回顾性对照研究	• 35 例 SAL 后加 CCT • 4 例仅通过压力衣施行 CCT	• 两组在术后 6 个月和 1 年时水肿体积明显减少，但 SAL 组在 6 个月（P<0.0001）和 1 年时水肿体积减少幅度明显大于连续性压力治疗（103%vs.50%；P=0.0001） • 术后 1 年，吸脂组疼痛、手部肿胀和日常生活活动困难减少，而连续性压力治疗组无变化 • 吸脂术组在诺丁汉健康状况、心理健康指数和医院焦虑抑郁测试方面有更大的改善
LVB 与 VLNT 的比较	Akita 等, *Ann Plast Surg* (2015 年)[24]	下肢	继发	前瞻性对照研究	• 13 例行锁骨上 VLNT • 33 例的 43 条患肢接受 LVB	• 用 LEL 指数计算的肢体周径缩小率，VLNT 组明显优于 LVB 组 [分别平均 21.2（±2.0）和 26.5（±4.4）；P=0.032] • ICG 淋巴造影或淋巴显像在患者中明显改善，VLNT（n=7）次于 LVB（n=10） • LVB 组无明显并发症发生，锁骨上 VLNT 组 3 例因并发症需再次手术，无淋巴结瓣失功（P<0.01）

（续表）

比较组	研究	肢体	原发/继发	研究设计	研究分组	结果
不同 VLNT 之间的比较	Ciudad 等，*J Surg Oncol*（2017年）[32]	上、下肢	原发及继发	回顾性队列研究	• 83例（上肢，30例；下肢53例）腹股沟、锁骨上和胃网膜（开放和腹腔镜下）VLNT 患者的比较结果[平均随访32.8个月（范围为24～49）]	• ISL II 期和 III 期淋巴水肿的平均周径缩小率均有显著性差异（*P*<0.0001），其中 II 期淋巴水肿的平均周径缩小率为29.1%（±8）明显大于 III 期淋巴水肿的平均淋巴水肿周径缩小率为17.9%（±7.6） • ISL II 期淋巴水肿患者[腹股沟 VLNT28.5%（±7.8; *n*=10）；锁骨上 VLNT 26.2%（±9.8; *n*=10）；胃网膜 VLNT 30.4%（±7.3; *n*=25）]也有类似的良好结果 • ISL III 期疾病也有类似的良好结局[腹股沟 VLNT 11.7%（±10.2; *n*=3）；锁骨上 VLNT 18.9%（±8.90; *n*=15）；胃网膜 VLNT 18.2%（±11; *n*=17）] • 并发症发生率：腹股沟 VLNT 30.8%；锁骨上 VLNT 28%；胃网膜 VLNT 24%；无供区淋巴水肿 • 在先前有蜂窝织炎者61.4%（*P*<0.05）未再发病，27.7%明显减少
	Akita 等，*J Reconstr Microsurg*（2017年）[23]	上肢	继发	前瞻性对照研究	• 13例 DIEP 联合腹股沟 VLNT[平均随访13.9（±6.5）个月] • 14例单纯腹股沟 LN 皮瓣[至腋窝，平均随访13.2（±4.4）个月]	• 术后1年淋巴造影显示96.4%的患者淋巴引流改善 • 术后按 UEL 指数计算的平均周径缩小率：腹股沟双侧 VLNT 组为13.9（±4.1）；腹股沟 VLNT 组13.2（±1.5） • 腹股沟深 VLNT 组6例 ICG 淋巴造影有明显改善；仅腹股沟 VLNT 组明显改善4例 • 在腹股沟双侧 VLNT 组，明显比单纯 VLNT 组更多的患者减少了压力衣的使用（13例患者中有10例，而14名患者中有3例；*P*=0.04）

（续表）

比较组	研究	肢体	原发/继发	研究设计	研究分组	结果
						• 与术前相比，肢体体积平均变化[12个月:34.7%（±4.1），P<0.001；24个月：45.7%（±8.7），P=0.002]，平均LDEX评分[12个月:49.4%（±4.7），P<0.001;24个月：59.8%（±8.7），P<0.001]，平均淋巴水肿生命影响量表（LLIS）评分[12个月:53.8%（±3.9），P<0.001;24个月:61.6%（±5.9），P<0.001]明显减少
不同VLNT之间的比较	Schaverien 等，J Am Coll Surg（2021年）[20]	上、下肢	原发/继发	前瞻性对照研究	• 134例最大CDT后行VLNT（115例上肢；19例下肢）；VLNT包括空肠肠系膜（n=25），腹股沟（n=43），侧胸（n=31），网膜/右侧胃网膜（n=21）和颏下（n=14）。同时行LVB 76例	• 不同VLN淋巴结瓣的结果相似 • 术后LDEX评分下降97.1%，肢体多余体积减少90.2%；98.9%的患者至少在其中一项措施上有所改善。96.2%的患者术后LLIS评分有改善 • 89.6%的患者肢体体积变化，91.1%的LDEX评分和94.8%的LLIS评分有极小的临床重要差异 • 35.2%的患者有蜂窝织炎病史，术后随访24个月，仅有1名蜂窝织炎（97.9%，P<0.001） • 在术后有适合减少压力衣使用的患者中，63.1%的患者停止（42.1%）或显著减少（21.1%）使用压力衣 • 无淋巴结瓣失败，皮瓣相关并发症发生率低，在20.1个月（±9.7）随访期间，无一例出现临床供区肢体淋巴水肿

ICG. 吲哚菁绿；LVB. 淋巴静脉转流；VLNT. 血管化淋巴结移植；CDT. 综合消肿治疗；CCT. 持续加压疗法；LEL. 下肢淋巴水肿；UEL. 上肢淋巴水肿；MBR. 微血管乳房再造术；ISL. 国际淋巴学会；DIEP：腹壁下动脉穿支皮瓣，SAL. 抽吸辅助脂切除术

参考文献

[1] Chang DW, Masia J, Garza R 3rd, Skoracki R, Neligan PC. Lymphedema: surgical and medical therapy. Plast Reconstr Surg. 2016;138:209–18.

[2] Schaverien MV, Coroneos CJ. Surgical treatment of lymphedema. Plast Reconstr Surg. 2019;144(3):738–58.

[3] Silva AK, Chang DW. Vascularized lymph node transfer and lymphovenous bypass: novel treatment strategies for symptomatic lymphedema. J Surg Oncol. 2016;113:932–9.

[4] Carl H, Walia G, Bello R, et al. Systematic review of the surgical treatment of extremity lymphedema. J Reconstr Microsurg. 2017;33:412–25.

[5] Basta MN, Gao LL, Wu LC. Operative treatment of peripheral lymphedema: a systematic meta-analysis of the efficacy and safety of lymphovenous microsurgery and tissue transplantation. Plast Reconstr Surg. 2014;133:905–13.

[6] Sharkey AR, King SW, Ramsden AJ, Furniss D. Do surgical interventions for limb lymphoedema reduce cellulitis attack frequency? Microsurgery. 2017;37(4):348–53.

[7] Scaglioni MF, Fontein DBY, Arvanitakis M, et al. Systematic review of lymphovenous anastomosis (LVA) for the treatment of lymphedema. Microsurgery. 2017;37:947–53.

[8] Cornelissen AJM, Beugels J, Ewalds L, et al. Effect of lymphaticovenous anastomosis in breast cancer-related lymphedema: a review of the literature. Lymphat Res Biol. 2018;16:426–34.

[9] Salgarello M, Mangialardi ML, Pino V, et al. A prospective evaluation of health-related quality of life following lymphaticovenular anastomosis for upper and lower extremities lymphedema. J Reconstr Microsurg. 2018;34:701–7.

[10] Cornelissen AJM, Kool M, Lopez Penha TR, et al. Lymphatico-venous anastomosis as treatment for breast cancer-related lymphedema: a prospective study on quality of life. Breast Cancer Res Treat. 2017;163(2):281–6.

[11] Chang DW. Lymphaticovenular bypass for lymphedema management in breast cancer patients: a prospective study. Plast Reconstr Surg. 2010;126:752–8.

[12] Akita S, Mitsukawa N, Kuriyama M, et al. Suitable therapy options for sub-clinical and early-stage lymphoedema patients. J Plast Reconstr Aesthet Surg. 2014;67:520–5.

[13] Koshima I, Nanba Y, Tsutsui T, et al. Minimal invasive lymphaticovenular anastomosis under local anesthesia for leg lymphedema: is it effective for stage III and IV? Ann Plast Surg. 2004;53(3):261–6.

[14] Campisi CC, Ryan M, Boccardo F, Campisi C. A single-site technique of multiple lymphatic-venous anastomoses for the treatment of peripheral lymphedema: long-term clinical outcome. J Reconstr Microsurg. 2016;32(1):42–9.

[15] Mihara M, Hara H, Furniss D, et al. Lymphaticovenular anastomosis to prevent cellulitis associated with lymphoedema. Br J Surg. 2014;101(11):1391–6.

[16] Gennaro P, Gabriele G, Salini C, et al. Our supramicrosurgical experience of lymphaticovenular anastomosis in lymphoedema patients to prevent cellulitis. Eur Rev Med Pharmacol Sci. 2017;21(4):674–9.

[17] Ozturk CN, Ozturk C, Glasgow M, et al. Free vascularized lymph node transfer for treatment of lymphedema: a systematic evidence based review. J Plast Reconstr Aesthet Surg. 2016;69:1234–47.

[18] Dionyssiou D, Demiri E, Tsimponis A, et al. A randomized control study of treating secondary stage II breast cancer-related lymphoedema with free lymph node transfer. Breast Cancer Res Treat. 2016;156:73–9.

[19] Beederman M, Garza RM, Agarwal S, Chang DW. Outcomes for physiologic microsurgical treatment of secondary lymphedema involving the extremity. Ann Surg. 2020;

[20] Schaverien MV, Asaad M, Selber JC, et al. Outcomes of vascularized lymph node transplantation for the treatment of lymphedema. J Am Coll Surg. 2021;

[21] Chang EI, Ibrahim A, Liu J, Robe C, Suami H, Hanasono MM, Nguyen AT. Optimizing quality of life for patients with breast cancer-related lymphedema: a prospective study combining DIEP flap breast reconstruction and lymphedema surgery. Plast Reconstr Surg. 2020;145(4):676–85.

[22] Patel KM, Lin CY, Cheng MH. A prospective evaluation of lymphedema-specific quality-of-life outcomes following vascularized lymph node transfer. Ann Surg Oncol. 2015;22:2424–30.

[23] Akita S, Tokumoto H, Yamaji Y, et al. Contribution of simultaneous breast reconstruction by deep inferior epigastric artery perforator flap to the efficacy of vascularized lymph node transfer in patients with breast cancer-related lymphedema. J Reconstr Microsurg. 2017;33(8):571–8.

[24] Akita S, Mitsukawa N, Kuriyama M, et al. Comparison of vascularized supraclavicular lymph node transfer and lymphaticovenular anastomosis for advanced stage lower extremity lymphedema. Ann Plast Surg. 2015;74(5):573–9.

[25] Cheng MH, Chen SC, Henry SL, et al. Vascularized groin lymph node flap transfer for postmastectomy upper limb lymphedema: flap anatomy, recipient sites, and outcomes. Plast Reconstr Surg. 2013;131(6):1286–98.

[26] Engel H, Lin CY, Huang JJ, Cheng MH. Outcomes of lymphedema microsurgery for breast cancer-related lymphedema with or without microvascular breast reconstruction. Ann Surg. 2018;268(6):1076–83.

[27] Batista BN, Germain M, Faria JC, Becker C. Lymph node flap transfer for patients with secondary lower limb lymphedema. Microsurgery. 2017;37(1):29–33.

[28] Gratzon A, Schultz J, Secrest K, Lee K, Feiner J, Klein RD. Clinical and psychosocial outcomes of vascularized lymph node transfer for the treatment of upper extremity lymphedema after breast cancer therapy. Ann Surg Oncol. 2017;24:1475–81.

[29] De Brucker B, Zeltzer A, Seidenstuecker K, et al. Breast cancer-related lymphedema: quality of life after lymph node transfer. Plast Reconstr Surg. 2016;137:1673–80.

[30] Nguyen AT, Chang EI, Suami H, Chang DW. An algorithmic approach to simultaneous vascularized lymph node transfer with microvascular breast reconstruction. Ann Surg Oncol. 2015;22(9):2919–24.

[31] Nguyen AT, Suami H, Hanasono MM, Womack VA, Wong FC, Chang EI. Long-term outcomes of the minimally invasive free vascularized omental lymphatic flap for the treatment of lymphedema. J Surg Oncol. 2017;115(1):84–9.

[32] Ciudad P, Agko M, Perez Coca JJ, et al. Comparison of long-term clinical outcomes among different vascularized lymph node transfers: 6-year experience of a single center's approach to the treatment of lymphedema. J Surg Oncol. 2017;116:671–82.

[33] Forte AJ, Huayllani MT, Boczar D, et al. Lipoaspiration and controlled compressive therapy in lymphedema of the upper extremity: a comprehensive systematic review. Cureus. 2019;11(9):e5787.

[34] Hoffner M, Ohlin K, Svensson B, et al. Liposuction gives complete reduction of arm lymphedema following breast cancer treatment-a 5-year prospective study in 105 patients without recurrence. Plast Reconstr Surg Glob Open. 2018;6:1912.

[35] Brorson H. Complete reduction of arm lymphedema following breast

cancer: a prospective twenty-one years' study. Plast Reconstr Surg. 2015;136:134–5.

[36] Lee D, Piller N, Hoffner M, et al. Liposuction of postmastectomy arm lymphedema decreases the incidence of erysipelas. Lymphology. 2016;49:85–92.

[37] Stewart CJ, Munnoch DA. Liposuction as an effective treatment for lower extremity lymphoedema: a single surgeon's experience over nine years. J Plast Reconstr Aesthet Surg. 2018;71:239–45.

[38] Lamprou DA, Voesten HG, Damstra RJ, Wikkeling OR. Circumferential suction-assisted lipectomy in the treatment of primary and secondary end-stage lymphoedema of the leg. Br J Surg. 2017;104:84–9.

[39] Hoffner M, Bagheri S, Hansson E, et al. SF-36 shows increased quality of life following complete reduction of postmastectomy lymphedema with liposuction. Lymphat Res Biol. 2017;15:87–98.

[40] Brorson H, Ohlin K, Olsson G, et al. Quality of life following liposuction and conservative treatment of arm lymphedema. Lymphology. 2006;39:8–25.

[41] Johnson AR, Kimball S, Epstein S, et al. Lymphedema incidence after axillary lymph node dissection: quantifying the impact of radiation and the lymphatic microsurgical preventive healing approach. Ann Plast Surg. 2019;82:S234–41.

[42] Jorgensen MG, Toyserkani NM, Sorensen JA. The effect of prophylactic lymphovenous anastomosis and shunts for preventing cancer-related lymphedema: a systematic review and meta-analysis. Microsurgery. 2018;38(5):576–85.

[43] Boccardo FM, Casabona F, Friedman D, Puglisi M, De Cian F, Ansaldi F, Campisi C. Surgical prevention of arm lymphedema after breast cancer treatment. Ann Surg Oncol. 2011;18(9):2500–5.

[44] Feldman S, Bansil H, Ascherman J, et al. Single institution experience with lymphatic microsurgical preventive healing approach (LYMPHA) for the primary prevention of lymphedema. Ann Surg Oncol. 2015;22(10):3296–301.

[45] Boccardo F, Valenzano M, Costantini S, et al. LYMPHA technique to prevent secondary lower limb lymphedema. Ann Surg Oncol. 2016;23(11):3558–63.

第 25 章　关键话题：外科干预淋巴水肿的疗效评价
Key Topic: Evaluating Outcomes of Lymphedema Surgery

Mark V. Schaverien　Joseph H. Dayan　著

高瑞康　译　　张福先　吴勇金　校

有大量有力的证据，包括系统回顾和 Meta 分析、随机对照试验（randomized controlled trial，RCT），以及前瞻性比较和队列研究，证明了手术治疗淋巴水肿的有效性（见第 24 章）。这些外科治疗包括淋巴静脉转流（LVB）、血管化淋巴结移植（VLNT）、抽吸辅助脂切除术（SAL）和持续加压疗法（CCT）、直接切除手术，以及生理和切除联合手术。当前证据基础的一个局限性是，尽管个体研究中关于术前和术后使用的客观测量模式存在一致性，但不同研究之间使用的客观评估模式存在异质性。例如，最常见的研究报告了使用肢体的周径测量值作为肢体体积测量值；然而，这些方法的实用性仍然受到评分者之间和评分者内部显著差异的限制[1, 2]。其他研究使用了水置换体积描记术，尽管它是测量肢体体积最准确的工具，但由于实际限制，临床上并不常用。因此，允许不同研究之间进行比较以汇集数据和 Meta 分析的能力是有限的，并且仍然迫切需要纵向结果数据的一致性，包括客观测量和患者报告结局（PRO）。

与第 5 章详细描述的术前对淋巴水肿患者的多模式评估类似，在术后随访治疗淋巴水肿期间，应在固定的时间间隔内建立一种标准化方法，包括测量多个客观指标和患者报告结局[1, 3]。在每个术后时间间隔，以及每个连续时间间隔之间，这些标准化指标包括与术前相比，肢体多余体积的变化、使用生物阻抗谱（BIS）的细胞外液体测量、保守护理要求、疏松结缔组织炎发作，以及患者报告结局[1, 4]。重要的是，患者评估应结合多种评估方法，以提高淋巴水肿评估的可靠性[5]。其他指标还包括使用吲哚菁绿（ICG）荧光淋巴造影[6, 7]或放射性同位素淋巴显像[8]，通常在术后每隔一年重新进行一次。淋巴造影或磁共振淋巴造影（MRL）也可用于评估 VLNT 的生理功能[9, 10]。

许多指标已被证明是相关的，这提高了它们的可靠性。一项对上肢和下肢淋巴水肿的研究发现，使用经验证的特定于病情的淋巴水肿生活质量问卷（LYMQOL），VLNT 和所有领域的四肢围度变化之间存在相关性[4]。多项研究表明，L-Dex 评分与肢体体积过剩相关，一项研究发现，这两项评分都对包括 LVB 和 VLNT 在内的手术干预有反应[1, 11, 12]。

在这里，我们提出了一个基于证据的评估淋巴水肿手术治疗患者术后结局的表格（表 25-1）。

一、淋巴水肿的特殊症状

评估应包括对淋巴水肿的具体症状的自我报告，包括目前和以前的患肢肿胀和沉重，以及频率的变化和与刺激性活动的关系。淋巴水肿特异性症状对诊断和纵向评估很敏感，包括肢体活动障碍、肢体肿胀、躯干肿胀、沉重感、紧绷感、麻木感、触痛、酸痛和刺痛（麻痹）[13]；对多种症状的评估可提高评估的敏感性和特异性[5]。淋巴

测量／调查	6 个月	12 个月	24 个月
淋巴水肿特定症状，包括目前和过去 12 个月的肿胀和沉重，以及活动频率／活动关系的变化	×	×	×
过去 12 个月中淋巴水肿相关蜂窝织炎的发作和所需治疗（口服／静脉注射抗生素）	×	×	×
详细的治疗史，包括使用加压绷带或压力衣的小时数，以及压力类型／类别；间歇性气动压缩装置的使用频率／周；夜间压力治疗的使用频率／周和类型	×	×	×
使用点状水肿量表测量点状水肿程度	×	×	×
使用周长计或用截锥公式测量肢体周长的肢体体积	×	×	×
用 L-Dex 评分测量细胞外液体	×	×	×
使用 LLIS（v2）、LYMQOL 或 ULL-27 报告患者结果		×	×
使用 ICG 荧光淋巴造影（MRL 或淋巴造影替代方案）进行生理性再分期成像，可按计划或根据疾病反应进行		×	×

表 25-1　淋巴水肿手术患者术后最低临床测量／调查建议

LLIS. 淋巴水肿生命影响量表；LYMQOL. 淋巴水肿生活质量问卷；ULL-27. 上肢淋巴水肿 27；ICG. 吲哚菁绿；MRL. 磁共振淋巴造影

水肿乳腺癌调查问卷（lymphedema breast cancer questionnaire，LBCQ）是一个结构化的自我报告工具，可评估 19 种症状及其发生频率，在前瞻性淋巴水肿监测中使用时已证明其可靠性[14]。在这个工具中，肢体肿胀或沉重的自我报告与淋巴水肿的诊断关系最为密切[15]；一项对继发性上肢淋巴水肿患者的研究结果证实了这一点，报告的最常见症状是肿胀（97.5%）和沉重（71%）[1]。

建议： 在每个间隔期，应记录患肢的肿胀和沉重感的自我报告。

二、淋巴水肿相关疏松结缔组织炎发作

每年患肢淋巴水肿相关的疏松结缔组织炎的发作次数和所需的治疗（口服／静脉注射抗生素），以及病因（即自发的或创伤后）、频率和时间，都应寻求并记录下来。淋巴水肿的生理和切除手术后，疏松结缔组织炎的发作频率通常会降低[16, 17]。

建议： 在每个间隔期，应记录每年受影响肢体的疏松结缔组织炎的发作次数和所需治疗。

三、详细治疗史

应在每个间隔期，记录详细的治疗史，以确定这些要求在手术后的纵向变化。该历史应包括使用绷带或压力衣的小时数，以及压力类型和压力等级，每周使用其间歇性肢体气压装置（PCD）的频率和治疗时间（如果适用），以及每周使用夜间压力的频率和服装类型（包括绷带）（如果适用）。最近一周的使用情况可以由患者在日记中记录下来，以提高准确性。

建议： 在每个间隔期，应记录过去一周的详细治疗史。

四、点状水肿的程度

每个时间间隔的点状水肿程度可以用点状水肿量表测量。点状水肿是淋巴水肿的敏感标志，在一项关于继发性上肢淋巴水肿的研究中，71% 的患者出现了点状水肿[1]。点状水肿的存在是通过检查者的拇指按压一致的位置 60s 来评估的，点状水肿的严重程度可以用点状水肿量表近似测量和表达[18]。它的存在和分布与淋巴成像（即 ICG

淋巴成像、淋巴镜成像、MRL）上看到的真皮回流相对应[19]，点状水肿的程度与 L-Dex 评分相关，但与肢体体积差异无关，可能是由于相关的纤维化，这是晚期淋巴水肿表型的特点[12]。

建议：在每个时间间隔内，应记录点状水肿的程度和分布。

五、肢体容积的测量

在每个时间间隔内，都应该使用围径仪进行肢体容积的测量。另外，用卷尺以 4cm 的间隔测量肢体周径，也可以用截锥公式计算肢体容积；由于难以复制准确的参考点和施加在卷尺上的张力，因此测量者之间和测量者内部存在很大的差异，标准化是至关重要的[1, 2]。

由于周径的可用性和易用性，它非常准确、快速、有效和可靠的[12, 20, 21]。患肢和未受影响的肢体之间的差异表示为相对和绝对的肢体体积超标率；在双侧淋巴水肿中，无法确定超标体积，因此要计算每个肢体的体积与基线的变化百分比。肢体容积的最小临床重要差异（minimal clinically important difference，MCID）被估计为 10%[22]。为了达到准确性和低差异性，测量要从确定的和可重复的点进行，每次测量使用相同的肢体长度，每个肢体由受过训练的调查员进行；连续测量之间的差异性应小于 1%，未受影响的肢体的测量差异性是连续测量间隔的有用基准。在临床环境中，定期重新校准周长计以保持准确性是很重要的。

建议：在每个间隔期，应记录使用围径仪对患肢和未受影响的肢体的体积测量或肢体周径的测量（使用截锥体体积计算）。

六、生物阻抗谱

生物阻抗谱（BIS）测量能够快速、可靠地无创测量肢体中的细胞外水。L-Dex® U400（ImpediMed，Carlsbad，CA）是一种便携式粘性电极和基于铅的系统，一直是研究最多的淋巴水肿 BIS 设备；然而，为了获得一致的结果，需要大量的标准化培训；SOZO®（ImpediMed，Carlsbad，CA）在手掌和脚底使用接触电极垫，以减少用户错误并提高可靠性。L-Dex 评分的测量对于继发性上肢乳腺癌相关淋巴水肿（breast cancer-related lymphedema，BRCL）的诊断是可靠的[1, 20, 21, 23-25]，并与淋巴水肿严重程度阶段和肢体体积过大明显相关[12, 26]；它对非手术和手术干预的反应也很灵敏[1, 12]。

L-Dex 评分来自于调整性别、上 / 下肢和右 / 左差异后计算出的患肢和未受影响肢体的阻抗值之比[27]，BIS 的一个局限性在于不能独立可靠地测量双侧肢体淋巴水肿。虽然没有确定 MCID 作为 L-Dex 评分的临界值，但可以利用基于分布的方法，用一半的标准差对特定人群进行估计[28]。

建议：在每个间隔期，应记录 L-Dex 评分（如果可行的话）。

七、患者报告结果（PRO）测量

PRO 对于评估淋巴水肿患者，以及对非手术或手术干预的纵向评估非常重要。一些量表已被验证用于测量淋巴水肿特有的 PRO，并越来越多地被用于常规临床设置。研究中评估最多的淋巴水肿专用量表包括淋巴水肿生活质量问卷（LYMQOL）、淋巴水肿生命影响量表（LLIS）和上肢淋巴水肿 27（ULL-27）。其他问卷包括淋巴水肿生活质量调查（LyQLI）、弗莱堡淋巴水肿生活质量评估（FLQA-L）和下肢淋巴水肿功能、残疾和健康问卷（Lymph-ICF-LL），以及最近的 LYMPH-Q[29, 30]。LLIS（v2）包括 18 个关于过去一周的问题，分布在身体、功能和心理领域[31]，被发现与 ULL-27 高度相关，在测量身体和功能残疾方面更加敏感[1]。因此，推荐使用 LLIS（v2）来评估 PRO，其 MCID 为 7.31 分[31-33]。虽然常用，但一项研究发现，LYMQOL 评分与国际淋巴学会（ISL）分期或上肢和下肢淋巴水肿的 L-Dex 评分之间没有相关性[34]。

建议: 在每个间隔期,应进行有效的淋巴水肿专用调查问卷。

八、生理再分期成像

生理淋巴水肿分期可以使用 ICG 荧光淋巴造影来评估淋巴运输、功能性淋巴管的存在,以及真皮回流的模式和分布。推荐的分期系统包括皮肤回流分期表和 MD 安德森癌症中心(MDACC)ICG 淋巴水肿分期表[6, 7]。ICG 淋巴造影目前被认为是最敏感的淋巴水肿检测方法,一项研究发现,所有受影响的上肢体积>10% 的人都有异常的 ICG 模式;与淋巴造影相比,ICG 淋巴造影在上肢和下肢都有更高的灵敏度[35]。可按标准间隔进行生理再分期,或者根据术后的临床进展情况进行。

放射性核素淋巴镜检查也可用于再分期[36, 37]。如淋巴镜分期系统等 Validated 分期量表评估淋巴结、淋巴管,以及皮肤回流的存在和分布[8]。虽然关于淋巴镜检查的可靠性的研究并不一致[1, 36, 38],其中一项研究发现,最小肢体体积超过 10% 的敏感性和特异性分别为 88% 和 41.4%,阳性和阴性预测值分别为 72.1% 和 66.7%[1];这些结果可能受到放射医师和解释者的经验,以及正常和异常淋巴镜检查的定义的影响。MRL 能够使淋巴水肿患者的淋巴管、淋巴结和真皮回流的解剖和功能状态可视化,在一项研究中发现,MRL 在一系列措施上比淋巴镜检查中具有更大的敏感性和特异性[39]。

然而,MRL 的主要缺点在于对操作者的依赖性,以及对具有后处理和评估淋巴水肿患者的专业知识的放射科医生的必要性。此外,还缺乏经过验证的分期量表。淋巴镜或 MRL 也可用于评估术后移植淋巴结的生理功能;然而,这些可能在 VLNT 的对比度增强方面受到限制[9, 10]。

建议: 术后生理复查可按年度间隔或根据疾病反应在临床上进行。

九、肢体功能评估工具

在其他领域验证的肢体功能评估工具可以提供有关淋巴水肿造成的身体残疾的补充信息。这些工具包括臂、肩、手残疾问卷(DASH/Quick-DASH)、下肢功能评分(LEFS)、上肢功能评分(UEFI)和上肢功能障碍问卷(ULDQ)。然而,一项研究发现,DASH 和 LEFS 分数与上肢和下肢的 ISL 阶段或 L-Dex 分数之间没有相关性[34]。由于其非疾病特异性,需要进一步研究以验证其在淋巴水肿中的应用。

这些建议的摘要见表 25-1。

参考文献

[1] Wiser I, Mehrara BJ, Coriddi M, Kenworthy E, Cavalli M, Encarnacion E, Dayan JH. Preoperative assessment of upper extremity secondary lymphedema. Cancers (Basel). 2020;12:135.

[2] Sun F, Hall A, Tighe MP, Brunelle CL, Sayegh HE, Gillespie TC, Daniell KM, Taghian AG. Perometry versus simulated circumferential tape measurement for the detection of breast cancer-related lymphedema. Breast Cancer Res Treat. 2018;172:83–91.

[3] Pappalardo M, Patel K, Cheng MH. Vascularized lymph node transfer for treatment of extremity lymphedema: an overview of current controversies regarding donor sites, recipient sites and outcomes. J Surg Oncol. 2018;117:1420–31.

[4] Patel KM, Lin CY, Cheng MH. A prospective evaluation of lymphedema-specific quality-of-life outcomes following vascularized lymph node transfer. Ann Surg Oncol. 2015;22:2424–30.

[5] Fu MR, Axelrod D, Cleland CM, Qiu Z, Guth AA, Kleinman R, Scagliola J, Haber J. Symptom report in detecting breast cancer-related lymphedema. Breast Cancer (Dove Med Press). 2015;7:345–52.

[6] Chang DW, Suami H, Skoracki R. A prospective analysis of 100 consecutive lymphovenous bypass cases for treatment of extremity lymphedema. Plast Reconstr Surg. 2013;132:1305–14.

[7] Yamamoto T, Yamamoto N, Doi K, et al. Indocyanine green-enhanced lymphography for upper extremity lymphedema: a novel severity staging system using dermal backflow patterns. Plast Reconstr Surg. 2011;128:941–7.

[8] Cheng MH, Pappalardo M, Lin C, Kuo CF, Lin CY, Chung KC. Validity of the novel Taiwan lymphoscintigraphy staging and correlation of Cheng lymphedema grading for unilateral extremity lymphedema. Ann Surg. 2018;268:513–25.

[9] Cheng MH, Chen SC, Henry SL, et al. Vascularized groin lymph node flap transfer for postmastectomy upper limb lymphedema: flap anatomy, recipient sites, and outcomes. Plast Reconstr Surg. 2013;131:1286–98.

[10] Becker C, Assouad J, Riquet M, Hidden G. Postmastectomy

lymphedema: long-term results following microsurgical lymph node transplantation. Ann Surg. 2006;243:313–5.

[11] Seward C, Skolny M, Brunelle C, Asdourian M, Salama L, Taghian AG. A comprehensive review of bioimpedance spectroscopy as a diagnostic tool for the detection and measurement of breast cancer-related lymphedema. J Surg Oncol. 2016;114:537–42.

[12] Coroneos CJ, Wong FC, DeSnyder SM, Shaitelman SF, Schaverien MV. Correlation of L-Dex bioimpedance spectroscopy with limb volume and lymphatic function in lymphedema. Lymphat Res Biol. 2019;17:301–7.

[13] Armer JM, Ballman KV, McCall L, Armer NC, Sun Y, Udmuangpia T, Hunt KK, Mittendorf EA, Byrd DR, Julian TB, Boughey JC. Lymphedema symptoms and limb measurement changes in breast cancer survivors treated with neoadjuvant chemotherapy and axillary dissection: results of American College of Surgeons Oncology Group (ACOSOG) Z1071 (Alliance) substudy. Support Care Cancer. 2019 Feb;27(2):495–503.

[14] Armer JM, Hulett JM, Bernas M, Ostby P, Stewart BR, Cormier JN. Best-practice guidelines in assessment, risk reduction, management, and surveillance for post-breast cancer lymphedema. Curr Breast Cancer Rep. 2013;5:134–44.

[15] Armer JM, Stewart BR. Post-breast cancer lymphedema: incidence increases from 12 to 30 to 60 months. Lymphology. 2010;43(3):118–27.

[16] Sharkey AR, King SW, Ramsden AJ, Furniss D. Do surgical interventions for limb lymphoedema reduce cellulitis attack frequency? Microsurgery. 2017;37(4):348–53.

[17] Lee D, Piller N, Hoffner M, et al. Liposuction of postmastectomy arm lymphedema decreases the incidence of erysipelas. Lymphology. 2016;49:85–92.

[18] Brodovicz KG, McNaughton K, Uemura N, Meininger G, Girman CJ, Yale SH. Reliability and feasibility of methods to quantitatively assess peripheral edema. Clin Med Res. 2009;7(1–2):21–31.

[19] Thomis S, Dams L, Fourneau I, De Vrieze T, Nevelsteen I, Neven P, Gebruers N, Devoogdt N. Correlation between clinical assessment and lymphofluoroscopy in patients with breast cancer-related lymphedema: a study of concurrent validity. Lymphat Res Biol. 2020;25

[20] Adriaenssens N, Buyl R, Lievens P, Fontaine C, Lamote J. Comparative study between mobile infrared optoelectronic volumetry with a Perometer and two commonly used methods for the evaluation of arm volume in patients with breast cancer related lymphedema of the arm. Lymphology. 2013;46:132–43.

[21] Jain MS, Danoff JV, Paul SM. Correlation between bioelectrical spectroscopy and perometry in assessment of upper extremity swelling. Lymphology. 2010;43:85–94.

[22] Cormier JN, Xing Y, Zaniletti I, Askew RL, Stewart BR, Armer JM. Minimal limb volume change has a significant impact on breast cancer survivors. Lymphology. 2009;42(4):161–75.

[23] Fu MR, Cleland CM, Guth AA, Kayal M, Haber J, Cartwright F, Kleinman R, Kang Y, Scagliola J, Axelrod D. L-dex ratio in detecting breast cancer-related lymphedema: reliability, sensitivity, and specificity. Lymphology. 2013;46:85–96.

[24] Ridner SH, Dietrich MS, Spotanski K, Doersam JK, Cowher MS, Taback B, McLaughlin S, Ajkay N, Boyages J, Koelmeyer L, DeSnyder S, Shah C, Vicini F. A prospective study of L-Dex

values in breast cancer patients pretreatment and through 12 months postoperatively. Lymphat Res Biol. 2018;16:435–41.

[25] Levenhagen K, Davies C, Perdomo M, Ryans K, Gilchrist L. Diagnosis of upper quadrant lymphedema secondary to cancer: clinical practice guideline from the Oncology Section of the American Physical Therapy Association. Phys Ther. 2017;97:729–45.

[26] Szuba A, Strauss W, Sirsikar SP, Rockson SG. Quantitative radionuclide lymphoscintigraphy predicts outcome of manual lymphatic therapy in breast cancer-related lymphedema of the upper extremity. Nucl Med Commun. 2002;23:1171–5.

[27] Czerniec SA, Ward LC, Refshauge KM, Beith J, Lee MJ, York S, Kilbreath SL. Assessment of breast cancer-related arm lymphedema-comparison of physical measurement methods and self-report. Cancer Investig. 2010;28:54–62.

[28] Norman GR, Sloan JA, Wyrwich KW. Interpretation of changes in health-related quality of life. Med Care. 2003;41:582–92.

[29] Coriddi M, Dayan J, Sobti N, Nash D, Goldberg J, Klassen A, Pusic A, Mehrara B. Systematic review of patient-reported outcomes following surgical treatment of lymphedema. Cancers (Basel). 2020 Feb 29;12(3):565.

[30] Beelen LM, van Dishoeck AM, Tsangaris E, Coriddi M, Dayan JH, Pusic AL, Klassen A, Vasilic D. Patient-reported outcome measures in lymphedema: a systematic review and COSMIN analysis. Ann Surg Oncol. 2020;

[31] Weiss J, Daniel T. Validation of the lymphedema life impact scale (LLIS): a condition-specific measurement tool for persons with lymphedema. Lymphology. 2017;48:128–38.

[32] Weiss J, Daniel T. Validation of the lymphedema life impact scale version 2: a condition specific measurement tool for persons with lymphedema. Lymphology. 2015;48:128–38.

[33] Beederman M, Garza RM, Agarwal S, Chang DW. Outcomes for physiologic microsurgical treatment of secondary lymphedema involving the extremity. Ann Surg. 2020;

[34] Lee TS, Morris CM, Czerniec SA, Mangion AJ. Does lymphedema severity affect quality of life? Simple question. Challenging answers. Lymphat Res Biol. 2018;16:85–91.

[35] Mihara M, Hara H, Araki J, Kikuchi K, Narushima M, Yamamoto T, Iida T, Yoshimatsu H, Murai N, Mitsui K, Okitsu T, Koshima I. Indocyanine green (ICG) lymphography is superior to lymphoscintigraphy for diagnostic imaging of early lymphedema of the upper limbs. PLoS One. 2012;7:e38182.

[36] Maclellan RA, Zurakowski D, Voss S, Greene AK. Correlation between lymphedema disease severity and lymphoscintigraphic findings: a clinical-radiologic study. J Am Coll Surg. 2017;225:366–70.

[37] Kleinhans E, Baumeister RG, Hahn D, et al. Evaluation of transport kinetics in lymphoscintigraphy: follow-up study in patients with transplanted lymphatic vessels. Eur J Nucl Med. 1985;10:349–52.

[38] Hassanein AH, Maclellan RA, Grant FD, Greene AK. Diagnostic accuracy of lymphoscintigraphy for lymphedema and analysis of false-negative tests. Plast Reconstr Surg Glob Open. 2017;5:e1396.

[39] Bae JS, Yoo RE, Choi SH, Park SO, Chang H, Suh M, Cheon GJ. Evaluation of lymphedema in upper extremities by MR lymphangiography: comparison with lymphoscintigraphy. Magn Reson Imaging. 2018;49:63–70.

第26章　淋巴水肿治疗的现代策略之一

New and Emerging Therapies for Lymphedema: Part I

Alex K. Wong　Anjali C. Raghuram　著

黄雅婷　译　　张福先　吴勇金　校

淋巴水肿的病理生理学包括对初始淋巴损伤的细胞反应和间质积聚，最终导致淋巴功能受损和纤维脂肪组织改变[1]。慢性间质液淤积激活了炎症途径，导致组织重塑、淋巴增生和脂肪细胞沉积[1, 2]。CD4+ 细胞是参与疾病进展的标志性炎症效应器。通过 CD4+ 促进以 Th2 为基础的 Th1/Th2 混合反应，周围成纤维细胞被触发，通过自分泌转化生长因子 $-\beta_1$（TGF-β_1）的上调，肌成纤维细胞分化和胶原蛋白生成[2]的增加代偿启动基质修复。此外，Th2 反应抑制淋巴管生成的侧支血管的形成，并损害淋巴泵送功能。淋巴水肿中慢性炎症的正反馈循环最终导致软组织顺应性改变、淋巴管闭塞和患者肢体沉重、紧绷和（或）点状水肿等疾病后遗症[1, 3]。

因此，淋巴水肿患者的促炎、促纤维化和抗淋巴管生成机制于疾病晚期进展。针对这些机制进行治疗以预防 Th2 传播炎症为疾病管理提供了一个重要的临床重点。患者发病率、淋巴水肿程度、时间进程和症状的可变性进一步增加了护理罹患这种疾病患者的难度[4]。在过去的 10 年里，人们一致致力于确定特定的基因、蛋白质、脂质和细胞靶点进行药物治疗。鉴于早期淋巴水肿的症状往往很微妙，肢体大小也有生理性变化[4]，因此人们对这些具有促进和缓解症状特性的新疗法越来越感兴趣，以更好地治疗患者，减少淋巴水肿的发病率。

一、淋巴管生成治疗方法

淋巴管生成是淋巴管生长的主要方式，包括由原有的血管中形成血管。已有几种确定的淋巴管生成信号通路，图 26-1 展示了这些靶受体相互作用。考虑到淋巴水肿患者的淋巴管闭塞和损害，淋巴管生成机制为恢复淋巴管功能提供了一个关键的治疗机会，并提供了更好的间质液引流、脂质吸收和免疫反应[5]。表 26-1 概述了以下淋巴管生成疗法。

（一）血管内皮生长因子

在中心淋巴管生成途径中，通过血管内皮生长因子 C（VEGF-C）与血管内皮细胞生长因子受体 3（VEGFR-3）相互作用的信号通路被认为是胚胎静脉内皮细胞向淋巴系萌发的必要条件[5]。已知 VEGF 也与 VEGFR-2 相互作用，尽管产生的淋巴管生成结果不太显著，如血管扩大和萌芽受限[6]。通过 VEGF-C 介导的丝氨酸激酶 AKT 和 ERK 的磷酸化，淋巴内皮细胞（lymphatic endothelial cell，LEC）能够增殖、迁移和存活[7]。此外，淋巴管形成过程中 VEGFR-3 信号通路的抑制会导致小鼠胚胎和新生儿的淋巴退化和随后的淋巴水肿[8]。在 70% 的 Milroy 病（常染色体显性的原发性先天性淋巴水肿）患者中，VEGFR-3 的酪氨酸激酶结构域存在错义突变[9]。

鉴于 VEGF-C 在淋巴管生成中的关键和特异性作用，有理由认为这种生长因子外源性给药可

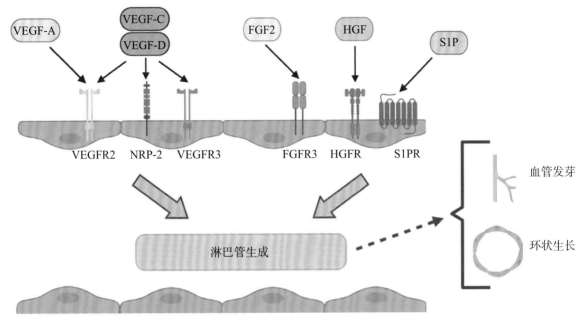

▲ 图 26-1　淋巴管生成信号通路概述

以改善淋巴水肿患者的症状。实验小鼠和猪淋巴水肿模型表明,VEGF-C 治疗与淋巴结转移相结合,产生的淋巴管生成反应优于其他 VEGF 家族成员,如 VEGF-A 和 VEGF-D 的治疗[10, 11]。此外,在接受 VEGF-C 治疗的猪中,转移淋巴结的结构得到了最佳保存,并且与接受 VEGF-D 治疗的猪不同,手术后的腹股沟供区不会出现术后血清肿[11]。尽管这些结果是有希望的,但 VEGF 的临床转化受限于肿瘤转移行为,以及肿瘤相关巨噬细胞的募集和迁移[12]。此外,在淋巴水肿组织中发现 VEGF-C 的表达显著增加,这表明在这种炎症环境中 T 细胞衍生的细胞因子降低了 LEC 对淋巴管生成生长因子的反应性[13]。因此,在乳腺癌相关上肢淋巴水肿(BCRL)患者中进行了 VEGF-C 抑制的试点研究。当患者经历了间质液压力和细胞外液量下降时,抑制剂帕唑帕尼显示出不利的毒性特征[14]。很明显,VEGF 在促进或阻碍淋巴管生成方面的作用是多方面的,有必要进一步研究其安全有效的治疗用途。

（二）成纤维细胞生长因子 -2 与肝细胞生长因子

淋巴水肿的另外两种治疗淋巴水肿生长因子

包括成纤维细胞生长因子 -2（fibroblast growth factor-2，FGF-2）和肝细胞生长因子（HGF）。无论是与 VEGF-C 联合还是单独使用,FGF-2 都能诱导 LEC 增殖、迁移和存活,以及小鼠角膜中的淋巴管生成[5]。FGF-2 也被证明能够结合淋巴管内皮透明质酸受体 -1（lymphatic vessel endothelial receptor-1，LYVE-1）,并促进淋巴管生成的信号激活[5]。在淋巴水肿的大鼠尾巴模型中,局部应用碱性 FGF 导致尾巴体积减小,VEGF-C 的 mRNA 和蛋白质水平上调,淋巴管密度高于用生理盐水治疗的对照组大鼠尾巴[15]。沿着类似的静脉研究方向,肝细胞生长因子（HGF）治疗小鼠上肢模拟实现 BCRL 的结果是显著减少肢体体积和增加淋巴流量[16]。虽然这是 HGF 的一种相对新颖的应用,但之前在严重肢体缺血患者中使用 HGF 基因治疗的好结果已证明没有不良的全身或局部炎症反应、肿瘤发展或糖尿病视网膜病变的进展[16]。然而,FGF-2 和 HGF 的增加使用受到这些生长因子的非特异性活性的限制。除了淋巴管生成外,这两种生长因子都能促进血管生成,因此它们都不是进一步开发特异性诱导淋巴管生成活性的理想候选疗法。

表 26-1 淋巴管生成疗法概述		
靶向分子	作用机制	治疗方法
血管内皮生长因子（VEGF）	• VEGF-C 与 VEGFR-2/3 相互作用促进内皮细胞萌发和淋巴管扩张 • VEGF-C 使丝氨酸激酶磷酸化 AKT 和 ERK，促进 LEC 增殖、迁移和存活 • 当 LEC 对淋巴水肿无反应时，VEGF-C 水平升高	• 补充可在小鼠和猪模型中产生淋巴管生成反应 • 当与猪的淋巴结转移一起给药时，有保留的淋巴结结构 • 抑制 BCRL 患者的 VEGF-C 会降低间质液压力和细胞外液体积
成纤维细胞生长因子 –2（FGF-2）和肝细胞生长因子（HGF）	• FGF-2 诱导 LEC 增殖、迁移和存活 • FGF-2 和 HGF 结合 LYVE-1 并激活淋巴管生成信号	• 在大鼠尾巴模型中局部 FGF-2 减少尾巴体积，上调 VEGF-C mRNA/蛋白水平，并增加淋巴管密度 • HGF 治疗小鼠上肢淋巴水肿可减少肢体体积，增加淋巴流量
神经纤毛蛋白 –2（NRP-2）	• NRP-2 与 VEGFR-3 复合物促进淋巴管生成信号 • NRP-2 在淋巴管形成之前和期间中在胚胎静脉中表达	• 缺乏 NRP-2 的小鼠的淋巴管和毛细血管数量减少，因此补充 NRP-2 可能促进淋巴管生成
Notch-1 和 ephrin B2（EPB2）	• 在胚胎发育期间，有条件地从 LEC 中删除 Notch-1 会导致 LEC 数量和大小的增加 • EPB2 突变导致淋巴管发育不良而无腔内瓣膜 • EPB2 促进 VEGFR-3 的内化和信号传递	• Notch-1 和 EPB2 活性的调控可能有助于调节淋巴管生成和淋巴管形成质量
鞘氨醇 –1– 磷酸（S1P）	• 在体外，S1P 通过 S1P1/G_i/PLC/Ca^{2+} 途径诱导 LEC 迁移和管的形成 • 在体内，S1P 刺激 LEC 分泌 ANG2，并有助于正常的淋巴模式化	• 在小鼠尾巴模型中，S1P 受体调节阻断 CD4$^+$ 释放并预防继发性淋巴水肿
透明质酸（HA）	• 在有淋巴水肿的肢体中发现 HA 水平升高	• 用透明质酸酶治疗小鼠淋巴水肿肢体可减少水肿，促进形成更密集、更细长的 LYVE+ 和 VEGFR-3+ 淋巴管
转化生长因子 β（TGF-β）	• 在淋巴水肿组织中发现了 3 倍的 TGF-β_1，并导致了纤维化的	• 用单克隆抗体或可溶性缺陷受体阻断 TGF-β 可减少组织纤维化，增加淋巴管生成和淋巴功能 • TGF-β 抑制可以减少炎症和 Th2 细胞的招募
骨形态发生蛋白质 –9（BMP-9）和激活素受体样激酶 1（ALK-1）	• BMP-9 和 ALK-1 上调参与淋巴瓣膜形成的 LEC 基因功能	• BMP-9 缺失导致淋巴瓣膜数量减少和成熟度下降 • 阻断新生小鼠 ALK-1 可导致淋巴毛细血管密度降低 • 增强 BMP-9 和 ALK-1 的功能可以改善淋巴管的形成

（续表）

靶向分子	作用机制	治疗方法
白细胞介素 –8（IL-8）	• IL-8 刺激 LEC 增殖、管形成和迁移 • IL-8 下调 p57^{Kip2} 促进淋巴管形成	• 补充 IL-8 可增强淋巴管生成活性
9– 顺式视黄酸（9–cis RA）	• 9–cis RA 上调 IL-8 mRNA 表达，促进淋巴管生成 • 9–cis RA 通过 FGFR 信号通路刺激 LEC 增殖、迁移和管的形成	• 在小鼠模型中，腹腔内、一次性给药或口服 9–cis RA 可减轻淋巴管损伤后的术后淋巴水肿
干细胞	• 干细胞分泌生长因子，调节炎症过程，并具有分化为多种细胞类型以对抗淋巴水肿的能力 • 骨髓来源的 MAPC 促进毛细血管、前收集器和收集器水平上淋巴系统的恢复，以及移植淋巴结的功能重新整合	• BMMSC 和 ADSC 可减少淋巴水肿患者的肢体体积和疼痛

（三）神经纤毛蛋白 –2（NRP-2）

神经纤毛蛋白 –2（Neuropilin-2，NRP-2）在淋巴管形成之前和淋巴管发育后期[5]的胚胎静脉中均有表达。VEGF-C 和 VEGF-D 都能与 NRP-2 结合并诱导其与 VEGFR-3 共内化，但在没有这些生长因子的情况下，NRP-2 也能与受体复合。在机制上，NRP-2 被认为促进 VEGFR-3 信号[5]。因此，研究发现缺乏 NRP-2 的小鼠的淋巴管和毛细血管缺失或数量减少。缺乏 NRP-2 会导致液体潴留增加，并因淋巴管引流减少致淋巴水肿加重[17]。因此，NRP-2 通路有可能成为衰减炎症后水肿组织变化的有用靶点。

（四）Notch-1 和 Ephrin B2（EPB2）

LEC 通过生长因子接受旁分泌调节，但通过 Notch-1 和 ephrin（Eph）通路相互沟通[5]。已发现真皮层和肿瘤中的 LEC 已被发现表达 Notch-1 和 Notch-4。研究发现，胚胎发育过程中 LEC 中 Notch-1 的条件缺失会导致 LEC 数量的增加和淋巴囊大小[5]的增加。在 Eph 通路中，ephrin B2（EPB2）通路突变导致小鼠淋巴管发育不良和腔内瓣膜缺陷；这些小鼠易患乳糜胸。EPB2 通过促进受体内化[5]使 VEGFR-3 信号传递更有效。虽然我们对 Notch-1 和 EPB2 通路的胚胎后靶向性了解较

少，但这些信号靶点对于全面考虑淋巴水肿病理生理学中的异常信号可能非常重要。

（五）鞘氨醇 –1– 磷酸酯（S1P）

一种生物活性溶血磷脂，鞘氨醇 –1– 磷酸（sphingosine-1–phosphate，S1P）已经证明了通过 S1P1/G$_i$/PLC/Ca^{2+} 途径[18]在体外诱导 LEC 迁移和管形成的能力。S1P 还能刺激 LEC 分泌血管生成素 2（angiopoietin 2，ANG2），ANG2 是淋巴腺血管生成[5]所必需的生长因子。在体内，S1P 还以自分泌的方式发挥作用，并有助于正常的淋巴模式[5]。在小鼠尾部皮肤和淋巴切除后，通过 S1P 受体调节剂 FTY720 阻断淋巴结释放 CD4$^+$ 细胞，可防止继发性淋巴水肿[19]的发展。随着对 CD4$^+$ 细胞在引起淋巴水肿中的时空行为的进一步了解，S1P 显示出有望作为患者淋巴结清扫后的预防靶向。

（六）透明质酸（HA）

透明质酸（hyaluronic acid，HA）是细胞外基质的关键成分，最近已被报道其在淋巴水肿病理中的作用[20]。与未受淋巴损伤的正常组织相比，淋巴水肿区积累了更高水平的透明质酸。此外，透明质酸在被透明质酸酶降解后，根据其片段的分子质量大小显示出不同的功能。在用透明质酸酶治疗淋巴水肿的小鼠后肢，与用磷酸盐缓冲盐

水（phosphate-buffered saline，PBS）治疗的对照组相比，水肿明显减少。同时，透明质酸酶降解的透明质酸支持形成更致密和新延长的 LYVE-1+ 和 VEGFR-3+ 淋巴管，这与未处理肢体中所见的大的、扩张的和功能失调的淋巴管不同[20]。为了将透明质酸酶在治疗患者淋巴水肿中的作用进行临床转化，还需要进一步研究酶降解产生的不同大小透明质酸片段的信号机制。

（七）转化生长因子 β（TGF-β）

在与淋巴水肿相关的慢性炎症反应中，$TGF-\beta_1$ 上调并导致组织纤维化。与正常未损伤组织相比，淋巴水肿组织中 $TGF-\beta_1$ 的表达水平几乎是正常组织的 3 倍[21]。因此，用单克隆抗体系统地阻断 TGF-β，或者通过可溶性缺陷的 TGF-β 受体局部阻断 TGF-β 功能可显著减少组织纤维化，增加淋巴管生成，并改善淋巴功能[21]。TGF-β 在减少炎症和相关的 Th2 细胞及其促纤维化细胞因子的招募方面具有额外的优势。与体内研究结果一致，TGF-β 水平在患者淋巴水肿区也是升高的[21]。因此，阻断这种生长因子的促纤维化和促炎症的后遗症可能改变区域环境，有利于改善淋巴结损伤后淋巴管的发育。

（八）骨形态发生蛋白质 –9（BMP-9）和激活素受体样激酶 1（ALK-1）

在 TGF-β 家族成员中，骨形态发生蛋白质 –9（bone morphogenetic protein-9，BMP-9）和激活素受体样激酶 1（activin receptor-like kinase 1，ALK-1）也在淋巴管生成中发挥作用[5]。在淋巴瓣膜形成中，BMP-9 上调 LEC 基因的功能。因此，BMP-9 缺失导致淋巴瓣膜数量减少和整体成熟度下降，从而导致淋巴引流功能受损[5]。在新生小鼠中，用特异性抗体或通过可溶性细胞外受体结构域阻断 ALK-1 也会导致毛细血管密度降低和淋巴管生成减少。TGF-β 阻断提供了减轻淋巴水肿纤维化病理的可能，减轻 BMP-9 和 ALK-1 抑制可以促进新淋巴管的形成。

（九）白细胞介素 –8（IL-8）

虽然白细胞介素 –8（IL-8）是一种具有促炎活性的细胞因子，但它在刺激 LEC 增殖、管形成和迁移中具有独特的作用[22]。在体内，IL-8 促进小鼠胚胎淋巴管生成，并可通过增加淋巴再生进一步缓解手术诱导的淋巴水肿[22]。为了促进淋巴管的形成，IL-8 通过 PROX1 的活性下调 $p57^{Kip2}$，一种主要的细胞周期抑制剂，PROX1 是一种已知的淋巴管发育的主调节因子。当 IL-8 下调 $p57^{Kip2}$ 的正向调节靶标 PROX1 时，这一细胞周期抑制剂会受到抑制，从而促进淋巴管生成。鉴于 IL-8 在介导 LEC 增殖中的机制作用已被证实，未来的临床研究需要描述该细胞因子在激活区域性淋巴水肿患者淋巴管生成中的作用。

（十）9– 顺式视黄酸（9–cis RA）

在过去的 10 年中，视黄酸（retinoic acid，RA）通过 FGF 受体，促进 LEC 增殖、迁移和管的形成[23]。视黄酸由具有生物活性的维生素 A 代谢物组成，促进了 PROX1 介导的细胞周期控制检查点调控子 p27Kip1、p57Kip2 和极光激酶的。在体内小鼠气管、基质塞、角膜袋和小鼠尾部淋巴水肿实验中，9– 顺式视黄酸（9–cis retinoic acid，9–cis RA）显示淋巴管生成增强[23]。9–cis RA 特别上调原发性 LEC 中 IL-8 mRNA 的表达，进一步增强淋巴管生成活性[22]。值得注意的是，9–cis RA 也被称为阿利维酸（Panretin），并已获得美国食品药品管理局（Food and Drug Administration，FDA）的临床批准，用于治疗卡波西肉瘤和慢性手部湿疹病变。因此，该化合物可以用于安全有效地治疗淋巴水肿。

9–cis RA 在小鼠后肢模型术后淋巴水肿治疗中的作用已经得到了充分的探索。在通过辐照损伤诱导淋巴水肿，然后进行腘窝淋巴结切除术和淋巴管消融后，腹腔内注射 9– 顺式视黄酸治疗的小鼠后肢显示术后水肿减少，足淋巴水肿明显减少，淋巴引流更快，淋巴管密度增加[24]。此外，将一次性使用的 9-cis RA 药物给药系统（drug delivery system，DDS）植入淋巴损伤部位，持续释放代谢物，可加快淋巴清除率，增加淋巴密度，减少淋巴管大小，减少表皮增生，并减少胶原蛋白染色[25]。最近，作者发现口服 9-cis RA 治疗可以防止小鼠尾部淋巴切除术后淋巴水肿的发生（图 26-2）。因此，9-cis RA 在治疗管理方面具有可操作性，对预防患者继发性淋巴水肿具有很好的治疗效果。

（十一）干细胞

最近，间充质干细胞（mesenchymal stem cell，MSC）、脂肪组织来源的干细胞（adipose tissue-derived stem cell，ADSC）、多功能干细胞和骨髓来源的内皮细胞前体在治疗淋巴水肿中的应用已被研究。考虑到细胞可用性和伦理限制，MSC 和 ADSC 被认为是最有希望的候选细胞[26, 27]。在一项针对 BCRL 患者非随机对照研究中，接受骨髓来源的 MSC 或综合消肿治疗（CDT），接受干细胞

治疗的患者在治疗后 3 个月和 12 个月显示手臂体积和疼痛减少[28]。同样，一项针对慢性下肢淋巴水肿患者的前瞻性随机研究显示，使用骨髓源性单核细胞治疗的患者的踝关节围明显减小，毛细淋巴管密度得到改善，疼痛症状和行走能力得到好转[29]。

ADSC 在 BCRL 患者淋巴再生中的作用已被初步探讨。对腋窝淋巴结清扫引起继发性淋巴水肿的乳腺癌患者注射 ADSC 的前瞻性对照研究显示，在治疗后 4 周、8 周和 12 周，患者肢体周长下降，疼痛显著减轻，活动能力和敏感性也得到改善[30]。当 ADSC 注射联合瘢痕释放脂肪移植治疗 BCRL 患者时，患者表示保守治疗需求减少，症状也得到改善[31]。尽管各种干细胞治疗的应用都证明取得了良好的效果，但缺乏研究证明这种治疗能够恢复从毛细血管到收集器水平的淋巴管，而这种再生能力对有效治疗淋巴水肿至关重要[32]。相反，骨髓来源的多功能成人祖细胞（multipotent adult progenitor cell，MAPC）有能力促进毛细血

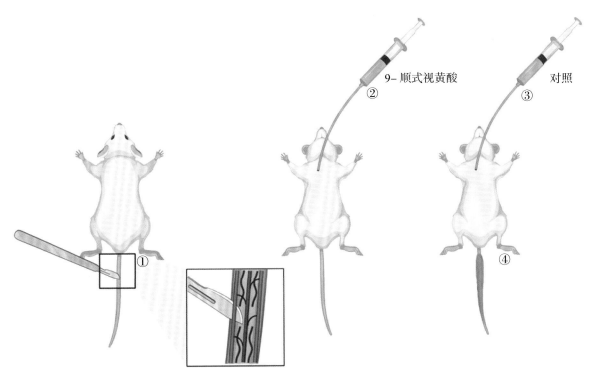

▲ 图 26-2　口服 9- 顺式视黄酸（9-cis RA）可预防术后淋巴水肿的发生
A. 在距尾底 20mm 处切除小鼠尾部淋巴；B. 口服 9-cis RA 溶解于葵花籽油（治疗）或单独葵花籽油（对照）；C. 与接受对照治疗的小鼠相比，9-cis RA 治疗的小鼠在术后第 14 天和第 42 天显示术后淋巴水肿减少

管、前收集器和收集器水平淋巴系统功能的恢复，以及移植淋巴结的功能重新整合 [32]。虽然在随机临床试验中，干细胞疗法可能具有最明确的疗效，但 MAPC 可能因其淋巴血管生成和淋巴管生成特性而成为一种更好的治疗选择。

二、抗炎和抗纤维化治疗方法

在淋巴水肿的治疗中，除了促进淋巴管生成的恢复外，人们对减轻与该疾病病程相关的慢性炎症和纤维化分支越来越感兴趣。实验和临床研究已经认识到炎症是淋巴水肿的关键驱动因素，炎症基因的上调与更严重的患者症状有关 [3]。认识到在淋巴水肿中炎症和纤维化相互间的前馈效应，针对这些途径为护理这些患者提供了另一种治疗考虑。抗炎和抗纤维化治疗的概述见下表 26-2。

（一）酮洛芬

酮洛芬是一种非甾体抗炎药（NSAID），通过抑制环加氧酶减少炎症，并上调 TNF-α 水平以促进促淋巴管生成活性（图 26-3）。在小鼠尾部淋巴

水肿模型中，皮下酮洛芬治疗导致组织学改变正常化，包括真皮 - 表皮结构恢复，扩张的微淋巴管消失，炎症组织改变消退 [33]。与这些有利的体内研究结果一致，一项探索性开放标签试验发现，与基线相比，酮洛芬治疗在原发性和继发性淋巴水肿患者 4 个月时组织病理学和皮肤厚度得到了改善 [34]。一项后续的双盲、安慰剂对照试验进一步证实了这些令人鼓舞的结果，显示接受治疗的患者皮肤厚度减少，综合组织病理学指标改善，血浆粒细胞 CSF（granulocyte CSF，G-CSF）表达降低 [34]。除去长期使用酮洛芬对心血管毒性的黑盒子警告，这种药物疗法对恢复受损的淋巴循环具有巨大潜力。

通过其抗炎特性，酮洛芬还可以抑制一种名为 5- 脂氧合酶代谢物白三烯 B4（leukotriene B4，LTB4）的炎症介质，其在术后淋巴水肿患者中显著升高 [27]。LTB4 由巨噬细胞产生，进一步招募巨噬细胞和其他炎症细胞，如中性粒细胞和 CD4+ 细胞，进入淋巴水肿组织。在体外研究 LTB4 的功能双模性的工作中，低水平的 LTB4 能促进人

表 26-2　抗炎和抗纤维化治疗概述

靶向药物	作用机制	治疗方法
酮洛芬	• 酮洛芬是一种非甾体抗炎药，可抑制环氧化酶以减轻炎症 • 酮洛芬可抑制 LTB4，LTB4 是 5- 脂氧合酶的一种代谢产物，也是淋巴水肿患者体内升高的炎症介质	• 在小鼠尾部淋巴水肿模型中，酮洛芬可使组织学、真皮 - 表皮结构正常化，并可解决炎症组织变化 • 在淋巴水肿患者中，酮洛芬导致皮肤厚度减少和组织病理学改善
他克莫司	• 他克莫司是一种抗 T 细胞大环内酯类药物，可减少淋巴水肿区 CD4+ 浸润	• 在小鼠模型中，他克莫司可以防止术后淋巴水肿的发展，并缓解正在进行的病理改变 • 他克莫司还能改善淋巴管形成和淋巴管泵送
亚硒酸钠	• 亚硒酸钠是一种无机、抗炎的盐	• 接受亚硒酸钠治疗的 BCRL 患者淋巴水肿体积减少，丹毒指数降低，皮褶指数和活动性改善
吡非尼酮	• 吡非尼酮抑制 TGF-β₁ 以减少淋巴水肿的纤维化后遗症	• 在小鼠淋巴水肿模型中，吡非尼酮治疗导致肢体 / 尾部体积、炎症和胶原沉积减少 • 吡非尼酮还能导致淋巴泵频率的提高、侧支血管形成、间质间液运输，以及减少真皮回流

LT. 白三烯；TGF. 转化生长因子；BCRL. 乳腺癌相关上肢淋巴水肿

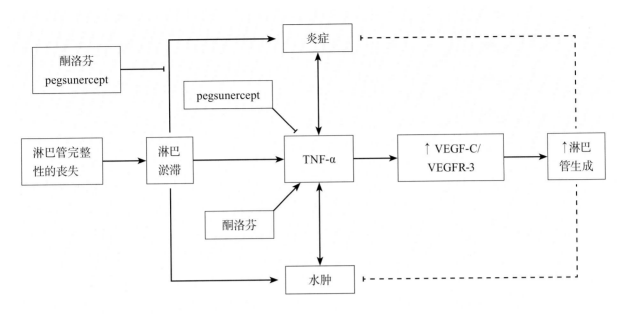

▲ 图 26-3 酮洛芬是一种非甾体抗炎药（**NSAID**），通过抑制环氧化酶的活性来减少与淋巴淤滞有关的炎症。此外，酮洛芬增加肿瘤坏死因子 –α（**TNF-α**）水平，导致血管内皮生长因子（**VEGF-C**）和血管内皮生长因子受体 3（**VEGFR-3**）增加。这种有利于淋巴管生成的信号通路的上调导致了淋巴管生成，减轻了与淋巴淤滞相关的水肿。**Pegsunercept** 是 **TNF-α** 受体 **1**（**R1**）的一种修饰可溶性形式，可像酮洛芬一样抑制炎症。然而，**pegsunercept** 也直接抑制 **TNF-α** 活性并破坏促淋巴管生成活性

改编自 Nakamura et al. [33]；©Nakamura et al., 2009

类 LEC 的萌发和生长，而高浓度的 LTB4 抑制淋巴管生成并诱导细胞凋亡[35]。由于 LTB4 已被确定为具有促炎作用的特异性抗淋巴管生成靶点，未来的临床研究可以旨在更精确地拮抗这种白三烯，例如使用白三烯 A4 水解酶（leukotriene A4 hydrolase，LTA4H），一种具有抗 LTB4 活性的生物合成酶[27]。

（二）他克莫司

他克莫司是一种抗 T 细胞大环内酯类药物，已被 FDA 批准为外用药，用于治疗皮肤炎症和纤维化疾病，如特应性皮炎、银屑病和局限性硬皮病[36]。他克莫司可以抑制钙调磷酸酶介导的通路，从而阻止 IL-2 的表达和 T 细胞的充分激活（图 26-4）。鉴于 CD4+T 细胞在淋巴水肿中的关键作用，已对他克莫司用于预防和治疗淋巴水肿进行了研究。在小鼠尾部和腘窝淋巴结清扫淋巴水肿模型中，局部应用他克莫司可防止继发性淋巴水肿的发展，并减轻已形成的淋巴水肿固有的病理

改变[36]。他克莫司除了通过减少 CD4+ 细胞浸润产生抗炎和抗纤维化作用外，还能增加淋巴管的形成，改善淋巴集合管的泵送。未来的临床试验需要进一步验证他克莫司治疗对淋巴功能的增强反应，但该化合物的独特之处是其全身吸收率低，但能有效减少淋巴损伤后真皮和皮下 T 细胞浸润和组织纤维化[36]。

（三）亚硒酸钠

亚硒酸钠（sodium selenite，Na_2SeO_3）是一种具有抗炎特性的无机盐。在一项针对 BCRL 患者的安慰剂对照、双盲临床研究中，亚硒酸钠治疗的患者手臂淋巴水肿体积和丹毒发病率降低，皮肤褶皱指数和活动能力也得到改善[37]。此外，对患有手臂或头颈部淋巴水肿的患者的临床研究表明，亚硒酸钠治疗可减少体积[37]。亚硒酸钠易于临床转化的部分原因是它的低成本和无毒特性，使这种化合物成为进一步测试作为淋巴水肿治疗的特别有利的候选者。

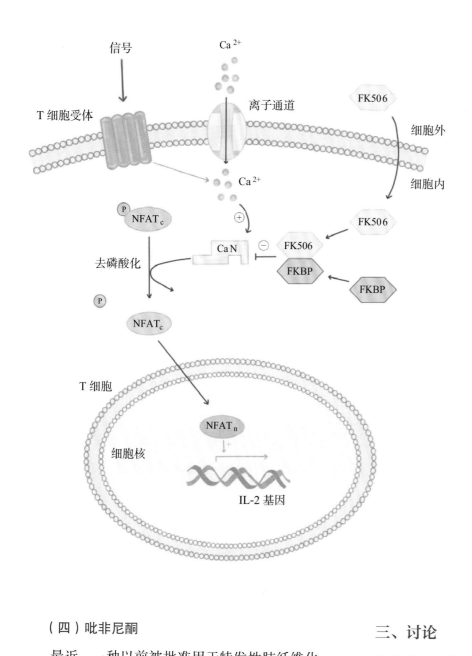

▲图 26-4　他克莫司（FK506）在细胞质中与 FK506 结合蛋白（FK506-binding protein，FKBP）结合。这种合成复合物与钙调磷酸酶（calcineurin，CaN）结合，阻止活化 T 细胞核因子（nuclear factor of activated T cell，NFATc）去磷酸化。因此，NFATc 无法进入细胞核，从而阻止了核内 NFAT（nuclear NFAT，NFATn）与 IL-2 基因启动子的结合。如果没有 IL-2 的产生，T 细胞的完全激活就不会发生

FK506. 他克莫司；NFATc. 活化 T 细胞核因子；NFATn. 核内活化 T 细胞核因子；FKBP FK506. 结合蛋白（© Bennett 等[40]）

（四）吡非尼酮

最近，一种以前被批准用于特发性肺纤维化治疗的抗纤维化药物吡非尼酮已被探索用于治疗术后淋巴水肿。通过抑制 TGF-β₁，吡非尼酮治疗可使小鼠尾部和后肢体积、炎症和胶原沉积显著降低[38]。在腘窝淋巴结清扫诱发后肢淋巴水肿后，用吡非尼酮治疗的小鼠表现出明显改善的收集淋巴泵送频率，减少真皮回流，增加侧支淋巴形成，增加间质液运输[38]。虽然抗炎药物治疗淋巴水肿通常也具有抗纤维化的好处，吡非尼酮作为一种新型的抗纤维化药物，有可能减轻晚期疾病的毁容性后遗症。

三、讨论

众所周知，淋巴水肿是慢性疾病患者的负担，在没有明确的治愈方法的情况下，有必要为患者提供有效的治疗策略，以达到初级预防或减轻症状的效果。在通常单独使用或与手术还原技术或生理学方法联合使用的非手术治疗方法中，由于对淋巴水肿中细胞和组织特异性行为有了更多的了解，促淋巴管生成、抗炎和抗纤维化的新疗法正在出现。有人认为，这种疾病过程的分子调控更加精细，甚至可以减少未来手术干预的需要，并减少患者因晚期和经常不可逆的症状而导致的发病率。

淋巴管生成剂，如生长因子、受体、脂质、酶、细胞因子，以及更广泛的基于细胞的疗法和整体信号通路，在淋巴结清扫或淋巴损伤后恢复间质液引流和淋巴功能方面具有良好的治疗效果。抗炎和随之而来的抗纤维化学药物治疗法，其中许多已被批准用于治疗其他具有类似慢性疾病，其作用是为淋巴管生成提供环境。因此，最佳且有针对性地使用这些多模式药物可能会给患者带来最大的改善。这些化合物的更广泛使用取决于可靠的临床试验，以及患者和医疗机构关于其改变疾病进程和（或）解决现有症状的实际能力的教育。

新的淋巴水肿治疗方法的前景是使用纳米纤维胶原蛋白支架，以促进淋巴管生成和减少炎症。人类微血管内皮细胞表现出沿纳米图案支架进行形态组织的能力，提高细胞存活率，减少炎症[39]。在猪淋巴水肿模型中，使用纳米纤维胶原蛋白支架，无论是单独使用还是与淋巴结转移一起使用，都会导致支架附近的淋巴结显著增加和细胞外液量减少[27]。支架增加了微淋巴血管移植，良好的纤维排列减少了过度的成纤维细胞增殖，从而减少了瘢痕形成[39]。体内实验证明支架促进淋巴管生成支撑了研究人员在试点临床研究中检验 Biobridge（Fibralign Corporation，Union City，CA）胶原支架，以及非血管化淋巴结移植、血管化淋巴结移植和淋巴管静脉吻合术（LVA）在治疗继发性淋巴水肿[39]中的作用。这些支架还可以植入 ADSC，以进一步支持 LEC 的存活、维持和功能。与单纯进行淋巴结转移或 LVA 的患者相比，使用胶原支架可显著减少水肿并增强淋巴再生。

结论

淋巴水肿病理生理学知识的发展提供了一系列潜在的治疗方法，其作用机制各不相同但相互关联。对特定的分子和细胞靶点进一步了解干预将提高治疗面临这种普遍存在但无法治愈的疾病的患者的能力。药物和非手术治疗的联合和正确的使用提供了改善淋巴管生成，减少炎症和纤维化的机会，并最终增强患者的淋巴功能。

参 考 文 献

[1] Dayan JH, Ly CL, Kataru RP, Mehrara BJ. Lymphedema: pathogenesis and novel therapies. Annu Rev Med. 2018;69:263–76. https://doi.org/10.1146/annurev-med- 060116– 022900.

[2] Rutkowski JM, Swartz MA. A driving force for change: interstitial flow as a morphoregulator. Trends Cell Biol. 2007;17(1):44–50. https://doi.org/10.1016/j.tcb.2006.11.007.

[3] Ly CL, Kataru RP, Mehrara BJ. Inflammatory manifestations of lymphedema. Int J Mol Sci. 2017;18(1): 171. https://doi. org/10.3390/ijms18010171.

[4] Norman SA, Localio AR, Potashnik SL, Simoes Torpey HA, Kallan MJ, Weber AL, et al. Lymphedema in breast cancer survivors: incidence, degree, time course, treatment, and symptoms. J Clin Oncol. 2009;27(3):390–7. https://doi.org/10.1200/JCO.2008.17.9291.

[5] Zheng W, Aspelund A, Alitalo K. Lymphangiogenic factors, mechanisms, and applications. J Clin Invest. 2014;124(3):878–87. https:// doi.org/10.1172/JCI71603.

[6] Wirzenius M, Tammela T, Uutela M, He Y, Odorisio T, Zambruno G, et al. Distinct vascular endothelial growth factor signals for lymphatic vessel enlargement and sprouting. J Exp Med. 2007;204(6):1431–40. https://doi.org/10.1084/jem.20062642.

[7] Makinen T, Veikkola T, Mustjoki S, Karpanen T, Catimel B, Nice EC, et al. Isolated lymphatic endothelial cells transduce growth, survival and migratory signals via the VEGF-C/D receptor VEGFR- 3. EMBO J. 2001;20(17):4762–73. https://doi.org/10.1093/ emboj/20.17.4762.

[8] Makinen T, Jussila L, Veikkola T, Karpanen T, Kettunen MI, Pulkkanen KJ, et al. Inhibition of lymphangiogenesis with resulting lymphedema in transgenic mice expressing soluble VEGF receptor- 3. Nat Med. 2001;7(2):199–205. https://doi.org/10.1038/84651.

[9] Gordon K, Spiden SL, Connell FC, Brice G, Cottrell S, Short J, et al. FLT4/VEGFR3 and Milroy disease: novel mutations, a review of published variants and database update. Hum Mutat. 2013;34(1):23–31. https://doi.org/10.1002/humu.22223.

[10] Tervala TV, Hartiala P, Tammela T, Visuri MT, Yla-Herttuala S, Alitalo K, et al. Growth factor therapy and lymph node graft for lymphedema. J Surg Res. 2015;196(1):200–7. https://doi.org/10.1016/j. jss.2015.02.031.

[11] Lahteenvuo M, Honkonen K, Tervala T, Tammela T, Suominen E, Lahteenvuo J, et al. Growth factor therapy and autologous lymph node transfer in lymphedema. Circulation. 2011;123(6):613–20. https://doi.org/10.1161/circulationaha.110.965384.

[12] Shiao SL, Ganesan AP, Rugo HS, Coussens LM. Immune microenvironments in solid tumors: new targets for therapy. Genes Dev. 2011;25(24):2559–72. https://doi.org/10.1101/gad.169029.111.

[13] Rutkowski JM, Moya M, Johannes J, Goldman J, Swartz MA. Secondary lymphedema in the mouse tail: lymphatic hyperplasia, VEGF-C upregulation, and the protective role of MMP-9. Microvasc Res. 2006;72(3):161–71. https://doi.org/10.1016/j. mvr.2006.05.009.

[14] Miller K, Brown C, Perkins S, Schneider B, Storniolo A, Sledge G. A pilot study of vascular endothelial growth factor inhibition with pazopanib in patients (pts) with lymphedema following breast cancer

treatment. Cancer Res. 2010;70(24):P2–14–02.

[15] Onishi T, Nishizuka T, Kurahashi T, Arai T, Iwatsuki K, Yamamoto M, et al. Topical bFGF improves secondary lymphedema through lymphangiogenesis in a rat tail model. Plast Reconstr Surg Glob Open. 2014;2(8):e196–e. https://doi.org/10.1097/ GOX.0000000000000154.

[16] Saito Y, Nakagami H, Kaneda Y, Morishita R. Lymphedema and therapeutic lymphangiogenesis. Biomed Res Int. 2013;2013: 804675. https://doi.org/10.1155/2013/804675.

[17] Mucka P, Levonyak N, Geretti E, Zwaans BMM, Li X, Adini I, et al. Inflammation and lymphedema are exacerbated and prolonged by neuropilin 2 deficiency. Am J Pathol. 2016;186(11):2803–12. https://doi.org/10.1016/j.ajpath.2016.07.022.

[18] Yoon CM, Hong BS, Moon HG, Lim S, Suh P-G, Kim Y-K, et al. Sphingosine-1–phosphate promotes lymphangiogenesis by stimulating S1P1/Gi/PLC/Ca2+ signaling pathways. Blood. 2008;112(4):1129–38. https://doi.org/10.1182/blood-2007– 11– 125203.

[19] Garcia Nores GD, Ly CL, Cuzzone DA, Kataru RP, Hespe GE, Torrisi JS, et al. CD4(+) T cells are activated in regional lymph nodes and migrate to skin to initiate lymphedema. Nat Commun. 2018;9(1): 1970. https://doi.org/10.1038/s41467-018– 04418– y.

[20] Roh K, Cho S, Park J-H, Yoo BC, Kim W-K, Kim S-K, et al. Therapeutic effects of hyaluronidase on acquired lymphedema using a newly developed mouse limb model. Exp Biol Med (Maywood). 2017;242(6):584–92. https://doi.org/10.1177/1535370216688570.

[21] Avraham T, Daluvoy S, Zampell J, Yan A, Haviv YS, Rockson SG, et al. Blockade of transforming growth factor-beta1 accelerates lymphatic regeneration during wound repair. Am J Pathol. 2010;177(6):3202–14. https://doi.org/10.2353/ajpath.2010.100594.

[22] Choi I, Lee YS, Chung HK, Choi D, Ecoiffier T, Lee HN, et al. Interleukin-8 reduces post-surgical lymphedema formation by promoting lymphatic vessel regeneration. Angiogenesis. 2013;16(1):29–44. https://doi.org/10.1007/s10456–012– 9297– 6.

[23] Choi I, Lee S, Kyoung Chung H, Suk Lee Y, Eui Kim K, Choi D, et al. 9–cis retinoic acid promotes lymphangiogenesis and enhances lymphatic vessel regeneration: therapeutic implications of 9–cis retinoic acid for secondary lymphedema. Circulation. 2012;125(7):872–82. https://doi.org/10.1161/circulationaha.111.030296.

[24] Bramos A, Perrault D, Yang S, Jung E, Hong YK, Wong AK. Prevention of postsurgical lymphedema by 9–cis retinoic acid. Ann Surg. 2016;264(2):353–61. https://doi.org/10.1097/ sla.0000000000001525.

[25] Daneshgaran G, Paik CB, Cooper MN, Sung C, Lo A, Jiao W, et al. Prevention of postsurgical lymphedema via immediate delivery of sustained-release 9–cis retinoic acid to the lymphedenectomy site. J Surg Oncol. 2020;121(1):100–8. https://doi.org/10.1002/jso.25587.

[26] Chen CE, Chiang NJ, Perng CK, Ma H, Lin CH. Review of preclinical and clinical studies of using cell-based therapy for secondary lymphedema. J Surg Oncol. 2020;121(1):109–20. https://doi.org/10.1002/jso.25661.

[27] Schaverien MV, Aldrich MB. New and emerging treatments for lymphedema. Semin Plast Surg. 2018;32(1):48–52. https://doi.org/10.1055/s-0038– 1632403.

[28] Hou C, Wu X, Jin X. Autologous bone marrow stromal cells transplantation for the treatment of secondary arm lymphedema: a prospective controlled study in patients with breast cancer related lymphedema. Jpn J Clin Oncol. 2008;38(10):670–4. https://doi.org/10.1093/jjco/hyn090.

[29] Ismail AM, Abdou SM, Abdelnaby AY, Hamdy MA, El Saka AA, Gawaly A. Stem cell therapy using bone marrow-derived mononuclear cells in treatment of lower limb lymphedema: a randomized controlled clinical trial. Lymphat Res Biol. 2018;16(3):270–7. https://doi.org/10.1089/lrb.2017.0027.

[30] Maldonado GE, Perez CA, Covarrubias EE, Cabriales SA, Leyva LA, Perez JC, et al. Autologous stem cells for the treatment of post-mastectomy lymphedema: a pilot study. Cytotherapy. 2011;13(10):1249–55. https://doi.org/10.3109/14653249.2011.594791.

[31] Toyserkani NM, Jensen CH, Andersen DC, Sheikh SP, Sorensen JA. Treatment of breast cancer-related lymphedema with adipose-derived regenerative cells and fat grafts: a feasibility and safety study. Stem Cells Transl Med. 2017;6(8):1666–72. https://doi. org/10.1002/ sctm.17–0037.

[32] Beerens M, Aranguren XL, Hendrickx B, Dheedene W, Dresselaers T, Himmelreich U, et al. Multipotent adult progenitor cells support lymphatic regeneration at multiple anatomical levels during wound healing and lymphedema. Sci Rep. 2018;8(1): 3852. https://doi.org/10.1038/s41598–018– 21610– 8.

[33] Nakamura K, Radhakrishnan K, Wong YM, Rockson SG. Anti-inflammatory pharmacotherapy with ketoprofen ameliorates experimental lymphatic vascular insufficiency in mice. PLoS One. 2009;4(12):e8380–e. https://doi.org/10.1371/journal. pone.0008380.

[34] Rockson SG, Tian W, Jiang X, Kuznetsova T, Haddad F, Zampell J, et al. Pilot studies demonstrate the potential benefits of antiinflammatory therapy in human lymphedema. JCI Insight. 2018;3(20):e 123775. https://doi.org/10.1172/jci.insight.123775.

[35] Tian W, Rockson SG, Jiang X, Kim J, Begaye A, Shuffle EM, et al. Sci Transl Med. 2017;9(389) https://doi.org/10.1126/scitranslmed. aal3920.

[36] Gardenier JC, Kataru RP, Hespe GE, Savetsky IL, Torrisi JS, Nores GDG, et al. Topical tacrolimus for the treatment of secondary lymphedema. Nat Commun. 2017;8: 14345. https://doi. org/10.1038/ ncomms14345.

[37] Forte AJ, Boczar D, Huayllani MT, Lu X, McLaughlin SA. Pharmacotherapy agents in lymphedema treatment: a systematic review. Cureus. 2019;11(12):e 6300. https://doi.org/10.7759/cureus.6300.

[38] Savetsky IL, Hespe GE, Gardenier JC, Torrisi JS, García Nores GD, Nitti MD, et al. Pirfenidone decreases fibrosis and improves lymphatic function in mouse models of lymphedema. J Am Coll Surg. 2015;221(4):e121–e 2. https://doi.org/10.1016/j.jamcollsurg. 2015.08.224.

[39] Rochlin DH, Inchauste S, Zelones J, Nguyen DH. The role of adjunct nanofibrillar collagen scaffold implantation in the surgical management of secondary lymphedema: review of the literature and summary of initial pilot studies. J Surg Oncol. 2020;121(1):121–8. https://doi.org/10.1002/jso.25576.

[40] Bennett J, Cassidy H, Slattery C, Ryan MP, McMorrow T. Tacrolimus modulates TGF-β signaling to induce epithelialmesenchymal transition in human renal proximal tubule epithelial cells. J Clin Med. 5(50):3.

第27章 淋巴水肿治疗的现代策略之二
New and Emerging Therapies for Lymphedema: Part II

Robert C. Sibley　Stanley G. Rockson　著

陈阁政　译　　李毅清　校

了解淋巴淤滞所致的类症、纤维化和脂肪沉积之间错综复杂的相互作用，对于为淋巴水肿患者提供良好的医疗护理至关重要。其中最重要的理论是淋巴淤积导致炎症，它可导致进行性组织纤维化和脂肪沉积，进而降低淋巴功能，形成病理反馈循环[1]。炎症在淋巴水肿中的复杂作用可能解释常发生在最初治疗后 1～5 年的乳腺癌相关上肢淋巴水肿（BCRL）现象。淋巴淤滞导致危险信号的诱导表达包括急性炎症、免疫、补体级联、伤口愈合和纤维化相关的通路中功能基因表达上调[2]。目前已鉴别出 6 种淋巴管功能不全的生物标志物，它们参与淋巴管生成、炎症、纤维化和脂肪细胞因子信号转导[3]。与很多其他器官系统的进行性炎症疾病伴随实质组织瘢痕化类似，浅表组织的进行性纤维化可被视作淋巴系统的终末期表现。在我们讨论针对炎症和纤维化的新疗法之前，首先必须简要回顾目前对于淋巴水肿相关的炎症和纤维化机制的关键靶点。许多通路已经在获得性淋巴水肿的小鼠模型中得到了表征，这些途径模拟了人类淋巴水肿的组织病理学、改变的免疫运输、异常的淋巴核素扫描模式和体积反应[2, 4]。

一、淋巴水肿炎性和纤维化的关键靶点

（一）血管内皮生长因子 C，细胞因子和白三烯 B4

血管内皮生长因子 C（VEGF-C）通过血管内皮细胞生长因子受体 3（VEGFR-3）调节淋巴内皮细胞（LEC）的分化、存活和迁移。Milroy 病是一种常染色体显性遗传性原发性淋巴水肿，当 VEGFR-3 基因杂合错义突变导致部分失活时发生。在原发或继发性淋巴水肿的动物模型中局部或通过基因治疗给予血管内皮生长因子 C 时，可逆转此缺陷，使淋巴管生成增加、水肿量减少[5]。然而，VEGF-C 已被证明在肿瘤淋巴管生成中发挥作用，因此有理由担忧它是否可引发肿瘤复发和转移。

IL-4 和 IL-13 是 Th2 细胞因子，在哮喘等过敏性疾病中发挥重要作用。研究表明 IL-4 和 IL-13 可抑制淋巴管生成，减少淋巴内皮细胞的存活、增殖、迁移和成管[6, 7]。肿瘤坏死因子 –α（tumor necrosis factor，TNF-α）是一种炎性细胞因子和急性期蛋白。在小鼠淋巴水肿模型中，抑制 TIVF-α 会增加组织水肿，减少 VEGF-C 的表达，并随着疾病的严重程度而增加[8]。酮洛芬是一种非类固醇抗炎药，可增加 TIVF-α 的表达，稍后将进行讨论。白三烯 B4（leukotriene B4，LTB4）是一种二十烷基类炎症介质。在临床前和临床淋巴水肿中，LTB4 的产生增加。LTB4 通过改变人淋巴内皮细胞的功能和存活来调节淋巴管的生成。乌苯美司可抑制 LTB4 的产生，后文将对其进行讨论。

（二）T 细胞

CD4+ 细胞，也被称为辅助性 T 细胞（Th），积极参与淋巴水肿炎性反应。淋巴水肿组织中近 70% 的炎性细胞呈 CD4+ 阳性，且 CD4+ 细胞数量

与疾病严重程度呈正相关[9]。IL-2 的表达是 T 细胞活化和 CD4+ 细胞分化所必需的。他克莫司等钙调磷酸酶抑制药可降低 IL-2 的表达，如下所述。Th2 细胞在淋巴水肿相关炎症中占主导地位。在动物模型中，阻断 Th2 分化已被证明可以预防和逆转淋巴水肿[10]。此外，抑制 Th2 分化（非全身性炎症）显著减少纤维化的发生和发展，并改善淋巴功能[10]。

除 Th2 细胞外，调节性 T（Treg）细胞在人类淋巴水肿中也增加。Treg 细胞是一种免疫抑制细胞，可以抑制 T 细胞反应和抑制局部促炎中性粒细胞。在淋巴水肿小鼠模型中，Treg 细胞减少Th1/Th2 免疫反应、纤维化和 γ 干扰素、IL-13、IL-4 和转化生长因子 –1 的表达[11]。Th1 和 Th17 细胞可能扮演着复杂的角色，它们可通过巨噬细胞合成 VEGF-C 介导渗漏的淋巴管过度增生从而导致慢性淋巴水肿。这一点在淋巴水肿的腋窝淋巴结清扫模型中得到了证实。阿托伐他汀对 Th1 和 Th17 功能有调节作用[12]，将在后文进行讨论。

（三）巨噬细胞

巨噬细胞在 CD4+ 细胞介导下[10] 在淋巴水肿组织中数量增多[9, 13]，在淋巴管生成和纤维化中发挥着复杂的作用。它可以分为两类：M1 巨噬细胞促进炎症，而 M2 巨噬细胞抑制炎症，促进伤口愈合。巨噬细胞在炎性淋巴管生成中起重要作用，已经被证明在急性环境中促进淋巴水肿[12]。获得性淋巴水肿小鼠尾部模型中 M2 巨噬细胞占优势[13]。M2 巨噬细胞通过产生 VEGF-C 调节淋巴管生成，并通过调节胶原和基质金属蛋白酶促进组织重塑[14]。香豆素是一种苯并吡喃酮，可增加巨噬细胞的蛋白分解活性；作为一种治疗选择将在后文进行讨论[15]。在淋巴水肿模型中，当巨噬细胞耗尽时，VEGF-C 的表达减少，纤维化增加，淋巴功能受损[13]。Toll 样受体缺乏导致淋巴管生成受阻和淋巴管修复受阻，这可能是由于巨噬细胞募集减少所致[16]。

（四）纤维化与细胞外基质

淋巴水肿的纤维化是由 T 细胞介导的炎症反应，其中主要是由 Th2 分化而来[10]。纤维化分为两个阶段，成纤维细胞增殖和活化。成纤维细胞受 Th1 和 Th2 细胞的调节。Th2 细胞促进纤维化，而 Th1 细胞促进愈合并对抗纤维化。

促纤维化因子，转化生长因子 –1，也在纤维化中起着相互和独立的作用。TGF-β1 调节细胞外基质的合成，并在术后淋巴水肿患者的肢体淋巴水肿处过度积聚。放疗通过 TGF-β1 的表达诱导纤维化，从而削弱淋巴功能。阻断 TGF-β1 可改善淋巴功能，减轻 T 细胞炎症，减少 IL-4 和 IL-13 的表达[17]。TGF-β1 抑制淋巴内皮细胞的增殖、迁移和小管形成。

透明质酸（HA）是细胞外基质的主要成分。HA 在淋巴水肿性组织中聚集。据报道，其浓度是对侧肢体的 8 倍。HA 具有不同的分子量，且其功能取决于分子量的大小。透明质酸酶可将高分子量（high-molecular-weight，HMW）HA 分解成低分子量（low-molecular-weight，LMW）HA，详见后文。HA 具有很高的吸水能力，已被应用于软组织填充隆起。CD44 是主要的 HA 受体，HA 与该受体结合促进 Th1 细胞分化。LMWHA 与淋巴管内皮透明质酸受体（LYVE）–1 结合是淋巴管生长所需的[18]。LYVE-1 在淋巴内皮细胞（LEC）的生物发生和淋巴管生成中起重要作用。4– 聚 HA 上调 IL-12，促进 Th1 分化和 TNF-α 表达。

（五）脂肪沉积

淋巴水肿后期，脂肪增生伴纤维组织沉积。传统疗法往往对这种病理变化无明显疗效。淋巴功能障碍与脂肪生物学之间的关系是复杂的。在小鼠尾巴模型中，Th2 细胞炎症的耗尽抑制了脂肪组织的沉积[10]。已有研究表明，IL-6 与肥胖患者体内脂肪组织库的存在相关。原发和继发性淋巴水肿模型均显示 IL-6 表达增加。淋巴水肿患者淋巴组织及外周血中 IL-6 水平升高[19]。然而，当

IL-6 丢失或被抑制时，脂肪沉积增加，炎症减少。这表明，IL-6 减少脂肪沉积，促进慢性炎症，从而维持脂肪的动态平衡[19]。

二、关键靶点位总结

Th1、Th2、M1 巨噬细胞、LTB4、IL-4 和 IL-13 表现为损伤性免疫反应，导致淋巴功能下降。Treg 细胞、M2 巨噬细胞和 VEGF-C 作为修复性免疫反应促进淋巴功能[20]。

三、抗炎和抗纤维化治疗

（一）酮洛芬

酮洛芬是一种非甾体抗炎药，具有独特的双重抗炎作用机制，可同时抑制环氧合酶和 5- 脂氧合酶（5-lipoxygenase，5-LO）。系统性酮洛芬治疗在获得性淋巴水肿小鼠模型中逆转了疾病负担并使组织病理学正常化[8]。在小鼠模型中，酮洛芬通过诱导 TNF-α 和增加 VEGF-C 的表达来减少炎症和组织水肿[8]。在一项前瞻性、随机、双盲、安慰剂对照研究中，4 个月的酮洛芬治疗显著改善了皮肤组织病理表现，皮肤厚度，然而肢体体积和生物阻抗没有明显改变。一名患者因继发性内痔直肠出血而退出研究。另一名患者发生消化不良，但能够完成试验[21]。患者入组后，告知 NSAID 的心脑血管卒中等严重不良反应风险（与具体临床试验无关）。

（二）乌苯美司

乌苯美司（Ubenimex，又称 Bestatin）是一种竞争性的、可逆的白三烯 A4 水解酶抑制药，可以将 LTA4 转化为 LTB4。在白三烯的生物合成中，该酶的激活是由于 5-LO 表达的上游激活，而 5-LO 的表达被酮洛芬抑制。因此，研究认为酮洛芬的疗效主要是由于 LTB4 合成减少所致[22]。高浓度的 LTB4 抑制淋巴管生成并诱导人淋巴内皮细胞（human lymphatic endothelial cell, HLEC）死亡。在小鼠模型中，乌苯美司可改善淋巴清除，减少

组织炎症，改善血管完整性，并改善解剖完整性。此外，乌苯美司治疗后 IL-6、IL-4 和 IL-13 浓度显著降低。值得注意的是，布洛芬加重了该模型中的水肿[22]。

（三）他克莫司

他克莫司抑制钙依赖磷酸酶，下调 T 细胞活化和分化所必需的 IL-2 的表达。目前已有 FDA 批准的他克莫司外用制剂，可用于治疗皮肤炎症 / 纤维化疾病。在小鼠尾巴模型中，局部应用他克莫司对淋巴水肿有逆转作用，而全身 T 细胞数量不受影响。当评估纤维化时，真皮、皮下和周围淋巴组织中的 I 型胶原减少。淋巴管生成与 VEGF-C 正相关，与 TGF-β₁、INF-γ、IL-4 和 IL-13 负相关。近红外荧光和核素淋巴造影评价他克莫司治疗后淋巴功能改善[23]。然而，还需要进一步的研究来明确外用他克莫司治疗淋巴水肿的最佳浓度和给药方法。

（四）阿托伐他汀

HMG-CoA 还原酶抑制剂（他汀类）可以调节 T 细胞的功能，包括 Th1 和 Th17 细胞[24]。在腋窝淋巴结清扫的小鼠模型中，阿托伐他汀通过抑制淋巴水肿中 Th1 细胞、Th17 细胞和巨噬细胞之间的相互作用来抑制早期渗漏的淋巴管新生。此外，在该模型的后期，真皮厚度、纤维化和脂肪生成减少[12]。目前还没有关于他汀类药物对淋巴水肿反应的人类临床评估。

（五）透明质酸酶

与对照组相比，皮下注射透明质酸酶可降低小鼠淋巴组织中 HA 的总浓度，增加 LMWHA 的比例。透明质酸酶治疗组水肿减轻，组织学表现改善。此外，治疗组淋巴管密度增加，VEGFR-3 表达增加。淋巴核素扫描显示淋巴引流增强[25]。促纤维化细胞因子 TGF-β 和 IL-4 显著下调，而抗纤维化细胞因子 IL-12 和 INF-γ 上调，使透明质酸酶治疗的小鼠肝纤维化受到抑制[26]。在小鼠鼠尾

模型中，透明质酸酶也被证明可以减少淋巴水肿量和减少中性粒细胞[27]。

（六）苯并吡喃酮

苯并吡喃类药物的治疗机制知之甚少。然而，有研究提出，α-苯并吡喃类化合物（如香豆素）可激活巨噬细胞的蛋白分解活性，而γ-苯并吡喃类化合物（如地奥司明）可增加淋巴管的渗透压以及收缩的频率和强度。苯并吡喃类药物是一组已被报道成功治疗淋巴水肿的药物，特别是在与综合消肿治疗（CDT）相结合时。然而，Cochrane的一篇综述发现，没有足够的证据支持苯并吡喃类药物可以治疗淋巴水肿[28]。最近在 BCRL 进行的一项前瞻性随机对照试验表明，含有香豆素、地奥司明和熊果苷（一种利尿药）的产品与 CDT 联合使用在减少肢体体积方面比单独使用 CDT 更

有效。虽然香豆素类药物的肝毒性已有报道，但这种并发症可能与剂量有关；在这项研究中未发现肝毒性[29]。

四、关于非药物治疗的几点思考

手术、辐射、感染和肥胖等淋巴水肿危险因素均与炎症反应相关，应该尽可能地避免。应该鼓励淋巴水肿治疗师使用运动和其他物理技术来减少纤维化。低强度激光治疗（lowlevel laser therapy，LLLT）在小鼠模型中显示出抗炎和抗纤维化的作用，一项对乳腺癌相关淋巴水肿患者的系统回顾和 Meta 分析发现，单独使用 LLLT 或与其他治疗方法联合治疗的患者疼痛和肿胀显著减轻[30]。最后，CDT 减少了与淋巴水肿相关的炎症，这一护理标准应该对所有淋巴水肿患者进行优化。

参考文献

[1] Avraham T, Daluvoy S, Zampell J, Yan A, Haviv YS, Rockson SG, Mehrara BJ. Blockade of transforming growth factor-beta1 accelerates lymphatic regeneration during wound repair. Am J Pathol. 2010;177:3202–14.

[2] Tabibiazar R, Cheung L, Han J, Swanson J, Beilhack A, An A, Dadras SS, Rockson N, Joshi S, Wagner R, Rockson SG. Inflammatory manifestations of experimental lymphatic insufficiency. PLoS Med. 2006;3:e254.

[3] Lin S, Kim J, Lee MJ, Roche L, Yang NL, Tsao PS, Rockson SG. Prospective transcriptomic pathway analysis of human lymphatic vascular insufficiency: identification and validation of a circulating biomarker panel. PLoS One. 2012;7:e52021.

[4] Schneider M, Ny A, Ruiz de Almodovar C, Carmeliet P. A new mouse model to study acquired lymphedema. PLoS Med. 2006;3:e264.

[5] Hartiala P, Saarikko AM. Lymphangiogenesis and lymphangiogenic growth factors. J Reconstr Microsurg. 2016;32:10–5.

[6] Savetsky IL, Ghanta S, Gardenier JC, Torrisi JS, García Nores GD, Hespe GE, Nitti MD, Kataru RP, Mehrara BJ. Th2 cytokines inhibit lymphangiogenesis. PLoS One. 2015;10:e0126908.

[7] Shin K, Kataru RP, Park HJ, Kwon BI, Kim TW, Hong YK, Lee SH. TH2 cells and their cytokines regulate formation and function of lymphatic vessels. Nat Commun. 2015;6:6196.

[8] Nakamura K, Radhakrishnan K, Wong YM, Rockson SG. Anti-inflammatory pharmacotherapy with ketoprofen ameliorates experimental lymphatic vascular insufficiency in mice. PLoS One. 2009;4:e8380.

[9] Zampell JC, Yan A, Elhadad S, Avraham T, Weitman E, Mehrara BJ. CD4(+) cells regulate fibrosis and lymphangiogenesis in response to lymphatic fluid stasis. PLoS One. 2012;7:e49940.

[10] Avraham T, Zampell JC, Yan A, Elhadad S, Weitman ES, Rockson SG, Bromberg J, Mehrara BJ. Th2 differentiation is necessary for soft tissue fibrosis and lymphatic dysfunction resulting from lymphedema. FASEB J. 2013;27:1114–26.

[11] Gousopoulos E, Proulx ST, Bachmann SB, Scholl J, Dionyssiou D, Demiri E, Halin C, Dieterich LC, Detmar M. Regulatory T cell transfer ameliorates lymphedema and promotes lymphatic vessel function. JCI Insight. 2016;1:e89081.

[12] Ogata F, Fujiu K, Matsumoto S, Nakayama Y, Shibata M, Oike Y, Koshima I, Watabe T, Nagai R, Manabe I. Excess lymphangiogenesis cooperatively induced by macrophages and CD4(+) T cells drives the pathogenesis of lymphedema. J Invest Dermatol. 2016;136:706–14.

[13] Ghanta S, Cuzzone DA, Torrisi JS, Albano NJ, Joseph WJ, Savetsky IL, Gardenier JC, Chang D, Zampell JC, Mehrara BJ. Regulation of inflammation and fibrosis by macrophages in lymphedema. Am J Physiol Heart Circ Physiol. 2015;308:H1065–77.

[14] Zampell JC, Yan A, Avraham T, Daluvoy S, Weitman ES, Mehrara BJ. HIF-1α coordinates lymphangiogenesis during wound healing and in response to inflammation. FASEB J. 2012;26:1027–39.

[15] Casley-Smith JR, Morgan RG, Piller NB. Treatment of lymphedema of the arms and legs with 5,6–benzo-[alpha]–pyrone. N Engl J Med. 1993;329:1158–63.

[16] Zampell JC, Elhadad S, Avraham T, Weitman E, Aschen S, Yan A, Mehrara BJ. Toll-like receptor deficiency worsens inflammation and lymphedema after lymphatic injury. Am J Physiol Cell Physiol. 2012;302:C709–19.

[17] Avraham T, Yan A, Zampell JC, Daluvoy SV, Haimovitz-Friedman A, Cordeiro AP, Mehrara BJ. Radiation therapy causes loss of dermal lymphatic vessels and interferes with lymphatic function by TGF-beta1–mediated tissue fibrosis. Am J Physiol Cell Physiol. 2010;299:C589–605.

[18] Wu M, Du Y, Liu Y, He Y, Yang C, Wang W, Gao F. Low molecular weight hyaluronan induces lymphangiogenesis through LYVE-1–mediated signaling pathways. PLoS One. 2014;9:e92857.

[19] Cuzzone DA, Weitman ES, Albano NJ, Ghanta S, Savetsky IL, Gardenier JC, Joseph WJ, Torrisi JS, Bromberg JF, Olszewski WL, Rockson SG, Mehrara BJ. IL-6 regulates adipose deposition and homeostasis in lymphedema. Am J Physiol Heart Circ Physiol. 2014;306:H1426–34.

[20] Jiang X, Nicolls MR, Tian W, Rockson SG. Lymphatic dysfunction, leukotrienes, and lymphedema. Annu Rev Physiol. 2018;80:49–70.

[21] Rockson SG, Tian W, Jiang X, Kuznetsova T, Haddad F, Zampell J, Mehrara B, Sampson JP, Roche L, Kim J, Nicolls MR. Pilot studies demonstrate the potential benefits of antiinflammatory therapy in human lymphedema. JCI Insight. 2018;3:e123775.

[22] Tian W, Rockson SG, Jiang X, Kim J, Begaye A, Shuffle EM, Tu AB, Cribb M, Nepiyushchikh Z, Feroze AH, Zamanian RT, Dhillon GS, Voelkel NF, Peters-Golden M, Kitajewski J, Dixon JB, Nicolls MR. Leukotriene B4 antagonism ameliorates experimental lymphedema. Sci Transl Med. 2017;9:eaal3920.

[23] Gardenier JC, Kataru RP, Hespe GE, Savetsky IL, Torrisi JS, Nores GD, Jowhar DK, Nitti MD, Schofield RC, Carlow DC, Mehrara BJ. Topical tacrolimus for the treatment of secondary lymphedema. Nat Commun. 2017;8:14345.

[24] Ulivieri C, Baldari CT. Statins: from cholesterol-lowering drugs to novel immunomodulators for the treatment of Th17–mediated autoimmune diseases. Pharmacol Res. 2014;88:41–52.

[25] Roh K, Cho S, Park JH, Yoo BC, Kim WK, Kim SK, Park K, Kang H, Ku JM, Yeom CH, Lee K, Lee S. Therapeutic effects of hyaluronidase on acquired lymphedema using a newly developed mouse limb model. Exp Biol Med (Maywood). 2017;242:584–92.

[26] Cho S, Roh K, Park J, Park YS, Lee M, Cho S, Kil EJ, Cho MJ, Oh JS, Byun HS, Cho SH, Park K, Kang H, Koo J, Yeom CH, Lee S. Hydrolysis of hyaluronic acid in lymphedematous tissue alleviates fibrogenesis via TH1 cell-mediated cytokine expression. Sci Rep. 2017;7:35.

[27] Jeong HJ, Roh KH, Kim GC, Kim YO, Lee JH, Lee MJ, Sim YJ. Hyaluronidase treatment of acute lymphedema in a mouse tail model. Lymphology. 2013;46:160–72.

[28] Badger C, Preston N, Seers K, Mortimer P. Benzo-pyrones for reducing and controlling lymphoedema of the limbs. Cochrane Database Syst Rev. 2004:CD003140.

[29] Cacchio A, Prencipe R, Bertone M, De Benedictis L, Taglieri L, D'Elia E, Centoletti C, Di Carlo G. Effectiveness and safety of a product containing diosmin, coumarin, and arbutin (Linfadren? in addition to complex decongestive therapy on management of breast cancer-related lymphedema. Support Care Cancer. 2019;27:1471–80.

[30] Smoot B, Chiavola-Larson L, Lee J, Manibusan H, Allen DD. Effect of low-level laser therapy on pain and swelling in women with breast cancer-related lymphedema: a systematic review and meta-analysis. J Cancer Surviv. 2015;9:287–304.

第 28 章　淋巴疾病培训教育与研究网络的卓越中心：多学科联合的参与和管理模式

Lymphatic Education and Research Network Centers of Excellence: A Multidisciplinary Approach to Lymphatic Care

Melisa D. Granoff　Rosie Friedman　Arin K. Greene　Dhruv Singhal　著

秦培亮　译　　　张福先　吴勇金　校

淋巴疾病培训教育与研究网络是一家非营利的国际性机构，其任务是通过教育、研究和宣传的方式与淋巴疾病和淋巴水肿作斗争[1]。随着肿瘤幸存者的增多，患有淋巴疾病的患者也随之增多。据估计，患有淋巴疾病的患者占美国总体人口的 7% 或更多[2]。由于患病率的上升而普通医疗保健专业人员通常不熟悉淋巴疾病的诊断和治疗，患者未满足的需求激增，淋巴护理人员越来越不堪重负[3]。为了满足这一需求，LE & RN 建立了淋巴疾病诊疗卓越中心（Centers od Excellence，COE）[4]。之前，该机构的各个部门通过策划口口相传收集到的淋巴疾病患者个人特别需求列表来满足患者需要[2]。然而，患者很难判断哪些淋巴疾病专家可以最好地满足他们的特定需求。卓越中心识别预先审查过的、具有合格医疗保健提供者的机构来帮助患者导航医疗保健系统，这些医疗保健提供者不仅可以治疗淋巴疾病，还可以给患者各种资源来解决各种并发症。通过建立卓越中心标准，淋巴教育研究网络为机构必须满足的标准制订了蓝图。通过使这些标准透明化，卓越中心鼓励有前途的机构在淋巴疾病治疗方面不断发展和追求卓越，进而优化患者护理[2]。

卓越中心是 LE & RN 授予能为淋巴水肿提供全面护理机构的称号[5]。对于不能提供全面护理但可以为淋巴水肿患者提供服务的中心，可以给予其他称号，包括卓越网络、卓越转诊网络、淋巴疾病外科卓越中心和淋巴疾病保守护理卓越中心（图 28-1）[4]。这解决了由于一些机构为淋巴疾病患者提供高质量而不是全面的护理导致的合格的淋巴水肿护理机构的总体不足。LE & RN 用 13 个主要范畴来评估申请机构，每个范畴都有多个标准，机构只有满足其中大部分标准才能获得卓越中心称号。用于评估潜在中心的范畴包括诊断、成像、非手术管理、评估工具、介入治疗、手术治疗、遗传学评估、跨学科咨询能力、研究、问责制、合作、行政和社区[4]。一旦中心申请并被授予称号，他们的信息就会出现在 LE & RN 网站上，该网站集中为患者提供了预先审查的、信誉良好的机构。

波士顿淋巴中心就是一个 LE & RN 卓越中心的典型。我们很自豪能在 2020 年被评为卓越中心，我们希望通过分享我们的经验，其他机构可以深入了解申请和获得此称号的过程。我们中心淋巴水肿护理方法是基于多学科的努力。这始于指引每个相关部门目标的共同愿景，我们的使命宣言对此进行了最好的总结："波士顿淋巴中心为淋巴疾病患者提供富有同情心的护理和拥护，同时联合来自各个学科的医疗保健提供者和研究人员，以提高我们对淋巴疾病和治疗的了解。"我们每周的多学科会议汇聚了护理、诊断

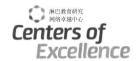

LE & RN 卓越中心称号有五种类型

 综合卓越中心 称号表示机构可以现场提供所列服务，所有服务都在同一机构内，并且可以协调服务的提供。

 卓越网络 称号表示机构及其附属机构（在步行距离内）可以提供列出的服务。例如，大学"A"医学院，大学"A"教学医院，大学"A"癌症中心和大学"A"康复设施可以提供列出的服务，并可以协调提供服务。

 卓越转诊网络 称号表示该机构和（或）附近的合作机构可以提供所列服务，并且这些机构可以协调提供服务。例如，大学"A"医学院，大学"B"教学医院，"C"癌症中心和私人诊所，"D"康复设施可以提供列出的服务，并可以协调提供服务。

 淋巴疾病外科卓越中心 称号表示机构（通常是癌症护理中心）可以提供列出的外科服务。

 淋巴疾病保守护理卓越中心 称号表示机构可以提供列出的保守护理服务。必须至少有 3 名完全认证的淋巴水肿治疗师在职

© 2021 Lymphatic Education & Research Network

▲ **图 28-1　LE & RN 卓越中心称号所对应的护理提供水平**

放射学、介入放射学、核医学、血管医学、淋巴外科、物理治疗、数据分析和科研等多个学科的力量，是患者护理的核心。此外，作为卓越中心，我们的准则最好地体现在我们的非临床活动中。我们相信分享知识对于促进淋巴疾病学科的发展至关重要，因此于 2017 年开始我们举办波士顿淋巴研讨会，该研讨会同时涉及患者和临床项目。此外，为了将我们学到的知识贡献给医学文献，我们成立了多个实验室。Singhal 实验室是一个临床和转化研究小组，专注于阐明淋巴解剖结构变化在继发性淋巴水肿发展中的作用。Greene 实验室专注于识别原发性淋巴水肿的新突变，以及了解可能与原发性淋巴水肿相关的毛细血管和动静脉畸形的病理生理学。我们还相信，与社区的接触对于进一步实现我们提高对淋巴疾病认识的目标至关重要。通过与淋巴教育

研究网络马萨诸塞州分会及 Charlie Baker 州长的合作，我们于 2018 年 3 月 6 日正式开始庆祝世界淋巴水肿日，每年点亮波士顿蓝绿色的扎基姆桥。

为了简化儿童和成人患者的就医体验，波士顿淋巴中心设有一条免费电话线。然而，根据患者是成人还是儿童，他们最终的路线略有不同。对于成人患者的护理，波士顿淋巴中心由 3 个诊所组成，包括淋巴外科、淋巴医学和淋巴治疗诊所（物理治疗）。在这些诊所进行初步评估后，患者将根据我们的机构算法进入个性化护理计划，该算法之前已经描述过[6]。

患有慢性淋巴水肿的患者通过淋巴医学评估以确认诊断和优化医疗管理，通过淋巴治疗优化保守疗法，并通过影像专家（核医学、诊断放射学、介入放射学）进一步表征他们的个人疾病。

然后将患者在每周的多学科会议上讨论，确定他们是否是良好的手术候选人。为脂肪为主淋巴水肿患者提供减脂手术，为液体为主的淋巴水肿患者提供包括血管化淋巴结移植或淋巴静脉转流在内的生理操作 [7, 8]。

淋巴结清扫术前，淋巴外科和淋巴治疗诊所对接受降低风险手术的患者进行评估，以确定其高危肢体的基线测量值。在接受肿瘤手术和即刻淋巴重建后，淋巴治疗诊所会定期监测他们至少 4 年。如前所述，任何发生淋巴水肿的患者都会转移到我们中心的慢性淋巴水肿部门。

在波士顿淋巴中心成人项目的第一年，我们近一半的患者是从新英格兰的外部机构转诊过来的，许多人绕过了离他们家更近的其他三级护理中心，通过我们的项目寻求护理 [6]。患者主要是乳腺癌患者，她们在腋窝淋巴结清扫术后寻求即刻淋巴重建以预防继发性淋巴水肿。在转诊到我们的慢性淋巴水肿治疗计划的所有患者中，我们的淋巴医学团队发现有 14% 实际上没有淋巴水肿而是有其他诊断 [6]。通过针对性的患者扩展和与其他肿瘤预约的协调，我们优化了随访的依从性。然而，社会决定因素、财务因素和可变保险范围依然影响了患者再就诊的能力。

转诊到波士顿淋巴中心儿科的患者往往与成人有不同的表现和医疗需求。2009—2019 年，大多数转诊到该中心的患者是患有先天性淋巴水肿的女性 [9]。不到 1/4 的转诊患者患有继发性淋巴水肿，16% 患有肥胖性淋巴水肿 [9]。其余的患者经评估发现有淋巴水肿以外的诊断，说明广泛医学界需要更好地了解淋巴水肿的重要性。转诊后，与成人项目一样，淋巴水肿的诊断由淋巴药物确认，患者接受有关其病情的咨询和教育，包括预防进展和并发症的方法。所有患者最初均由淋巴治疗诊所进行非手术药物治疗，如压力服，其重点是保持容量和预防感染。与成人项目相比，儿科项目中只有 6% 的患者接受了手术干预治疗 [9]。手术治疗的患者接受了减重手术和抽吸辅助脂切除术。肥胖性淋巴水肿对典型的淋巴水肿治疗没有反应，并且如果不显著减轻体重，淋巴功能就无法改善，因此肥胖性淋巴水肿患者被转诊到减肥手术中心。无论淋巴水肿病因如何，每位被转诊的患者都有量身定制的治疗方法，这是通过多学科团队的共同努力实现的。

在波士顿淋巴中心，我们很自豪能够为有和没有淋巴水肿的患者提供全面的护理，并获得 LE & RN 卓越中心的称号。我们希望通过分享我们的经验，包括我们为儿童和成人提供的多学科方法的具体规定，其他中心可以深入了解如何为淋巴疾病患者提供全面护理以及如何获得卓越中心称号。

参考文献

[1] Mission | Lymphatic Education & Research Network. https://lymphaticnetwork. org/about/mission. Accessed 20 Feb 2021.

[2] Chang D, Dayan J, Fried P, et al. Establishing standards for centers of excellence for the diagnosis and treatment of lymphatic disease. Lymphat Res Biol. 2021;19:4–10.

[3] Rockson SG, Granger DN, Skeff KM, Chaite W. Lymphatic biology and disease: is it being taught? Who is listening? Lymphat Res Biol. 2004;2(2):86–95.

[4] Lymphatic Education & Research Network. https://lymphaticnetwork. org/centers-of- excellence- standards. Accessed 20 Feb 2021.

[5] Lymphatic Education & Research Network. https://lymphaticnetwork. org/centers-of- excellence. Accessed 20 Feb 2021.

[6] Johnson A, Fleishman A, Tran BN, et al. Developing a lymphatic surgery program: a first-year review. Plast Reconstr Surg. 2019;144(6):975e–85e.

[7] Granoff M, Johnson A, Shillue K, et al. A single institution multi-disciplinary approach to power-assisted liposuction for the management of lymphedema. Ann Surg. 2020.

[8] Johnson AR, Bravo MG, Granoff MD, et al. Flow-through omental flap for vascularized lymph node transfer: a novel surgical approach for delayed lymphatic reconstruction. Plast Reconstr Surg Glob Open. 2019;7(9):e2436.

[9] Sudduth CL, Maclellan RA, Greene AK. Study of 700 referrals to a lymphedema program. Lymphat Res Biol. 2020;18(6):534–8.